U0256675

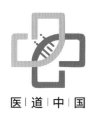

医|道|中|国

类器官理论与技术

（精装版）

苏佳灿　白龙　陈晓　耿振　主编

上海大学出版社

·上海·

图书在版编目(CIP)数据

类器官理论与技术 / 苏佳灿等主编. -- 上海 : 上
海大学出版社, 2023.2
ISBN 978-7-5671-4685-3

Ⅰ.①类… Ⅱ.①苏… Ⅲ.①细胞培养 – 应用 – 人体
器官 – 研究 Ⅳ.①R322

中国国家版本馆CIP数据核字(2023)第033209号

责任编辑　陈　露
封面设计　缪炎栩
技术编辑　金　鑫　钱宇坤

类器官理论与技术

苏佳灿　白龙　陈晓　耿振　主编

上海大学出版社出版发行

(上海市上大路 99 号　邮政编码 200444)

(https://www.shupress.cn　发行热线 021 - 66135112)

出版人　戴骏豪

*

南京展望文化发展有限公司排版

江阴市机关印刷服务有限公司印刷　各地新华书店经销

开本 787mm×1092mm　1/16　印张 18　字数 395 千

2023 年 3 月第 1 版　2023 年 3 月第 1 次印刷

ISBN 978 - 7 - 5671 - 4685 - 3/R · 29　定价 128.00 元

版权所有　侵权必究

如发现本书有印装质量问题请与印刷厂质量科联系

联系电话:0510 - 86688678

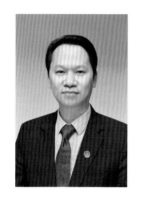

苏佳灿 上海大学转化医学研究院院长，上海长海医院主任医师，教授，博士研究生导师，医学博士，材料学博士后。国家重点研发计划重点专项首席科学家，军委科技委重点专项首席科学家。担任中华医学会骨科学分会骨质疏松学组委员、中华医学会骨科学分会青年骨质疏松学组委员、中国生物材料学会青年委员会委员、中国生物医学工程学会组织工程与再生医学分会常务委员、上海市中西医结合学会骨质疏松专业委员会主任委员、上海青年科技人才协会副会长、上海医药卫生青年联合会副主席等。申请并授权国家专利 26 项。主编、主译专著 14 部。

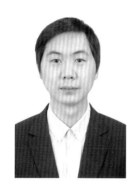

白龙 工学博士，上海大学转化医学研究院副研究员，中国机械工程学会表面工程分会特邀专家。主持 5 项科学基金，包括国自然青年科学基金、中国博士后基金（站中）特别资助、中国博士后基金面上项目、研究生教育创新基金和研究生科技创新基金，参与国家自然科学基金重点和面上基金项目 6 项，并在国际知名杂志 Biomaterials、Small、Acta Biomaterialia 等上发表 SCI 学术论文 46 篇（其中，第一 / 通讯作者身份 15 篇），H 因子 21，总引用近 1400 次，授权发明专利 3 项，参与撰写专著 2 部，荣获 2019 年度上海市"超级博士后"激励计划，2022 年度第八届山西省"互联网 +"大学生创新创业大赛金奖。

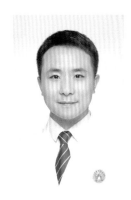

陈晓 医学博士，复旦大学博士后，海军军医大学附属长海医院骨科主治医师。承担国家、省部级研究课题 5 项，入选上海市青年科技启明星计划、卫健委青年医师培养资助计划。主编专著 3 部，获国家发明专利授权 6 项。发表 SCI 论文 48 篇，其中影响因子 >10 分 10 篇；发表于 Science Advances、 Cell Reports Medicine、EMBO Reports 等国际顶级期刊，累计影响因子 320.89 分，累计引用 2500 余次。荣获教育部科技进步二等奖、上海市医学科技二等奖、上海市医学科技成果推广奖、中华医学科技三等奖、军队医疗成果二等奖等。获 2017 年度上海市卫计委青年五四奖章，2017 年全国科普讲解大赛一等奖，全国十佳科普使者称号。

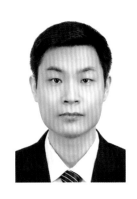

耿振 上海大学转化医学研究院副研究员，博士研究生导师。长期从事关于医用金属表面改性、生物磷灰石的制备及修饰、骨 / 软骨修复生物材料研发、骨性关节炎及骨重建机制的研究等工作，以第一作者 / 通讯作者身份在 Nano Lett、Adv Funct、Mater、Bioact Mater、Chem Eng J、Theranostics、J Mater Sci Technol 等杂志发表 SCI 论文 30 余篇，主持或参与国家自然科学基金、国家重点研发计划重点专项课题、博士后面上和特别资助项目及省部级基金等 10 余项。参编专著 4 部。

《类器官理论与技术》编委会

主　编：苏佳灿　白　龙　陈　晓　耿　振
副主编：徐　可　魏　彦　任肖湘　王秀惠

编委（按姓氏笔画排序）

王秀惠　王栋梁　王思成　井莹莹　白　龙　任肖湘

刘心如　刘金龙　刘　晗　汤　华　李啸群　李蒙蒙

张　浩　张　琴　陈　晓　周启荣　胡　衍　姜莹莹

耿　振　顾峥嵘　徐　可　黄标通　曹烈虎　崔　进

魏　彦

前　言

顾名思义,类器官(organoids)即类似于真实器官,其由干细胞在特定的 3D 体外微环境下自组织发育而来。类器官作为体外 3D 培养的微型器官,高度模拟体内细胞行为、组织结构和器官功能,因此又被称为迷你器官(mini-organs)。类器官作为一种研究工具,在基础科学研究和临床科学研究中均有着十分广阔的应用前景,涉及细胞生物学、发育生物学、病理学、精准医学及药物毒理学。这项技术也是再生医学的巨大助力,通过用类器官培养物替换受损或患病的组织,为自体或异体细胞治疗提供了可能性。另外,类器官研究可以为癌症患者的发病机理分析、药物筛查、个体化精确治疗等提供快捷、优异的技术平台,具有非常重要的社会意义。

近年来,类器官技术迅猛发展,并获得了诸多令人振奋的成果。2019 年,《新英格兰医学杂志》称其为优良的临床前疾病模型;2020 年 9 月,体外成功制备出可自主搏动的心脏类器官;2022 年 7 月,全球首例肠道类器官移植人体治疗溃疡性大肠炎的临床研究成功实施。中国科学家在类器官研究领域也发布了拥有自主知识产权的创新成果;器官临床应用、质量控制中国专家共识,肺癌、结肠癌等疾病的类器官技术规范陆续发布;国家药品监督管理局也出台了鼓励类器官作为新药研发临床前模型的指导意见。2021 年 1 月,科技部发布“十四五”国家重点研发计划,《指南》中明确将“类器官与人源化动物模型”列为重点研究方向,拟建立包括类器官在内的多种疾病模型,以发掘疾病诊疗新靶标,探索诊疗新策略。国家政策的大力扶持,行业同仁的奋进努力,大大拓展了类器官的应用场景,给类器官技术最终惠及患者带来了新的曙光。

类器官是目前国际生命科学领域最前沿的研究热点,而国内该领域尚缺乏系统全面的专著,很难满足我国类器官研究领域科研工作者、教师、医生、学生和企业家的最新需求。因此,亟需对类器官这一国际重点关注前沿领域中涉及的理论基础、研究进展、前沿技术、行业进展以及未来展望和面临的挑战等进行系统而全面的梳理、总结和思考,以期形成相对完整的知识体系。

全书共 18 章,第 1 章概述了类器官的起源、发展历史及技术优势。第 2 章详细介绍了类器官的设计原则;第 3—11 章按照人体器官系统的分类方法,系统阐述类器官在运动系统、消化系统、呼吸系统、泌尿系统、生殖系统、内分泌系统、神经系统、循环系统、感觉系统中的研究进展、应用以及发展前沿和热点;第 12 章介绍肿瘤类器官的研究进展;第 13 章讨论了器官芯片技术及其应用;第 14 章讨论了类器官的工程化制备方法;第 15 章重点关注类器官构建过程中涉及的生物材料;第 16 章系统阐述类器官的评价手段;第 17 章陈述了类器官的转化应用场景;第 18 章讨论了类器官技术的发展前景及未来挑战。本书的出版对了解类器官技术从基础到应用发展的全貌,具有重要的学术价值;同时推动我国类器官行业发展,促进其在生命健康领域的转化应用,有着重大的经济价值和深远的社会影响。

本书的撰写以内容丰富、数据详实、条理清晰、结构合理为基本要求,涵盖了类器官的起源、构建原则和方案、工程化制备、评价表征、机制和效应探索以及临床应用等方面的前沿进展。编写的过程中力求语言的通俗易懂,希望不仅能全面、新颖地反映该领域研究的主流和发展趋势,还能为生命科学、医学、材料科学、生物医学工程等多学科交叉领域的广大科技工作者、教育工作者、学生、企业家及政府部门提供权威、宝贵的参考资料,期待能协助对此领域感兴趣的读者对类器官技术进行深入学习和研究,实现科技成果的推广与普及,也为推动学科发展、促进产学研融合发挥桥梁作用。

在本书付梓之际,我衷心感谢参与撰写、编审工作的各位专家。感谢参与本书组织协调的工作人员,并诚挚感谢上海大学出版社各级领导和编辑为本书的策划和出版所做出的一切努力。本书编写过程中,虽力求准确,但由于内容新、涉及面广,如有论述不到位或不恰当之处,敬请同行专家和读者的批评与指正。

苏佳灿

2022 年 10 月

目 录

第 1 章

概　　述

1.1　绪论

1.1.1　类器官简介

类器官(organoids)是指人类成体干细胞或多能干细胞经体外三维培养后,自诱导形成的带有特定结构和功能的细胞簇。类器官虽不能称为真正意义上的人体器官,但在构造与功能上与人体真实器官高度相似,并可在体外持续稳定传代培养。过去十年中,类器官的发展被誉为干细胞研究中最令人振奋的进展之一。从人力时代的黄包车,到蒸汽时代和电力时代的火车,再到现代的飞机等,正如交通方式的转变,生命科学领域的研究模型也在不断更迭,从初代的细胞培养,1.0 时代的动物模型,1.5 时代的器官芯片,已然进步到目前 2.0 时代的类器官(图 1-1)。

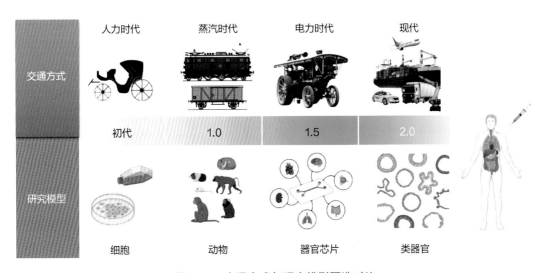

图 1-1　交通方式与研究模型更迭对比

早在 20 世纪 80 年代,"类器官"一词便已提出,但直到 2009 年,荷兰科学家 Hans 带领的团队才首次在体外将肠道干细胞培养成具有类肠的隐窝状和绒毛状上皮区域的三维结构(图 1-2),即小肠类器官(small-intestinal organoids),由此开启了类器官的研究[1]。此后,类器官研究步入高速发展期。目前,多种类器官已在体外构建成功,其中包括大脑、肾脏、胃、小肠、卵巢、结肠、肺、膀胱、肝脏、胰腺、食管、心脏等正常组织的类器官,还有相应肿瘤组织类器官[2,3]。

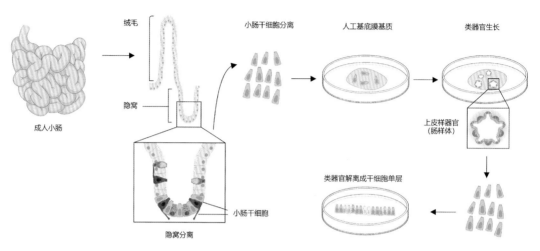

图 1-2 肠道类器官的构建过程

类器官技术作为一种全新的前沿科技,在多个应用研究领域中极具发展潜力,包括发育生物学、病理学、细胞生物学、再生医学、精准医学,以及药品毒性与药效试验等领域[4,5]。类器官技术的发展不仅为人类健康研究创造了一个不受伦理限制的平台,同时为新药筛选研究创造了一个全新平台,这也是对目前二维细胞培养和动物模型策略的高信息量互补。而且,利用类器官技术可以最贴近真实人类健康细胞,进行细胞靶向治疗也成为了可能。同时,利用类器官所培育的干细胞群可以替换损伤或患病的细胞,实现类器官的自体和同类异体组织治疗,而未来这一技术在精准医学领域也具有很大的发展潜力。该技术结合 CRISPR/Cas9 技术可以改善先天性遗传异常,使健康的转基因细胞回流入患者体内,并通过后期的再融合重新进入正常细胞[6]。在癌症治疗领域,患者来源的类器官已被预测为十分有效的药筛手段。治疗期间,患者来源的类器官可在体外初步检测患者对多种药物的反应,从而对癌症患者的治疗进行有效引导和效果预判。随着类器官技术的发展及其衍生技术的进一步研发,类器官将应用于生命科学的各个领域。

1.1.2 类器官技术概述

类器官技术如此火热,如何构建类器官备受关注。众所周知,干细胞具有多向分化及自我更新潜能,在特定的环境下,可以被定向诱导为人体多种细胞,包括心肌细胞、成骨细胞、神经细胞等,是培育类器官的理想来源[7-9]。目前类器官的构成来源大致分为两种:一种是多能干细胞(PSCs)来源的类器官,例如胚胎干细胞(ESCs)来源、诱导多能干细胞(iPSCs)来源,或器官限制性成体干细胞(ASCs)来源。胚胎干细胞是从定植前的囊胚中获取，其自我更新能力和多向分化能力较强，但是在细胞获取上存在一些问题，比如要有特定的时间，获取的数量非常有限，同时还涉及伦理问题。所以，相对来说，胚胎干细胞在应用上受到了一定限制。诱导多能干细胞，是通过导入特定的转录因子将终末分化的体细胞重新编程为多能性干细胞，从而构建脑、肾等多种类器官。另一种是组织干细胞来源的类器官[10,11]。其构建使用多种器官（包括正常肝脏、胰腺和肠道）或发生在这些器官中的肿瘤活检或切除样本，然后用于构筑正常人的类器官或者肿瘤类器官（图 1-3）。

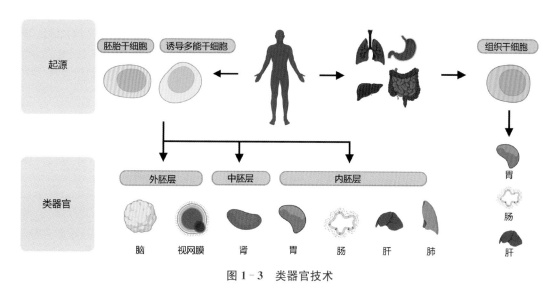

图 1-3　类器官技术

2009 年，研究人员在肠道类器官研究领域率先取得重大突破，证明成人肠道干细胞能在体外生长并发生自组装[12]。细胞能够特异性表达 LGR5$^+$，这是一种编码 Wnt 激动剂 R-Spondin 受体的基因，同时需要特定的分子参与（如 Wnt、FGF 和 Noggin）。据此研究成果，研究人员开发出了一个三维细胞培养系统，首次在体外构建适合肠道干细胞的生长条件，然后，由肠上皮细胞或特异性表达 LGR5$^+$ 的干细胞诱导分化，形成具有自我分化能力，维持肠道内腺窝绒毛状结构的类器官。这种模型能够在体外连续扩增长达 3 个月，稳定的基因组结构确保其纯化和生产放大的能力，此后该技术也被广泛用在人类其他上皮组织中形成多种类器官。

成人干细胞衍生的类器官培养，通常是将分离的成人干细胞或所需类器官培养的单细胞制备成单细胞悬液，随后嵌入到模拟细胞外基质（ECM）的水凝胶中来建立的。上皮类器官培养基是以附加与器官相关的生长因子的培养基为基础。因此，从其他组织（如呼吸道、肝脏、胰腺、皮肤、膀胱、大脑、心脏）提取的细胞器要求在培养中补充相关生长因子。例如大脑类器官培养过程：诱导多能干细胞衍生细胞在神经诱导介质中生长，产生神经外胚层，嵌入基质胶中，并在旋转生物反应器或轨道摇床中生长，实现更好地扩散，最终在体外获得三维结构的大脑类器官。在暴露于维甲酸的情况下，大脑类器官通过自我组装模式，形成包括放射状胶质细胞在内的不同类型的神经祖细胞，这些神经祖细胞进而扩展形成大脑结构。

　　除了成体干细胞,多能干细胞(包括诱导多能干细胞和胚胎干细胞)还能够通过其自身形成过程和分化功能来形成多种类器官。然而,从多能干细胞所获得的各种类器官都是经过同质群体定向分化过程所产生的。因此,多能干细胞类器官培养必须在分化过程中提供合适的生态位信号。由于这一过程的复杂性,多能干细胞类器官往往含有不同于模型器官的细胞类型,使靶组织的信号环境和自组织复杂化。

　　类器官的培养体系中主要含有细胞外基质胶,以提供各种类器官生长所需营养以及细胞分化所需因子[13,14]。基质胶中还包括胶原、巢蛋白和纤连蛋白等,为各种类器官的形成及三维空间结构的构筑提供基质。而维持各种类器官的生态因子,其主要作用是促进细胞的生长和控制细胞凋亡等。

1.2　类器官发展历史与现状

1.2.1　发展历史

　　类器官的起源可以追溯到 1907 年,当时 44 岁的美国贝克罗莱那大学教授威尔逊(H. V. Wilson)在进行机械分离海绵(sponge)细胞实验时,发现海绵细胞可以重新聚集,自主组织并形成新的具有正常功能的海绵有机体,这一研究发现于 1910 年发表[15]。海绵在海洋中生活,是一种十分原始的多细胞动物,没有头、尾、躯干和四肢,不存在神经系统或者其他器官,是世界上结构最简单的多细胞动物之一。其能量的摄取主要是通过鞭毛的摆动泵入海水来获得氧气与养料。威尔逊的学术研究虽然最后取得了一定成果,但也不是一帆风顺的,他在研究波弗特港 Beaufort 附近常见的一种海绵时,在实验记录本中写到:"将样品切成碎片并按照之前流程操作后,细胞和细胞团正常地进行了融合,但是组织不久便开始死亡。"

　　威尔逊教授在原始文献中认为该项研究并非异想天开,只是认为这种现象是海绵对极端自然环境的一种适应策略。该文献中还提到真枝螅属和笔螅属中也存在类似现象。事实上,威尔逊教授的研究证实成年有机体无需外界帮助、无需从特定的解剖学阶段开始,同样拥有完备的遗传信息且可以成功发育成新的有机体。1950 年,一些研究人员着手使用与威尔逊教授同样的方法,将取得的组织机械剪碎后让其重新聚集并自发组织,从而探究高级动物如脊椎动物能否可以自行组装。美国科学家阿伦莫斯卡那研究发现,将原拓扑结构的鸡胚细胞团进行剪切分散后,同样能够自发聚集成原有结构[16,17]。其他研究人员在两栖类动物中也发现了相似的结果。这些实验结果都隐含了类器官区别于其他 2D 或 3D 培养技术的特质——自组织(self-organization)。

　　自组织是一个存在于多个领域的术语,指系统的整体秩序产生于原本无序的系统局部间的交流,物理学中的相变、化学中的结晶、生物学中的蛋白质分子折叠都属于自组织现象。在类器官领域中,自组织也是极为重要的,细胞怎样从分散状态、非人为精准设计的形态诱导生长成拥有器官特征、基因信息和表型特点的类器官呢? 细胞的自组织在生长过程中凸显了不可忽视的作用。2019年《自然》杂志报道,单细胞的自组织过程在肠道类器官由镜像结构发育生长为非镜像结构的过程中拥有举足轻重的作用[18]。

　　干细胞技术的飞速发展为类器官研究带来关键契机。类器官技术研究的开端始于2009年,荷兰 Hubrecht 研究所的 Hans Clevers 团队使用单个鼠 LGR5[+] 肠干细胞,在体外自组织成为具有肠隐窝-绒毛结构的肠道类器官。2013年,来自日本、德国、美国的研究人员分别构建出肝芽、迷你肾和迷你大脑,使该领域在国际上获得了广泛关注,并被 Science 评选为 2013 年十大科学突破之一[19]。2017年,Nature Methods 将类器官(organoids)技术评选为当年最受瞩目、最具影响力的技术[20],并评价该技术:利用干细胞直接诱导生成三维组织模型,为人类生物学研究提供了强大的方法。2019年,Science、Nature、Cell 全球三大顶刊不约而同地推出了关于类器官技术的特刊。Science 特刊内的 4 篇重磅文献围绕干细胞发展史、类器官模型应用、类器官技术与类器官芯片技术前景等展开论述。2019年2月,《新英格兰医学杂志》发表 Organoids-Preclinical Models of Human Disease 一文,指出类器官技术是人类疾病研究的临床前模型,是临床治疗的新手段[21]。

　　类器官的迅猛发展主要集中在近 10 余年(图 1-4)。2011年,由人多能干细胞和原代成体干细胞发育而来的肠道类器官在体外制备成功[22]。同年,由鼠胚胎干细胞培育而来的视网膜类器官首次培育成功[23]。2012年,由人多能干细胞发育而来的视网膜类器官培育成功[24]。2013年,由人多能干细胞发育而来的脑类器官培育成功[25]。肝、肾、胰类器官培育成功。2014年,前列腺、肺类器官培育成功[26-28]。2015年,乳腺、输卵管、海马体

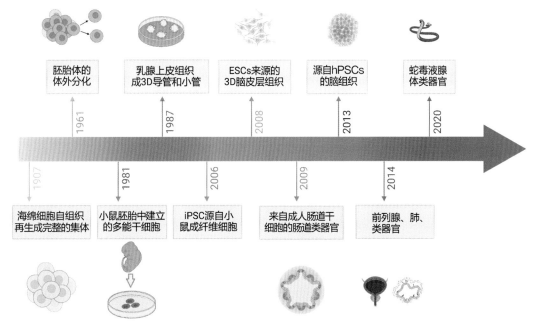

图 1-4　类器官的发展历史

类器官培育成功[29-31]。2020年,蛇毒液腺类器官培育成功[32]。

1.2.2　研究现状

2022年7月,日本东京医科齿科大学研究团队宣布实施了干细胞衍生类器官移植人体的临床研究,他们对一例难治性溃疡性大肠炎患者移植了使用患者自身健康的肠道黏膜干细胞培养的类器官[16]。首先,研究团队用内窥镜采集患者正常的大肠黏膜(包含干细胞等众多细胞),培养约1个月,构建了直径0.1—0.2 mm的类器官。随后研究者将类器官移植到患者大肠病患处,再覆盖上可在人体内降解的薄膜加以固定,力图用患者自身的组织来修复受损黏膜。整个过程无需进行开腹手术,目前患者状况良好。这种类器官用于临床再生医疗的尝试是世界首创,这项干细胞衍生类器官移植试验的安全性将在未来一年内得到验证。同时,研究团队计划在今后一年半中,继续为7例患者实施移植手术,并与以往药物联合治疗,以进一步确认此项新兴技术的有效性及安全性。如若进展顺利,那么不仅意味着溃疡性大肠炎可能被彻底治愈,还有望推动"克罗恩病"的治疗。

类器官的另一个研究焦点是肿瘤患者来源的类器官,因为这种方法往往用于肿瘤患者的疾病建模、研究与药物筛选,狭义上经常称为肿瘤类器官。肿瘤类器官研究始于2013年,之后得到迅猛发展[33,34]。肿瘤类器官是指将患者的活检、穿刺或手术切除组织在合适的基质胶上培养一定时间的类器官。肿瘤类器官与源肿瘤和患病者之间异质性保持高度一致的同时,类器官自身形态、维度保持大致均等,为肿瘤的药物筛选进程、发病机制研究、个性化精准医疗方法、再生医学技术等提供了快速优异的技术平台。类器官技术作为近10年来生命科学和医学领域最热门的前沿技术之一,备受各方关注,有望冲刺下一个诺贝尔生理学或医学奖。

1.3　类器官优势

1.3.1　模型优势

(1)与传统的体外培养不同,类器官在组成和结构上与原代组织高度相似:包含了少量基因组稳定、自我更新的干细胞,这些子代的细胞谱系与活组织的主要细胞谱系相似。

(2)类器官可以快速扩增、冷冻保存,且能应用于高通量分析。

(3)原发组织来源的类器官缺乏间充质/间质,为研究相关组织类型提供了一种简化的途径,而不受局部微环境的干扰。

(4)类器官是传统2D培养和体内小鼠模型之间的重要桥梁,因为它们比单层培养模型更具有生理相关性,而且比体内模型更易于操纵生态位成分、信号通路和基因组编辑(表1-1)。

表 1 - 1　类器官培养与 2D 细胞培养及动物实验研究的比较

	2D 细胞培养	3D 类器官	动 物 模 型
生理表征	有限度的表达	半生理性的	生理性的
血管化和免疫系统	无	无	有
高通量筛选	可	可	不可
操作性	非常容易	相对容易;但有实验操作差异	有限度的
生物库建立	可	可	可;但仅限于胚胎细胞储存
基因编辑	可	可	可;但仅限于胚胎细胞编辑
模拟器官发生	非常有限	适合用于研究细胞间通讯与形态发生;减少复杂度	可;但动物组织的复杂性会增加研究困难度
模拟人体发育与疾病模式	非常有限;过于简单且不具有生理表征	可	可

1.3.2　技术优势

（1）疾病建模和药物发现。类器官作为可重现性和可控性更好的工程构建体，更适合于功效和安全性筛选。类器官作为更加通用和可预测的临床前模型，广泛应用于常规和新兴药物发现过程。例如波士顿生物科学技术公司 Goldfinch Bio，已经开发出肾脏类器官平台，并以此筛选分子将其推向临床。

（2）个性化药物筛选和药敏检测。以肿瘤为例，首先将病患来源的肿瘤进行取样，随后通过机械剪切得到肿瘤细胞团，再加入消化酶将细胞团消化成单细胞。随后将肿瘤单细胞接入到基质胶中，在 96 孔板上进行胶滴的接种，再覆盖以培养基和细胞因子培养。类器官细胞培养至直径为几百微米的小球便可用于治疗药物的筛选。现今国内外对类器官进行的临床相关研究已多达 40 余项。有研究发现，在测定抗癌药物的有效性方面，类器官技术已经达到 100% 的敏感性、93% 的特异性、88% 的阳性预测值以及 100% 的阴性预测值。

（3）再生医学。基于类器官作为具有再生能力的组织的无限潜力，研究表明将体外扩增的类器官移植到动物体内以修复受损器官具有可行性。

1.4　类器官产业链

由于类器官本身独有的优势以及国家政策的大力支持，其现已成为当前生命科学研究领域的热点模型,被广泛用于发育和疾病建模、精准医学、毒理学研究和再生医学等领域,有望成为医学领域又一里程碑。类器官的下游客户主要分为科研应用(高校/医院)、临床应用(医院/患者)和研发应用[药企/合同研究组织(contract research organization,CRO)]。部分人类疾病的病理分析难以通过动物模型模拟来完成,且动物模型培养成本高、耗时长、重复性低,而类器官模型能够模拟正常组织及不同阶段的癌变过程的组织,且其培养体系简单易操作,时间和费用成本较低,并具有较高效率。

类器官的科研应用目前主要集中在疾病模型研究、疗效预测等方向。目前多所高校、研究所和医院已经开展了相应的科学研究,如中国科学院、清华大学、浙江大学、北京天坛医院、浙江大学医学院附属第一医院等。中国国内自 2017 年注册且获伦理委员会批准的类器官相关临床试验研究达到 20 项。但未来类器官科研市场增长将相对放缓,类器官服务方将以销售试剂耗材为主。随着科研市场进一步发展,科研院所将搭建并优化自身平台做培养和检测,但科研市场的高度定制化需求导致难以提供标准化服务。

临床研究应用目前主要是为癌症中晚期患者提供精准治疗。患者直接试药耗时长、风险大且过程痛苦,特别是缺乏有效药物只能化疗的肿瘤患者,难以及时找到有效解决方案。而类器官可代替患者试药,实现精准治疗。当前应用类器官主要是检测化疗药的敏感性,而未来在药物靶向和免疫治疗领域将具有更大的应用前景。现已对类器官开展相应临床研究的医院有南方医院、长海医院、华西医院、复旦大学附属肿瘤医院等。目前类器官的临床市场仍在培育阶段:患者的认知度以及临床医生的送检意愿有限,随着患者来源类器官(patient-derived organoids,PDO)模型在临床应用的增加,预计在精准治疗趋势下,PDO 在临床市场上的需求将大幅度增长。类器官对于患者,尤其是对于缺乏有效药物只能通过化疗的肿瘤患者,有极大价值,可以作为实现精准治疗的有效工具。

类器官在商业市场上的应用主要在新药研发以及拓展适应证等方向。目前有相关数据调查发现,在进入临床试验后,约有 85% 的临床前药物会因各种因素开发失败,造成巨大的人力物力浪费和经济损失。而将类器官应用于临床药物试验则能更充分地进行效价评估,并大幅节约后期药物开发的成本;在抗肿瘤药物研发中,PDO 能够高通量、低成本地反映肿瘤异质性,有效弥补人源肿瘤异种移植模型(patient derived xenograft,PDX)的不足;类器官作为"患者替身"的 0 期"准临床试验",可提高临床试验成功率。国外药企包括罗氏、礼来等,国内药企包括先声药业、恒瑞、齐鲁药业、药明康德等,以及 CRO 也参与进来。目前,类器官药物研发市场仍处于起步阶段,药企仍在观望,类器官公司的收入主要为验证服务收入。类器官并非新药申请的必选项,药企仍遵循适用性策略,且类器官技术成熟度和样本库存量仍有限,这些都成为决策的主要顾虑。但不可否认的是,类器官技术能够极大程度地赋能药企,助其做好风险管理并降本增效,未来在药物研发市场将具有巨大的商业价值。在药企为新药研发寻求降本增效、提高成功率的背景下,未来对于类器官带来的价值的支付意愿相较于其他市场会更强。

1.5　类器官亟待解决的问题和发展前景

1.5.1　存在问题

当前类器官研究阶段依然存在诸多问题,最主要的问题是缺乏可重复性和一致性,这与过程管理欠缺和行业标准缺失有一定的关系。类器官在构建阶段因机械参与程度低、人为影响较大,导致系统偶然误差较大。与此同时,类器官检测方式和检测仪器过于缺乏,活体观察较多采用形态学观察,断点观察用的较多的是荧光检测的各项数据,对类器官数据进行实时检测的光学、电化学等技术仍极不成熟。现阶段,很多研究人员专注于创造新的类器官。目前已做出的类器官有:腺体、脾、肾、海马体、垂体等,但无法做出一个符合特定指标如大小、形态、基因表达量等的类器官,也满足不了诸如类器官间的方差统计等。这些问题将极大地限制类器官技术的高速发展和临床成果转化。

类器官制造阶段的工程化也是迫切需要解决的问题。现阶段培养类器官主要采用Matrigel 水凝胶作为培养基质。Matrigel 是由康宁生命科学公司所生产的一种 Engelbreth-Holm-Swarm(EHS)小鼠肉瘤细胞分泌的胶状蛋白混合物。Matrigel 因其含有外源动物成分,难以应用在人的很多治疗场景[35]。另一方面,虽然现在有将类器官与微流控技术进行结合的例子,但是采用微流控芯片对类器官生存的流体环境进行模拟的方法有待进一步提升,怎样操作微流控等技术来监测、控制类器官培养过程中的流体微环境仍是急需解决的问题。与此同时,现在培养出的类器官的直径多为 $100—500\ \mu m$,虽然具备一定程度的尺度效应,但仍然未能模拟人体组织、器官的状态。假如要培养出尺寸更大的类器官,那么类器官的血管化问题也亟待解决。

总之,类器官现研究阶段所遇到的关键技术问题是难以使类器官体积和功能同步发展,其中的核心难题就是培养条件、血管化、免疫化、系统化定量化研究[36-38]。

(1)血管化。现阶段研究出的类器官本身不具备血管化功能。因此,类器官培养过程中若体积不断增长,必然会受限于氧气的供应不足和代谢废物的积累,这就可能导致其组织损坏。已有研究人员制造出被血管内皮细胞包裹的肿瘤类器官,其是通过将类器官肿瘤细胞和血管内皮细胞在 Matrigel 上共培养获得,最终得到血管化肿瘤类器官,突破了类器官的血管化瓶颈。

(2)免疫化。模拟肿瘤与免疫环境之间的相互影响也是一个挑战。2019 年,*Nature Protocol* 杂志发表了一篇关于肿瘤类器官和免疫细胞共培养相关方法的文章,其能够展现和模拟出肿瘤微环境的部分特点。以上皮类器官和免疫细胞共培养模型为例,将活化的免疫细胞、上皮组织消化成单细胞,与细胞外基质中的重组细胞因子在培养基中共培养,来检测类器官与免疫细胞的相互作用。

(3)系统化。相较于单独的类器官,推动类器官的临床应用需实现其对药物疗效和潜在风险的全身性系统评估。现阶段类器官只能测定药物对肿瘤的抑制功效,而对其他器官和组织有没有副作用并不能做出合理、系统的研判。为解决这个问题,Skardal 等在 2017 年构建了肺部、心脏、肝脏组成的集成于闭合循环体中的类器官系统,可以实现全面阐述药物对不同器官的毒性和药效的目的。

从临床角度考虑,类器官几乎不可能还原出源肿瘤的全部功能。肿瘤组织在体内以高度异质性与正常组织器官交叉存在,而对评估药效的关键指标来说(如细胞存活率),类器官仅需达到一定程度的复杂性便能做出良好的评估。以血管化为例,类器官在缺少营养的条件下培养 2 个月左右,会和人体器官有较大偏差,但仅对药物测评来说,类器官在适宜的培养条件下培育至细胞小球便可用于药效评估。再如,若研究某个药物的重点是需跨过血脑屏障,则培养脑类器官的侧重点便是需具有完备的血脑屏障结构,而其他特征(如细胞和周围血管的相互作用)便可不用着重考虑。血管化、免疫共培养和系统化的实现能够显著提升类器官临床应用评估的准确性,但鉴于成本、时间等关键性因素,尚且难以考虑全部条件。未来,若这些特征在时间和成本条件下都加以考虑并得以实现,类器官药物筛选将能够提供更加精准的预测。

类器官被视为新型、快速的药筛模型,成本虽低于 PDX,但远高于细胞筛选。类器官培养成本高主要是由于培养使用的基质胶定价较高,因为常见的基质胶由美国 BD Biosciences 公司的 Matrigel 垄断,导致价格偏高。Matrigel 可以生成诸如哺乳动物细胞基底膜的生物活性基质材料,使不同类型的细胞可以附着和分化。Matrigel 源于小鼠肉瘤细胞系,除成本过高外,同批次的细胞还存在一定的变异性。考虑到源于小鼠的细胞外基质对药筛的研究结果有不同程度的干扰,因而基质的工程技术创造出外源差异较低、非动物来源的基质胶,同时降低成本并提升性能,将是类器官产业化急需突破的核心难题之一。除基质胶外,培养也要用到众多的细胞因子组合,而细胞因子一般较昂贵。选用效果更佳的细胞因子以及尽可能缩减添加细胞因子的数量也能节约成本。

1.5.2　发展前景

展望未来,类器官研究前景巨大。类器官技术作为一种新型工具,在医学基础研究和临床治疗研究中具有广泛的应用前景,有望应用于精准医学、药物毒性和疗效、生物学、病理学、细胞生物学等领域。这项技术也为再生医学提供了巨大的潜力,通过用类器官培养物替换受损或患病的组织,为自体或异体细胞治疗提供了可能性。与此同时,类器官有机会给再生医学研究创造出更多的成果。将活体实时成像技术应用在类器官中,有可能首次实现人体初期发育进程的实时观察;将类器官与生物 3D 打印相结合,有可能实现组织损伤的功能性修复;将类器官与"人类细胞图谱"(human cell atlas,HCA)技术相结合,类器官细胞图谱将能加速包括复杂多因素疾病、罕见遗传病等的治疗进程。从技术层面来看,构建出与人体某一器官或疾病更加相似的体外模型,必定会有比类器官更优的技术,但会花费大量的时间。若要追求速度,培养数周才可以生长成熟的类器官肯定也不是最优解,细胞培养要比类器官培养快许多。均衡建模的真实性与建模的速度,类器官技术恰好站在天平的正中间：类器官在微观结构上拥有与对应组织的细胞结构、极性、遗传信息等相近的特征，在宏观层面拥有类似于皮肤修复等功能性治疗效果，因此类器官技术具有更为广阔的发展前景。

把类器官技术用于临床，辅助临床用药和精准治疗是近阶段类器官技术的核心发展策略。实际上，从 2016 年起，临床试验就已经用类器官技术，截至 2020 年 9 月，63 项相关临床试验已向美国食品和药物管理局(FDA)进行官方备案。2017 年起，中国国内注册且获伦理委员会批准的类器官临床试验研究有 20 项，涵盖 8 个癌种。主要关注化疗方法的疗效预测，但已有研究开始关注免疫疗法在类器官中的应用(长海医院，PD－1)。从癌种分布看，目前国内研究癌种多为消化系统肿瘤、胰腺肿瘤、乳腺肿瘤(表 1－2)。

表 1－2　2017 年以来类器官临床试验项目中的癌种

胰腺癌(7)	乳腺癌(4)	肠癌(4)
胰腺癌患者来源的肿瘤类器官模型的构建	乳腺癌类器官培养	大肠癌类器官模型预测肿瘤患者新辅助治疗效果
胰腺癌的辅助化类器官模型	患者衍生器官模型对乳腺癌治疗的药物敏感性验证或预测	结肠癌-西妥昔单抗敏感性结肠癌患者类器官与临床反应之间的相关性
晚期胰腺癌的类器官引导化疗	乳腺癌类器官生物库与新型 Wnt 信号通路抑制剂	基于结肠癌类器官模型的术后辅助化疗预后研究
内镜超声下细针穿刺术来源的胰腺癌类器官构建及对其肿瘤演变与药物应答的研究	乳腺癌类器官模型药敏测试与临床疗效相关性研究	直肠癌-敏感性的类器官模型
	胃癌(4)	胆癌(4)
基于类器官技术的胰腺癌患者个体化治疗研究	基于胃癌类器官模型的术后辅助化疗预后研究	基于胆囊癌器官样本库构建，药物敏感测试及其联合免疫治疗临床试验研究
超声内镜引导下细针穿刺(EUS－FNA)获取胰腺癌组织构建体外三维类器官(organoid)模型进行药物筛选的前瞻性临床研究	胃癌类器官用于晚期胃癌姑息性化疗临床疗效的预测	
	通过类器官模型研究胃黏膜高级别瘤变和弥漫型胃癌细胞的分子特征及癌变机制	基于胆管癌(肝内，肝外胆管癌)类器官样本库构建及患者个体化药物敏感测试研究
胰腺癌组织类器官的药物筛选	食管癌-利用类器官模拟食管癌并开展机制研究	基于类器官的胆管癌药物敏感性测试研究
免疫疗法		
基于气液交互类器官培养技术建立的晚期恶性肿瘤来源的免疫共培养模型，评价 PD－1 单抗的疗效与临床患者实际疗效的一致性		

相关报道称，2019 年北美类器官市场值已达到 20.875 2 亿人民币，预计 2027 年将达

到 100.759 5 亿人民币,以 21.7% 的复合年增长率增长。基于世界卫生组织公布的最新数据,2018 年,全球新患癌症有 1 810 万例,而中国新患癌症为 429 万例,占全球近四分之一。预计 2040 年,全球新患癌症病例将高达 2 950 万例[39]。预计国内类器官市场也将达百亿人民币以上。随着新药物筛选日益增多,临床和患者对精准化治疗的需求愈加增长,市场空间将持续扩大。2022 年 9 月 29 日,美国参议院一致通过了美国食品药品监督管理局现代化法案(FDA Modernization Act 2.0),该政策的目标是取消对新药进行动物试验的联邦授权,可能在未来几年大幅减少实验动物的使用。如果药物研发中不再使用实验动物,作为生命科学研究领域的超新星,类器官技术将迎来前所未有的发展机遇。

在 PubMed 公开发表文献中以"organoids"为关键词检索,发现近几年关于类器官技术的相关文献数量呈爆发式增长,其中不乏 CNS 等各大顶级期刊文献。中国发表的以类器官为关键词的文献数量在全球的排名从第六位(2009—2019)跃升到第二位(2020),仅次于美国。中国在类器官方面的科研成果积累的攀升必将提升类器官产业化的发展。

2021 年 1 月 28 日,国家科技部下发的《关于对"十四五"国家重点研发计划 6 个重点专项 2021 年度项目申报指南征求意见的通知》中,把"基于类器官的恶性肿瘤疾病模型"纳入"十四五"国家重点研发计划中首批启动重点专项课题。另外,"十四五"国家重点研发计划中重点指出,类器官作为一项重大的科研技术突破,可用于建立疾病模型,且可用于研究病理状态下干细胞变异、异质性及其发生机理,挖掘疾病诊疗的新靶标,探索诊疗新策略。类器官技术在未来将有巨大的应用价值和广阔的发展前景。2021 年 11 月,国家药品监督管理局药品审评中心下发《基因治疗产品非临床研究与评价技术指导原则(试行)》和《基因修饰细胞治疗产品非临床研究技术指导原则(试行)》两部文件,首次将类器官技术纳入基因治疗和针对基因修饰细胞治疗产品的指导原则当中。科技部、卫健委等近 2 年不断出台的政策为类器官的广泛应用松绑,同时随着人类遗传资源的监管逐渐收紧,类器官产业将在鼓励和规范并行的政策环境下取得长足发展。

1.6　本章小结

全球有超过 7 000 种罕见病无有效治疗方法,其中只有约 400 种正在进行研究,很大原因就是缺乏模拟这些疾病的动物模型,肿瘤、心血管等疾病也面临相同困局。如果说有一项技术有望将疾病治疗带入"低风险、低投入、高回报"时代,那么类器官技术或将是其中之一。这项重大的技术突破被认为是生物体体外和体内研究之间的转化桥梁,可使体外发现快速过渡到临床,并被公认会在将来的个性化医疗中发挥核心作用。这种近乎生理的三维细胞模型帮助人类更准确地了解体内的生理功能,如组织更新、干细胞功能和组织对突变、损伤、药物以及微生物的反应。2022 年 7 月,中国首个类器官技术指导肿瘤精准药物治疗的专家共识面世。中国类器官芯片发展虽然比美国晚了约 10 年,但是发展速度飞快。中国科研积累的提升必将加速相关产业化进程。

目前,类器官技术还不能够独当一面,而在未来,类器官技术也无需单打独斗,因为将多种模型进行整合才是最佳的研究方案。展望未来,类器官研究的前景无限光明。

（白　龙）

参考文献

［1］Sato T．，Vries R．G．，Snippert H．J．，et al．Single Lgr5 stem cells build crypt-villus structures in vitro without a mesenchymal niche．Nature，2009，459(7244)：262 – 265．

［2］Lancaster M．A．，Huch M．Disease modelling in human organoids．Dis Model Mech，2019，12(7)：dmm039347．

［3］Clevers H．Modeling development and disease with organoids．Cell，2016，165(7)：1586 – 1597．

［4］Rossi G．，Manfrin A．，Lutolf M．P．Progress and potential in organoid research．Nat Rev Genet，2018，19(11)：671 – 687．

［5］Corrò C．，Novellasdemunt L．，Li V．S．W．A brief history of organoids．Am J Physiol Cell Physiol，2020，319(1)：C151 – C165．

［6］Artegiani B．，Hendriks D．，Beumer J．，et al．Fast and efficient generation of knock-in human organoids using homology-independent CRISPR-Cas9 precision genome editing．Nat Cell Biol，2020，22(3)：321 – 331．

［7］Dutta D．，Heo I．，Clevers H．．Disease modeling in stem cell-derived 3D organoid systems．Trends Mol Med，2017，23(5)：393 – 410．

［8］Ho B．X．，Pek N．M．Q．，Soh B．S．Disease modeling using 3D organoids derived from human induced pluripotent stem cells．Int J Mol Sci，2018，19(4)：936．

［9］Azar J．，Bahmad H．F．，Daher D．，et al．The use of stem cell-derived organoids in disease modeling：an update．Int J Mol Sci，2021，22(14)：

［10］Yin X．，Mead B．E．，Safaee H．，et al．Engineering stem cell organoids．Cell Stem Cell，2016，18(1)：25 – 38．

［11］Hofer M．，Lutolf M．P．Engineering organoids．Nat Rev Mater，2021，6(5)：402 – 420．

［12］Sato T．，van Es J．H．，Snippert H．J．，et al．Paneth cells constitute the niche for Lgr5 stem cells in intestinal crypts．Nature，2011，469(7330)：415 – 418．

［13］Wechsler M．E．，Shevchuk M．，Peppas N．A．．Developing a multidisciplinary approach for engineering stem cell organoids．Ann Biomed Eng，2020，48(7)：1895 – 1904．

［14］Hernandez-Gordillo V．，Kassis T．，Lampejo A．，et al．Fully synthetic matrices for in vitro culture of primary human intestinal enteroids and endometrial organoids．Biomaterials，2020，254：120125．

［15］Wilson H．V．A new method by which sponges may be artificially reared．Science，1907，25(649)：912 – 915．

［16］Watanabe S．，Kobayashi S．，Ogasawara N．，et al．Transplantation of intestinal organoids into a mouse model of colitis．Nature Protocols，2022，17(3)：649 – 671．

［17］Warmflash A．，Sorre B．，Etoc F．，et al．A method to recapitulate early embryonic spatial patterning in human embryonic stem cells．Nature Methods，2014，11(8)：847 – 854．

［18］Serra D．，Mayr U．，Boni A．，et al．Self-organization and symmetry breaking in intestinal organoid development．Nature，2019，569(7754)：66 – 72．

［19］Sato T．，Clevers H．Growing self-organizing mini-guts from a single intestinal stem cell：

mechanism and applications. Science, 2013, 340(6137): 1190 - 1194.

[20] Zhou Z., Cong L., Cong X.. Patient-derived organoids in precision medicine: drug screening, organoid-on-a-chip and living organoid biobank. Front Oncol, 2021, 11: 762184.

[21] David H., Ballard M., Christen J., et al. Organoids — preclinical models of human disease. N Engl J Med, 2019, 380(20): 1981 - 1982.

[22] Spence J. R., Mayhew C. N., Rankin S. A., et al. Directed differentiation of human pluripotent stem cells into intestinal tissue in vitro. Nature, 2011, 470(7332): 105 - 109.

[23] Eiraku M., Takata N., Ishibashi H., et al. Self-organizing optic-cup morphogenesis in three-dimensional culture. Nature, 2011, 472(7341): 51 - 56.

[24] Nakano T., Ando S., Takata N., et al. Self-formation of optic cups and storable stratified neural retina from human ESCs. Cell Stem Cell, 2012, 10(6): 771 - 785.

[25] Lancaster M. A., Renner M., Martin C. A., et al. Cerebral organoids model human brain development and microcephaly. Nature, 2013, 501(7467): 373 - 379.

[26] Karthaus W. R., Iaquinta P. J., Drost J., et al. Identification of multipotent luminal progenitor cells in human prostate organoid cultures. Cell, 2014, 159(1): 163 - 175.

[27] Chua C. W., Shibata M., Lei M., et al. Single luminal epithelial progenitors can generate prostate organoids in culture. NCB, 2014, 16(10): 951 - 961.

[28] Lee J. H., Bhang D. H., Beede A., et al. Lung stem cell differentiation in mice directed by endothelial cells via a BMP4-NFATc1-thrombospondin-1 axis. Cell, 2014, 156(3): 440 - 455.

[29] Jamieson P. R., Dekkers J. F., Rios A. C., et al. Derivation of a robust mouse mammary organoid system for studying tissue dynamics. Development, 2017, 144(6): 1065 - 1071.

[30] Kessler M., Hoffmann K., Brinkmann V., et al. The Notch and Wnt pathways regulate stemness and differentiation in human fallopian tube organoids. Nat Commun, 2015, 6: 8989.

[31] Sakaguchi H., Kadoshima T., Soen M., et al. Generation of functional hippocampal neurons from self-organizing human embryonic stem cell-derived dorsomedial telencephalic tissue. Nat Commun, 2015, 6: 8896.

[32] Post Y., Puschhof J., Beumer J., et al. Snake venom gland organoids. Cell, 2020, 180(2): 233 - 247. e221.

[33] Yuki K., ChengN., Nakano M., et al. Organoid models of tumor immunology. Trends Immunol, 2020, 41(8): 652 - 664.

[34] Xu R., Zhou X., Wang S., et al. Tumor organoid models in precision medicine and investigating cancer-stromal interactions. Pharmacol Ther, 2021, 218: 107668.

[35] Kozlowski M. T., Crook C. J., Ku H. T.. Towards organoid culture without Matrigel. Commun Biol, 2021, 4(1): 1387.

[36] Grebenyuk S., Ranga A. Engineering organoid vascularization. Front Bioeng Biotechnol, 2019, 7: 39.

[37] Cakir B., Xiang Y., Tanaka, Y. et al. Engineering of human brain organoids with a functional vascular-like system. Nat Methods, 2019, 16(11): 1169 - 1175.

[38] Garreta E., Kamm R. D., Chuva de Sousa Lopes S. M., et al. Rethinking organoid technology through bioengineering. Nat Mater, 2021, 20(2): 145 - 155.

[39] Sung H., Ferlay J., Siegel R. L., et al. Global cancer statistics 2020: globocan estimates of incidence and mortality worldwide for 36 cancers in 185 countries. CA Cancer J Clin, 2021, 71(3): 209 - 249.

第 2 章

类器官的设计原则

2.1 绪论

如第 1 章所述,利用 3D 培养技术可以对干细胞或器官祖细胞进行诱导分化,使其能够自发组合成三维细胞复合体,并在体外长期培养,这些复合体具有某些器官或组织的结构和功能,具有稳定的表型和遗传学特征。与传统细胞培养模式相比,这种方式培养的类器官含有多种类型的细胞,可以突破传统培养模式细胞间单纯的物理接触联系,形成更加紧密的细胞间生物通讯,细胞间相互作用、影响、反馈,协作发育成具有某些特定功能的微小器官或组织,能更好地模拟真实器官组织的发生过程及生理病理状态,因而在基础研究以及临床诊疗方面具有更广阔、更具价值的应用前景。利用 3D 培养技术,2009 年成功构建了首个类器官——上皮类器官,随着培养技术的发展,目前的类器官技术已经成功建立了子宫内膜、输卵管、乳腺、食管、唾液腺、结肠、前列腺、胃、胰腺、味蕾、肝脏、肺等类器官结构。此外,研究者发现利用患者自身的肿瘤也可以构建类器官。与诸多临床前模型相比,类器官在筛选难度、成功率、维护难度上均表现出了良好的潜力。

设计构建类器官的第一步便是对胚胎或多能干细胞进行提取分离,然后将其培养在特定的支撑介质(如目前广泛使用的基质胶 Matrigel)上,以便细胞能够维持三维生长。需要强调的是,体内真实器官或组织往往含有多种已分化的细胞,因此,类器官中的细胞类型一般也应该囊括真实器官所含有的细胞种类。比如,在已报道的小肠类器官模型中,含有小肠上皮的所有细胞类型。为了成功构建更具真实器官功效的类器官,细胞因子、生长因子和小分子等器官发育必须的媒介也要添加到培养基中,以更好地模拟体内真实器官发育与稳态维持的信号通路,激活或者抑制参与类器官形成的特定信号通路。此外,不同类器官所需要的添加物也不尽相同,即使是结构和功能非常相近的组织,如小肠和结肠等,其添加物组分也有很大差异。不同类器官具有不同的设计策略,即使相同类型的类器官也会有多种不同的设计方法,其中一些刚刚开始探索。本章将围绕类器官的特征及类器官培养的经典实例,着重介绍类器官的设计原则,以期为类器官的设计提供借鉴与思路。

2.2 类器官的特征

类器官,简单地定义为类似于某个器官,已被广泛地用于各种组织。类器官是由干细胞或器官祖细胞发育而成的具有器官特异性细胞类型的集合,通过细胞分选和空间受限的细胞系定性,以类似于体内的方式进行自我组织。类器官的形成再现了发育过程中自我组织的两个主要过程:细胞分选和空间受限的细胞系定性(图2-1)。因此,类器官应具有以下几个重要的特征:首先,它必须是它所模拟器官的一种细胞类型;其次,它应该表现出该器官特有的一些功能;第三,细胞的组织结构应该与器官本身相似。这也意味着与该器官在发育过程中建立其特征组织的方式相似[1]。

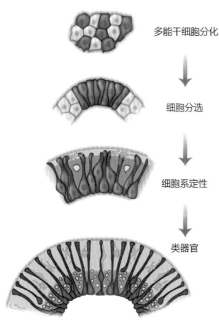

多能干细胞分化

细胞分选

细胞系定性

类器官

图2-1 类器官的发生过程[1]

类器官的构建可以从两种主要的干细胞开始:① 多能胚胎干细胞(embryonic stem cells, ESCs)及其合成的诱导多能干细胞(iPSCs)产物;② 器官限制性成体干细胞(ASCs)。这两种方法都利用了干细胞在培养过程中无限扩张的潜力[2]。这促进了细胞培养程序的发展,以按要求生成微小型器官的结构,即类器官。同时,生物工程领域的技术进步,为细胞提供了不同的生长环境(物理和化学),可指导细胞的不同反应,在这些微小型器官中形成特定器官的多细胞结构。目前的方法依赖于传统的三维(3D)培养技术,利用人类多能干细胞的自组织,如图2-2所示[3]。首次类器官培养是在小鼠肠道细胞中报道的,以后进一步发展为其他器官[4]。

类器官的形成通常涉及均匀细胞群的自体形成,如图2-3所示。自体形成可以被定义为一个最初缺乏有序结构的细胞系统在系统自主机制的指导下进行空间重新排列的能力。对这一过程的了解大多来自发育生物学领域几十年的研究。从概念上讲,自体形成过程可以分解为自我模式化和形态的重新排列。

自我模式化是指在一个最初同质的系统中形成的细胞分化模式,是系统自主机制和局部细胞交流的结果。自我模式化通常始于对称性破坏事件,为此,人们提出了一些不同机制之间的相互作用,包括反应-扩散机制,调节网络的双稳态和不对称细胞分裂。其中许多机制依赖于正负反馈回路和它们之间的串扰。形态的重新排列是由组织内不同类型细胞的分拣和系统结构的高层次重组而产生的。细胞分类是由不同类型的细胞之间的物

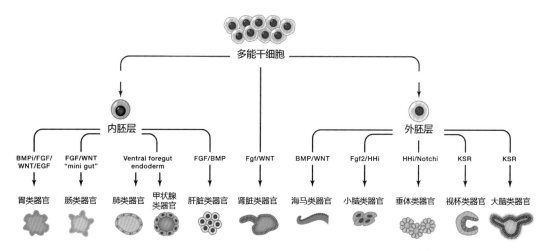

图 2-2　利用 PSC 构建各种类器官及其相关发育信号通路[2]

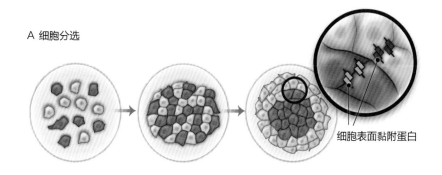

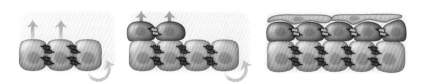

图 2-3　类器官自体形成示意图[1]

（A）不同类型细胞（紫色或绿色）由于不同细胞黏附分子（棕色或橙色条）的差异表达所赋予的不同黏合特性而对自身进行分类。（B）祖细胞（绿色）分化的后代（紫色），由于组织和/或分裂方向的空间限制，被迫进入更浅的位置，促进它们的分化。这些细胞有时可以进一步分裂以产生更多分化的后代（粉红色）。

理相互作用介导的，这涉及细胞-细胞黏附、皮质张力和/或收缩性以及细胞运动的差异。细胞结构的重新排列是由系统内在的力学因素来维持的，这些力学因素包括细胞形状的变化、细胞收缩、细胞运动或不同的组织扩张。器官细胞的成功衍生依赖于对这些过程的再现，需要仔细考虑三个主要特征：① 培养环境的物理特征，如在类器官发育的早期阶段，悬浮培养条件可使来自 PSC 或 ASCs 的漂浮细胞重新聚集和自我分类；② 对系统自主(即内源性)和/或外源性信号的要求,因此,为了诱导器官特异性发育,类器官的培养基通常会补充一些因子或化合物,以激活关键的信号通路;③ 初始细胞类型和系统条件。对这些特征中的每一个所做的选择都会影响最终类器官的特征[5,6]。

　　类器官的以上特征使得它与传统的二维培养物相比,更具有优势:① 类器官更接近体内生理环境下真实器官的细胞组成和行为;② 类器官在培养过程中,可以在保持基因组稳定性的基础上,进行广泛的扩展,这使得它们在高通量筛选上更具优势;③ 与传统的动物实验模型对比,类器官更具高效性及简洁性,在实时成像方面更具优势。此外,对于某些特定的人类发育和疾病模型(动物实验不容易、不准确或无法建模),类器官可以轻松胜任[7]。

2.3　类器官的设计原则

　　类器官研究的主要目的是使用体外衍生的结构来取代疾病或老化的器官。然而,细胞的复杂性、组织的几何形状、生长和功能都是类器官走向临床应用的挑战。设计类器官必须遵循天然器官生长规律,以减少异质性。因此设计类器官必须遵守以下四个原则:确定细胞的分化方向、确认类器官的结构和功能完整、确保器官生产的均质性及完善类器官的验证检测系统。

2.3.1　确定细胞的分化方向

　　从细胞到器官的过程中,细胞需要经过多次不同方向的分化,形成多种细胞群,再组装为功能完整器官。天然器官发生可大致分为以下几个阶段[8]:第一阶段是原肠胚形成的三层胚芽层,即外胚层、中胚层和内胚层;第二阶段沿前-后(A-P)轴和背腹(D-V)轴,将胚层细分为区域亚域;第三个阶段涉及一系列的形态发生过程,这些过程驱动三维器官原基在沿A-P轴和D-V轴的精确位置形成。一旦器官原基建立,每个器官就会生成血管,并分别受到内皮前体细胞和神经脊细胞的支配。血管化带来氧气、营养物质和循环因子,以及能够参与器官发育并在胎儿出生后持续保留造血细胞(包括巨噬细胞)。从原肠胚形成开始,经过20~30天发育(小鼠约4~5天),器官原基包含了构成完整功能器官的大多数必要的细胞成分。剩下的大部分发育涉及细胞通过旁分泌相互作用,这些相互作用驱动组织生长、形态发生和分化。在许多方面,这些器官发育的早期阶段可以被认为是"自组装"。因此,在构建类器官的早期,调控种子细胞命运,为其提供分化方向对类器官的构建至关重要。例如,在对小鼠和人类多能干细胞的实验中,通过早期控制多能干细胞随机分化,引导它们集中分化为三个初级胚层之一。这些干细胞被分化成神经外胚层聚集体,形成含有前脑衍生物(如小脑)的类器官[9]。尽管外胚层类器官以对称结构开始,但不受控制的对称破坏事件导致随机的分化终点,诱导形成含有多种神经组织混合物的异质类器官。然而,通过操纵信号通路来统一指导类器官的区域模式,多能干细胞可以被引导形成特定的类器官类型,代表中脑、下丘脑、小脑、视网膜、心脏、肾脏、肺、食管、胰腺、肝脏、胃(胃底和胃窦)、小肠、结肠等[10]。因此,设计类器官的第一步是确定细胞的分化方向。

2.3.2　确认类器官的结构和功能完整

现有的类器官已实现了一些令人惊奇的生理功能,包括:肠道类器官(黏液产生和吸收活动)、胃类器官(组胺诱导的酸化)、肝脏类器官(白蛋白表达、糖原积累和低密度脂蛋白摄取)和乳腺类器官(牛奶生产)等[11-14]。然而,已建立的有机体系统都不能复制其各自器官的全部功能。由于部分或完全缺乏间充质间隔室、血管形成和微生物组,类器官通常缺乏关键的特化细胞类型,并且不能概括天然器官的结构完整性。类器官系统的一个重要缺点是它们可以在培养物中维持的时间跨度有限。上皮类器官的寿命约为 1 周,这通常不足以将脂肪干细胞完整地分化成体内预期的全套分化细胞类型。这种培养时间在多能干细胞衍生的类器官中的限制更大,其寿命与体内器官发生的时间存在很大差异,特别是在人类系统中。此外,由于氧气、营养物质和其他体液的被动扩散的限制,培养的类器官大小不会超过几毫米。因此,这些类器官的成熟度通常不能超过胎儿表型[15]。值得注意的是,器官的发育、复杂性、功能和成熟度是相互关联的。随着器官的发育并获得早期的器官功能,随后的发育过程可以被触发。例如,在肠道中,上皮促进平滑肌分化;反过来,平滑肌的发展和收缩又能促进上皮绒毛的形成。在肺部,妊娠中期和晚期的胎儿呼吸有助于人类肺结构和功能的成熟[16]。因此,可以利用多种组织细胞组合,使它们相互促进,形成趋于成熟的类器官。

2.3.3　确保类器官生产的均质性

类器官应用还受器官形成效率、终点形态和功能差异的限制,这通常是体外自组装和细胞命运选择的随机性质所固有的。减小这种差异性对于充分利用类器官在疾病建模、药物筛选和再生医学中的潜力至关重要。需要进一步探索工程策略,例如提高自动化程度、使用定义的介质和基质以及精确的实时评估,以减少类器官发育的差异性。此外,控制类器官生长的初始条件有助于减小类器官差异性,包括起始细胞群以及它们的定位和聚集。类器官生成方案的复杂性同样限制了类器官的均质性,这通常需要多个实验步骤,特别是对于 PSC 衍生的类器官。例如,简化用于产生背侧前脑类器官的方案显著提高了均质性[17]。因此,尽可能精简类器官的生产工艺(从工程细胞到全生物工程)将提升类器官的均质性。

2.3.4　完善类器官的验证检测系统

常规使用的类器官验证检测系统主要是光学检测,其仅提供关于类器官功能的少量信息。代谢物、分泌肽或电势的原位检测受到与类器官形成相关变化的挑战。例如,测量跨上皮电阻提供了二维细胞迁移培养系统中的标准技术以评估上皮屏障完整性;然而,这种测量方法在类器官验证检测中的效果不佳[18]。同样,肝脏体外系统的功能可以通过分析外源化合物和内源性底物的代谢物,包括胆汁和蛋白质的合成来评估;然而,这些分析物通常只有少量存在于单个类器官中,这使得它们的分析变得困难。将微型生物传感器整合到类器官的验证检测系统中可以解决这个问题,这将需要合适的培养装置。但实际上,含有许多类器官的典型水凝胶培养载体对于掺入生物传感器电极是相当不切实际的。因此,完善类器官的验证检测系统还有待探索。通过完善类器官的验证检测系统可以全方位地描述类器官的各项参数,利用这些参数可以反过来优化类器官的设计。

2.4 类器官的设计

众所周知,类器官是通过对成年器官的解构而衍生出来的。因此,三种设计策略(空间设计、生物环境设计、合成环境设计)通过模仿器官在胚胎发育期间的组装方法能够有效构建类器官(图 2-4)。

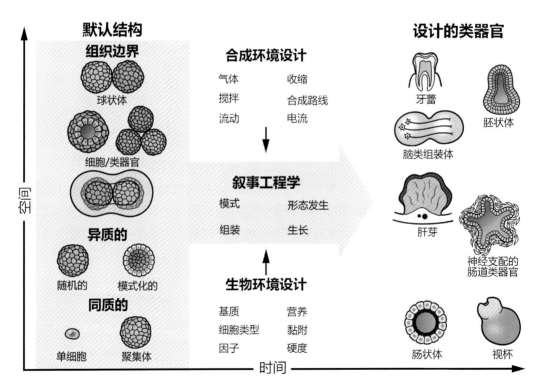

图 2-4 类器官的设计策略[19]
通过改变生物和/或合成环境设计,对环境因素的定时操纵将促进干细胞自我组织发育形成复杂的类器官。

2.4.1 空间设计

类器官的形状和尺寸信息是诱导自我发展系统中组装(分类)和模式的关键决定因

素。事实上,同质多能干细胞聚集体被广泛用于启动组织的自组织,以衍生出大脑、眼和血管等类器官[9,20,21]。这种自组织过程是一种对聚集体大小敏感的现象。比如,视网膜细胞分化是由 300 个小鼠胚胎干细胞组成的小聚集体发生的,而视杯是由 1 000 到 2 000 个细胞的聚集体形成的[22]。不同组织细胞数量的差异与信号阈值有关,该阈值将通过反应-扩散机制和双稳态信号互动导致局部梯度。因此,聚集体的大小控制着组织模式化,这反过来又改变了随后的自组织程序。

　　另一种主要方法是通过共同培养多个不同的祖细胞类型构成异质聚集体。在器官发生的早期胚胎阶段,局部细胞间的相互作用驱动发育器官不同区域的自组装程序。例如,研究人员将内皮细胞与辅佐细胞共培养,以重建包括内皮细胞、神经元细胞和间充质细胞在内的多种细胞类型的异质聚集体[23,24]。随着时间的推移,这些聚集体会自我组装,形成原始的血管网络,增强移植后的血管灌流和类器官类物质的植入。这种异质前体相互作用有助于将辅助结构整合到 3D 类器官中,以实现更高阶的功能。

　　此外,组织-组织之间的相互作用已经模拟成功,用于复杂和相互连接的组织的发展,特别是在预制的 3D 组织的混合培养中。比如,牙齿的发育是通过在胶原凝胶中培养的口腔外胚层和牙齿间充质的 3D 聚集体的结合来产生牙胚结构,该牙胚结构在移植到宿主体内后可以生长成牙齿[25]。还可以通过不断发展的新技术,如 3D 生物打印法,实现更精确的空间预图案化以引入复杂的组织边界。

2.4.2　生物环境设计

　　3D 培养环境的设计选择,如加入可溶性因子或细胞外基质,可以帮助重现器官发生、动态平衡和再生的机制。近年来,可溶性因子已经被用来建立组织边界的复杂图案。例如,模拟口腔外胚层和覆盖的下丘脑神经外胚层的界面产生腺垂体组织[26],或通过 Wnt 信号通路和成纤维细胞生长因子调控输尿管上皮和后肾间充质命运获得肾脏器官类物质[27]。这提供了特定时间和剂量的信号通路波动,以触发模式形成,随后通过编程的细胞间相互作用稳定这种模式。

　　细胞外基质具有重要的信号传递作用,是组织工程中最常用的参数之一。细胞外基质的 I 型胶原基质可以改变上皮细胞的行为,降低细胞极化的动力学。合成基质成分正被用来推动相互连接的、融合的肠道类器官结构的形成[28]。细胞外基质的硬度涉及细胞的黏附和收缩,也是生物学特性的重要调节剂。更大的(毫米级)聚集体,称为凝聚体,可以通过间质酶驱动的肌动球蛋白途径的调节而被刺激。间质酶驱动的凝聚结合胶原细胞外基质被用于设计各种组织折叠[29]。未来有关时空细胞外基质的材料,例如可光降解或可光激活的材料,对于在体外设计更复杂的生物环境以实现更高阶功能的类器官至关重要。

2.4.3　合成环境设计

　　从历史上看,生物学家一直试图了解哺乳动物的器官是如何在体外培养的。基于这种培养技术的类器官培养包括气液界面培养、凝胶表面培养、凝胶包埋培养和滚珠培养。这些实验系统的特点是调节变量,如细胞固有属性、灌流和机械属性。最近受到合成生物学的启发,组织组装的化学和遗传编程等代表了控制对称性破坏和促进编程分类的强大手段。例如,覆盖在细胞表面的互补 DNA 序列的杂交使得能够组装具有限定的细胞-细胞接触的多细胞结构[30]。此外,通过合成 Notch 系统在多细胞系统中设计基于钙黏附素的黏附被证明可以促进随机模式的集体组装[31]。因此,图案和形状的产生可以由合成程序触发。

此外,工程方法能够精确控制几何输入和输出流动条件、营养供应和剪应力刺激,以及生长中的 3D 组织的局部机械特性。目前已经开发了几种包含可灌流的血管系统的流体培养系统,其中一种被证明可以驱动多能干细胞来源的肾脏器官的成熟[32]。设计血管化系统来控制类器官的体外生长、形态发生和成熟度,将是所有类器官设计方法的重要组成部分。

最后,值得一提的是机械力(例如,流体剪应力、收缩、静水压力和组织变形)可以对自驱动行为产生实质性影响,包括通过 YAP/TAZ 途径的机械力化学耦合和力传感、趋化性集体迁移、组织特异性的僵硬和机械各向异性控制以及与凋亡相关的力。因此,机械力是指导组织自组织调节的另一个手段。不断发展的基于器官芯片的方法与多能干细胞组织的方法相结合,使得能够在器官中进行先进的机械建模以刺激类器官成熟,如通过脑类器官中的微型搅动、巨核细胞中的动荡和心脏组织中的收缩[34-36]。细胞行为可以通过光遗传学进行电化学控制,就像控制大脑器官中的神经元活动一样。在生物自组织中,元素的相互作用规则不是恒定的,而是一般在时间和空间上演化的。因此,工程学原理方法可以弥补生物学方法的局限性,以设计出更好的、协同的策略来构建精细的类器官(图 2-5)。

2.5　本章小结

随着生命科学的发展,通过动物模型展开的生物学实验已经不能满足人类对于自身生命的探索和攻克疾病的相关研究。随着类器官概念的出现及发展,现在我们已经可以非常详细地重建人体器官的结构并以此来替代动物模型,模拟天然器官的结构功能、发育过程及稳态等,这为人类疾病如癌症、传染病、遗传病的研究提供了更多的可能性。随着类器官技术的不断发展,单一类器官的设计将不能满足研究的需求,类器官的设计将会越来越复杂,并且也将越来越贴近生命本体的构造。这就使得我们在设计类器官的初期,要统筹多种细胞、多种因子、多种材料、多种微环境,乃至时空微环境的演变,以尽可能模拟天然器官的生长发育过程。此外,伴随着生物工程技术的迭代革新,新出现的工具,如基因编辑、单细胞分析、光遗传学、化学遗传学和超分辨率/宏观分辨率成像,可以与计算机工具相结合,更好地辅助类器官的设计和构建。未来类器官必然是更多学科交叉的产

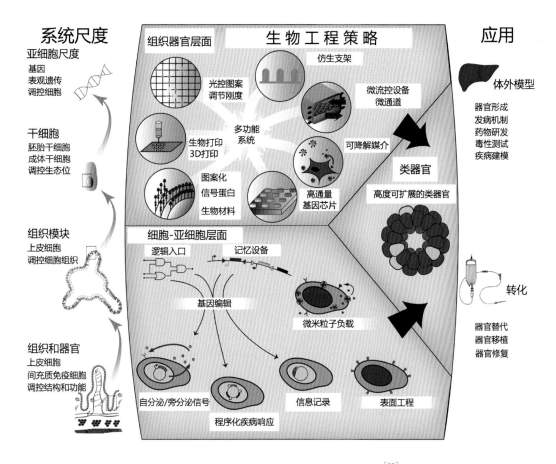

图 2-5 辅助类器官研究的生物工程策略[33]

有了适当的输入信号组合和序列,经过生态位传递给细胞,就有可能获得所需的输出(即体外疾病模型或组织特异性类器官),并且可以利用多种生物工程工具来修改这些信号并监测相关反应。基于同样的原理,在阐明类器官机理之后,可以利用新的知识来创造合成生态位。通过组合多种生物工程技术来模拟特定的生态位,也可以对干细胞进行工程改造。除了外源信号机制外,还可以通过基因编辑和表面修饰来控制细胞活性。使用这些方法,我们可以更好地控制类器官,最大限度地提高其功能性和可持续性,使其具有接近体内真实器官的作用。

物,其设计或许将突破目前的模式,融合更多非医工的元素。相信不久的将来,更全面、更新颖、更丰富的类器官设计方法将如雨后春笋般浮现,推动类器官早日应用于临床治疗。

(耿 振)

参考文献

[1] Lancaster M. A., Knoblich J. A. Organogenesis in a dish: modeling development and disease using organoid technologies. Science, 2014, 345(6194): 1247125.

[2] Clevers H. Modeling development and disease with organoids. Cell, 2016, 165(7): 1586-1597.

[3] Garreta E., Kamm R. D., Chuva de Sousa Lopes S. M., et al. Rethinking organoid technology through bioengineering. Nat Mater, 2021, 20(2): 145-155.

[4] Huch M., Koo B. K. Modeling mouse and human development using organoid cultures.

Development，2015，142(18)：3113 - 3125.

［5］ Rossi G.，Manfrin A.，Lutolf M. P. Progress and potential in organoid research. Nat Rev Genet，2018，19(11)：671 - 687.

［6］ Yi S. A.，Zhang Y.，Rathnam C.，et al. Bioengineering approaches for the advanced organoid research. Adv Mater，2021，33(45)：e2007949.

［7］ Li M.，Izpisua Belmonte J. C. Organoids — preclinical models of human disease. N Engl J Med，2019，380(6)：569 - 579.

［8］ Zorn A. M.，Wells J. M. Vertebrate endoderm development and organ formation. Annu Rev Cell Dev Biol，2009，25：221 - 251.

［9］ Eiraku M.，Watanabe K.，Matsuo-Takasaki M.，et al. Self-organized formation of polarized cortical tissues from ESCs and its active manipulation by extrinsic signals. Cell Stem Cell，2008，3(5)：519 - 532.

［10］McCauley H. A.，Wells J. M. Pluripotent stem cell-derived organoids：using principles of developmental biology to grow human tissues in a dish. Development，2017，144(6)：958 - 962.

［11］McCracken K. W.，Aihara E.，Martin B.，et al. Erratum：Wnt/beta-catenin promotes gastric fundus specification in mice and humans. Nature，2017，541(7636)：182 - 187.

［12］Hu H.，Gehart H.，Artegiani B.，et al. Long-term expansion of functional mouse and human hepatocytes as 3D organoids. Cell，2018，175(6)：1591 - 1606.

［13］Jamieson P. R.，Dekkers J. F.，Rios A. C.，et al. Derivation of a robust mouse mammary organoid system for studying tissue dynamics. Development，2017，144(6)：1065 - 1071.

［14］Zachos N. C.，Kovbasnjuk O.，Foulke-Abel J.，et al. Human enteroids/colonoids and intestinal organoids functionally recapitulate normal intestinal physiology and pathophysiology. J Biol Chem，2016，291(8)：3759 - 3766.

［15］Fatehullah A.，Tan S. H.，Barker N. Organoids as an in vitro model of human development and disease. Nat Cell Biol，2016，18(3)：246 - 254.

［16］Warburton D. Overview of lung development in the newborn human. Neonatology，2017，111(4)：398 - 401.

［17］Velasco S.，Kedaigle A. J.，Simmons S. K.，et al. Individual brain organoids reproducibly form cell diversity of the human cerebral cortex. Nature，2019，570(7762)：523 - 527.

［18］Kim G. A.，Ginga N. J.，Takayama S. Integration of sensors in gastrointestinal organoid culture for biological analysis. Cell Mol Gastroenterol Hepatol，2018，6(1)：123 - 131.

［19］Takebe T.，Wells J. M. Organoids by design. Science，2019，364(6444)：956 - 959.

［20］Eiraku M.，Takata N.，Ishibashi H.，et al. Self-organizing optic-cup morphogenesis in three-dimensional culture. Nature，2011，472(7341)：51 - 56.

［21］Wimmer R. A.，Leopoldi A.，Aichinger M.，et al. Human blood vessel organoids as a model of diabetic vasculopathy. Nature，2019，565(7740)：505 - 510.

［22］Sasai Y. Cytosystems dynamics in self-organization of tissue architecture. Nature，2013，493(7432)：318 - 326.

［23］Takebe T.，Sekine K.，Enomura M.，et al. Vascularized and functional human liver from an iPSC-derived organ bud transplant. Nature，2013，499(7459)：481 - 484.

［24］Workman M. J.，Mahe M. M.，Trisno S.，et al. Engineered human pluripotent-stem-cell-derived intestinal tissues with a functional enteric nervous system. Nat Med，2017，23(1)：49 - 59.

［25］Nakao K.，Morita R.，Saji Y.，et al. The development of a bioengineered organ germ method.

Nat Methods，2007，4(3)：227-230.

[26] Suga H.，Kadoshima T.，Minaguchi M.，et al. Self-formation of functional adenohypophysis in three-dimensional culture. Nature，2011，480(7375)：57-62.

[27] Takasato M.，Er P. X.，Chiu H. S.，et al. Kidney organoids from human iPS cells contain multiple lineages and model human nephrogenesis. Nature，2015，526(7574)：564-568.

[28] Sachs N.，Tsukamoto Y.，Kujala P.，et al. Intestinal epithelial organoids fuse to form self-organizing tubes in floating collagen gels. Development，2017，144(6)：1107-1112.

[29] Hughes A. J.，Miyazaki H.，Coyle M. C.，et al. Engineered tissue folding by mechanical compaction of the mesenchyme. Dev Cell，2018，44(2)：165-178.

[30] Gartnera Z. J.，Bertozz C. R. Programmed assembly of 3-dimensional microtissues with defined cellular connectivity. PNAS，2009，106：4606-4610.

[31] Satoshi Toda，Lucas R. Blauch，Sindy K. Y. Tang，et al. Programming self-organizing multicellular structures with synthetic cell-cell signaling. Science，2018，361(6398)：156-162.

[32] Homan K. A.，Gupta N.，Kroll K. T.，et al. Flow-enhanced vascularization and maturation of kidney organoids in vitro. Nat Methods，2019，16(3)：255-262.

[33] Yin X.，Mead B. E.，Safaee H.，et al. Engineering stem cell organoids. Cell Stem Cell，2016，18(1)：25-38.

[34] Ito Y.，Nakamura S.，Sugimoto N.，et al. Turbulence activates platelet biogenesis to enable clinical scale ex vivo production. Cell，2018，174(3)：636-648.

[35] Ronaldson-Bouchard K.，Ma S. P.，Yeager K.，et al. Advanced maturation of human cardiac tissue grown from pluripotent stem cells. Nature，2018，556(7700)：239-243.

[36] Qian X.，Nguyen H. N.，Song M. M.，et al. Brain-region-specific organoids using mini-bioreactors for modeling ZIKV exposure. Cell，2016，165(5)：1238-1254.

第3章

运动系统类器官

3.1 运动系统类器官简介

运动系统由多种组织器官组成，包括骨、肌肉、关节、韧带和肌腱等（图3-1），占成年

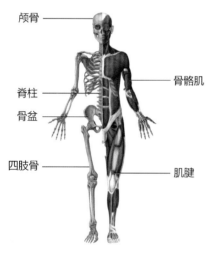

颅骨
骨骼肌
脊柱
骨盆
四肢骨
肌腱

图3-1 运动系统示意图

人体重的60%以上，是人体八大系统之一，具有维持形态、支撑体重以及运动、免疫等重要功能。同时，运动系统与其他系统紧密关联，相互交流和影响，共同参与人体生命活动。

运动系统疾病是常见病、多发病，具有起病隐匿、时间长等特点，人们往往忽视预防和治疗，目前存在以下问题亟待解决：① 研究难度大：运动系统组织和细胞种类繁多，细胞间相互作用极为复杂。相对于软组织，骨骼硬组织研究难度较大。② 治疗药物和技术滞后：受限于机制不清，目前针对运动系统疾病治疗的药物极为缺乏，绝大多数运动系统疾病没有针对性药物，现有治疗以缓解症状为主，无法真正逆转或延缓疾病进展。③ 组织工程研究进入瓶颈：骨修复新材料研究周期长、成本高；种子细胞和细胞因子的选择在安全性和作用机理方面存在争议；骨组织工程难以解决血管化难题，无法用于修复大段骨缺损。因此，当下迫切需要开发新的研究工具和技术，以较小成本和简单方式模拟运动系统的结构和生理功能；在特定条件下能够模拟疾病发生过程、复制病理特点，用于发病机制研究和促进再生修复。运动系统类器官应运而生。

运动系统类器官类型可分为骨类器官、软骨类器官、骨髓类器官、肌肉类器官、肌腱类器官等。运动系统类器官构建需实现体外运动系统干细胞的自我更新和自我组织，形成具有一定物理形态和生理功能的类器官组织，可用于器官发育研究、疾病模型构建、体外药物筛选和组织再生修复等（图3-2）。

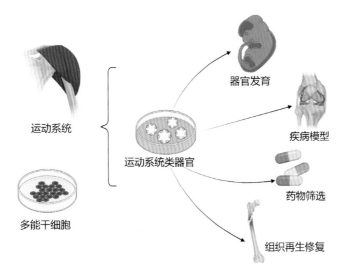

图 3‑2　运动系统类器官应用

3.2　运动系统类器官发展历程

相比于其他系统,运动系统类器官研究尚在起步阶段。运动系统干细胞起源复杂,种类和功能各异,分化路径不明确。由于疾病种类多、病因复杂、周期长,类器官构建具有相当难度。2017 年,Iordachescu 等[1] 首先提出了骨类器官概念。他们将成骨细胞加入含磷酸钙的纤维素凝胶之中,成骨细胞能够自发形成类似天然骨的多级结构和骨细胞网络,模拟钙盐沉积及骨成熟多个阶段。引入破骨细胞后同时具备了骨形成和骨吸收功能,能够模拟正常骨改建过程[2]。随后 Akiva[3]、Park[4]、O'Connor[5]、Hall[6] 等通过骨髓间充质干细胞(bone marrow-derived mesenchymal stem cell,BMMSC)、诱导多能干细胞(iPSC)、人骨膜衍生细胞(human periosteum-derived cell,hPDC)等分别构建出能够模拟骨形成的骨类器官。Abraham 等[7] 使用儿童捐献者的软骨组织酶解后构建了软骨类器官,可模拟关节炎症。Tam 等[8] 使用 iPSC 诱导软骨分化构建了软骨类器官。欧阳宏伟等[9] 通过将 BMMSC 分散在 GelMA 水凝胶微球之后培养得到骨痂类器官,回植后可快速修复兔大段骨缺损。Lucas 等[10] 绘制了首个骨髓组织图谱,为骨髓类器官的构建奠定了基础。Mina Gouti 等[11] 使用人多能干细胞构建了神经肌肉类器官,能够模拟神经调控骨骼肌收缩舒张(图 3‑3)。近年来肌腱干细胞被陆续鉴定、报道[12],但肌腱类器官尚未有相关研究。

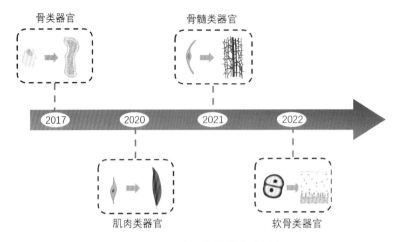

图3-3　运动系统类器官发展史

3.3　骨类器官

3.3.1　骨类器官简介

骨质(bone substance)由骨细胞和细胞外基质组成,含有大量钙化细胞间质和多种细胞,包括成骨细胞、骨细胞、骨原细胞和破骨细胞等。其中骨细胞、骨原细胞、成骨细胞起源于间充质谱系,而破骨细胞由巨噬细胞分化而来,上游干细胞为造血干细胞。

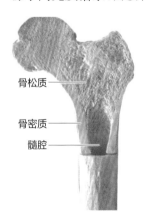

图3-4　骨骼结构

根据结构不同,骨质可分为两种类型:一种称为骨密质,由多层紧密排列的骨板构成;一种称为骨松质,由骨小梁互相交织构成立体海绵状。骨密质质地致密,抗压抗扭曲能力强,是主要承受力的部位;骨松质按力的方向排列,除去承受力,还发挥重要的生理调控功能。骨表面覆盖骨膜,这是一层致密紧实的结缔组织膜,富含血管、神经,对骨的营养有重要作用(图3-4)。

2022年,生物材料期刊 *Bioactive Materials* 在国际上首次总结了骨类器官相关研究并展望了其潜在用途[13]。骨类器官指以类骨基质生物活性材料为支架,通过体外3D培养结合定向诱导技术,将各类干细胞(如骨骼干细胞、胚胎干细胞等)或功能细胞(如成骨细胞、破骨细胞等),培育组装成为具有骨空间特征的类骨组织,能够模拟骨生理和病理特征,具备骨的某些特定功能,可用于骨骼发育和调控机制研究、药物筛选及骨组织再生修复[14](图3-5)。尽管已有多种软组织类器官构建成功,但骨类器官尚处于起步阶段。从分化调控角度看,骨与骨形成具有长程性,在不同时间剖面,参与骨形成的细胞并不完全相同。比如在编织骨形成阶段,以间充质干细胞

(Mesenchymal stem cell,MSC)及其成骨分化发挥主要作用;而在骨小梁形成过程中,破骨细胞介导的骨吸收及破骨细胞-成骨细胞的相互协调是骨形成关键。不同阶段需要给予不同外部刺激来诱导细胞分化。同时,应用技术手段精细操控不同细胞的空间分布将有助于更好地构建类器官。

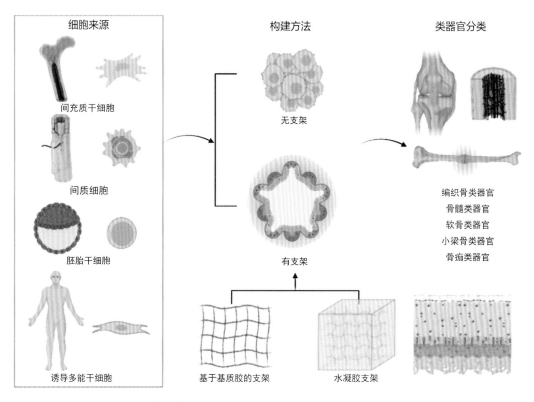

图3-5 骨类器官构建示意图:细胞来源、构建方法及类器官分类

3.3.2 骨类器官的构建

1. 骨类器官构建材料

骨类器官构建在于利用各种工程技术手段从时间和空间维度还原体内骨形成和骨吸收过程,其关键在于在合适的基质支架材料上实现细胞精准分化调控。目前软组织类器官培养主要用 Matrigel 作为基质材料,其来源于小鼠肉瘤提取物。然而针对硬组织骨类器官,Matrigel 缺乏足够力学强度,降解周期与细胞基质形成不匹配,无法用于骨类器官培养,需要探索新型支架材料。为解决上述问题,目前正探索应用各类天然或合成的细胞外基质模拟材料。胶原蛋白、明胶、藻酸盐、纤维蛋白和透明质酸(HA)已成功应用于类器官培养[15]。聚乙烯乙二醇(PEG)和聚异氰肽(PIC)是在类器官研究中应用的两种先驱合成聚合物。其中,基于 PEG 的水凝胶应用最为广泛,它具备灵活的化学改性、分子量调节、交联等特性,可用于制造多种类器官。

PEG 作为一种无刺激性、亲水性和生物惰性的聚合物,已被用作 Matrigel 的替代品,用来构建骨类器官[16]。PEG 很容易被一些活性基团修饰,如酯键和不饱和键,有利于其在组织再生中的功能化。迄今为止,PEG 已成为最受青睐的替代 Matrigel 的生物材料之一。Martin 等[15]在 PEG 和 HA 的复合水凝胶中引入了交联转谷氨酰胺酶(TG)系统,用于形成骨髓类器官。新策略通过结合 PEG 和 HA 的特性形成骨髓类器官,优化了这种水凝胶系统的物理学和生物学特性。这项工作表明,TG - PEG/HA 杂化水凝胶体系有利于体外维持人骨髓来源的基质细胞、人造血干细胞和祖细胞干细胞的形态、增殖或分化。此外,该体系优于天然生物材料。在异种移植模型中,Jansen 等[17]开发了一种将骨髓和特定蛋白质特征复合物结合到 PEG 水凝胶中的方法。此外,PEG 可以通过酯键和不饱和键等活性基团进行功能化,紫外光引发聚合。这些"智能"水凝胶系统通过加载生长因子或细胞,促进骨组织再生。

2. 直接构建法

根据成年后骨塑建/骨改建理论,通过在支架材料上接种成骨前体干细胞、成骨细胞或破骨前体细胞,通过诱导使细胞与材料发生自组装,形成类骨样结构,中间不经历软骨阶段。Iordachescu 等于 2017 年最早提出骨类器官概念,他们应用含磷酸钙的纤维素凝胶系统,加入成骨细胞自我组装成类骨样结构,再现了钙盐沉积及骨成熟多个阶段,得到类似天然骨的多级结构和骨细胞网络[1]。他们通过介于两个磷酸钙陶瓷锚之间的纤维蛋白凝胶模型,提出了骨形成的自组织结构模型(图 3 - 6)。植入这些结构中的股骨骨膜细胞会有序沉积基质,该基质在化学(胶原蛋白:矿物质比例)和结构方面与成熟骨非常相似。拉曼光谱和 X 射线衍射证实该矿物是与胶原蛋白相关的羟基磷灰石。二次谐波成像表明胶原蛋白的组织方式与成熟的小鼠股骨相似。纳米计算机断层扫描证实,分化至骨细胞期的细胞通过小管连接,并在整个培养过程中保持活力。该模型可用于研究骨形成。

随后,该课题组选取牛股骨小梁颗粒作为系统基础,将成骨细胞和破骨细胞同时种植在股骨头微型小孔,应用 RANKL 及巨噬细胞集落刺激因子(macrophage colony-stimulating factor,M - CSF)刺激破骨形成,应用类固醇及 β-甘油磷酸酯促进成骨细胞矿化,成功构建微米级骨类器官,置入模拟失重环境中成功模拟失重导致的骨丢失[2](图 3 - 7)。该模型将女性原代成骨细胞和破骨细胞接种到股骨头微小梁,随后插入模拟微重力生物反应器(NASA - Synthecon)以模拟减少机械刺激的病理状态。与静态对照组相比,模拟微重力组破骨细胞骨吸收位点形态发生改变。暴露于微重力 5 天可观察到大量骨丢失。在构建的类器官中可观察到大的骨细胞突起和管状结构以及新基质生成,可用于研究骨改建过程,揭示病理性骨质流失和骨骼重塑疾病机制。

Akiva 等[3]利用人骨髓间充质干细胞(mesenchymal stem cell,MSC)接种在多孔 3D 丝素蛋白支架,通过旋转瓶生物反应器持续搅拌进行机械刺激,成骨细胞根据分化阶段完成自组装,骨细胞嵌入产生的矿化细胞外基质中并能够进行细胞间通讯(图 3 - 8)。该系统在体外模拟了骨形成的早期状态,该阶段破骨细胞及骨改建尚未发生作用。当机械力

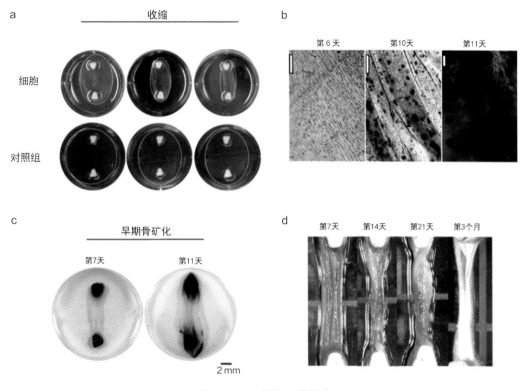

图 3-6 早期构建骨器官

（a）纤维蛋白支架在培养的第 1 周围绕保留点进行重组；无细胞发育的对照类器官在 7 天后显示出小幅收缩，但仍保持扁平凝胶状，未组装成 3D 结构；（b）两个锚点之间的张力导致 6 天之前的细胞对齐排列（左），10 天后（中）在整个结构中观察到矿化结核；（c）7 天后矿床不明显，但第 11 天可以在靠近磷酸钙源的地方观察到个别矿化点；（d）14 天时可见纤维蛋白框架发生变化，从锚定区域向中心形成明显基质，直到第 3 个月时器官完全被新基质覆盖。

模拟人体骨骼形成所需压力时，骨髓干细胞转变为成骨细胞和生长调节骨细胞，细胞还分泌完成后续功能所需所有蛋白质。经过 4 周培养，研究人员最终获得了由骨质结构相互交织的微型圆柱体，随后被更成熟的骨组织替代。利用这种工具，研究人员可以在分子水平研究成骨过程中可能出现的问题。

Park 等[4]使用仿骨小梁脱矿质骨质构建小梁骨类器官，研究局部骨改建，他们使用脱矿质皮质骨薄片复制了未矿化的骨 ECM（类骨质）。这种材料机械耐用、半透明，并且具有可控的厚度和表面积，命名为脱矿质骨纸（DBP）。研究探讨了 DBP 是否能够诱导成骨细胞形成矿化骨组织并获得骨衬细胞表型，共培养原代鼠成骨细胞和单核巨噬细胞，使用细胞因子刺激来重现骨重塑周期，实现了 DBP 表面同时含有活性和静息状态成骨细胞。最后，他们对细胞活动进行了定量空间映射以研究如何调节局部骨重塑活动。结果显示，DBP 能够诱导成骨细胞发生快速结构性矿化，成骨细胞有效转化为内衬细胞。当加入激活骨改建的刺激后，成骨细胞分泌 RANKL，添加的单核/巨噬细胞成功分化为破骨细胞进行骨吸收。该模型有效地模拟了体内骨改建，有助于研究调节因子时空分布在

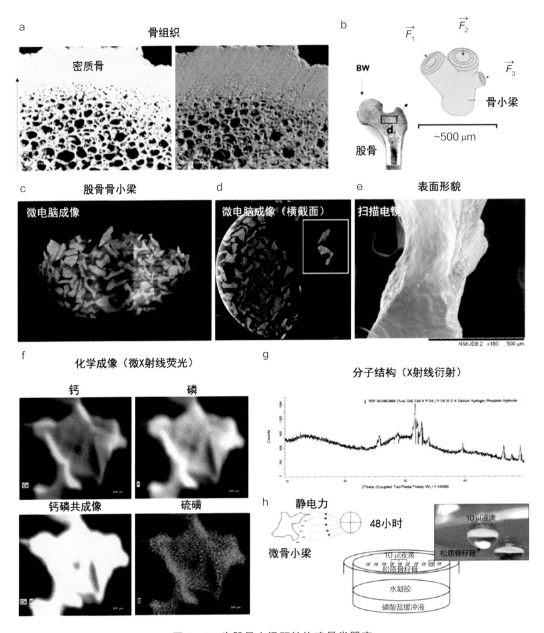

图 3－7　牛股骨小梁颗粒构建骨类器官

（a）骨组织由小梁组成，形成致密的骨骼（左）。骨组织高度矿化，由磷酸钙（左）组成，蛋白质含量很少（右），在骨髓腔中检测硫酸盐含量。（b）股骨头适合承受较大机械负荷，由骨小梁组成（黑框）。（c）为确保骨类器官的解剖学相关结构基础，使用来自股骨头热处理后的微小梁颗粒（500—1 000 μm）。这些颗粒呈现出骨的层状结构（d）和表面形貌（e），对于正常细胞传感和附着必不可少。它们还具有骨相关的生化成分，由磷酸钙相（Micro－XRF）（f）组成。（g）X射线衍射分析证实这些是由成熟的骨矿物质羟基磷灰石（红色条）的生物衍生相组成。（h）微骨小梁天然具有高度静电（左），可用于插入液体细胞悬浮液滴（右）以生成微型骨。悬滴培养系统用于悬浮小梁和原代女性骨效应细胞，并通过重力沉降直接附着到小梁表面。

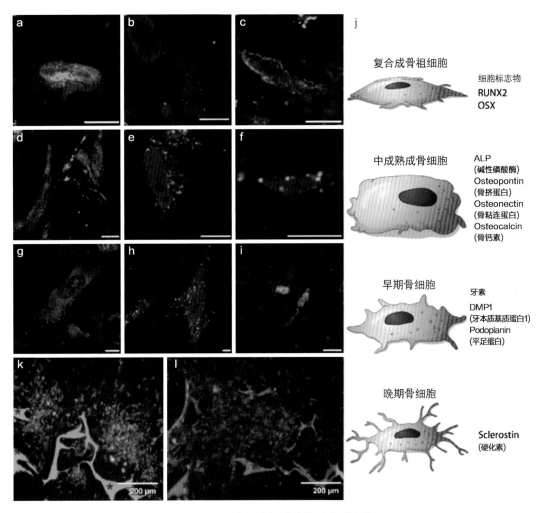

图 3 - 8　骨类器官细胞分化及类型鉴定

(a—i)荧光免疫组织化学成像显示标记(a—c)成骨细胞形成的早期阶段,(d—f)成熟成骨细胞和(g—i)骨细胞发育。红色-细胞质,蓝色-细胞核,绿色：(a) RUNX2(第 7 天),(b) OSX(第 7 天),(c) ALP(第 26 天),(d) 骨钙素(第 26 天),(e) 骨桥蛋白(第 26 天),(f) 骨粘连蛋白(第 21 天),(g) DMP1(第 28 天),(h) podoplanin(第 28 天)和(i) 硬化素(第 28 天)。(j) MSCs 分化成成骨细胞和骨细胞的示意图,表明在 a—i 中预期蛋白质表达的状态。(k,l)荧光图像表明 8 周后嵌入矿化基质中的骨细胞的自组织结构域,(k)骨细胞(硬化素,红色)和矿物质(钙黄绿素,绿色)的共定位,及(l)胶原蛋白(红色)和矿物质(钙黄绿素,绿色)＊表示丝素蛋白支架。

局部骨改建中的作用(图 3 - 9)。

3. 间接构建法

软骨内成骨是大多数骨组织(包括四肢骨、躯干骨及颅底骨等)发育和再生的主要机制。因此,一种骨类器官构建策略为先诱导干细胞形成软骨,软骨再发生矿化形成骨组织。为了模拟自然愈合和体内骨再生过程,有研究人员提出了"发育工程"(developmental engineering)的概念,即通过模拟软骨内成骨过程中的关键发育事件来促进有效骨组织再生。在软骨内成骨过程中,间充质干细胞在缺损部位聚集,分化形成"骨痂"(callus)软骨核心,随后骨痂内软骨细胞发生肥大、钙化和凋亡,成骨祖细胞募集并向成骨方向

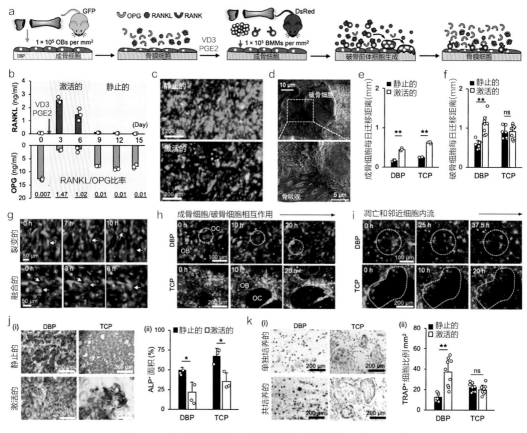

图 3-9 构建骨类器官以模拟骨改建中的骨形成/骨吸收

(a) 模拟骨重塑周期的顺序。(b) VD3 和 PGE2 刺激 DBP 上的骨衬细胞导致 RANKL/OPG 分泌比暂时增加。(c) 荧光图像显示,激活的成骨细胞(OB)(绿色)诱导单核巨噬细胞(红色)分化为破骨细胞(OC)。(d) SEM 证实 OC 可吸收矿物质。(e) 在 DBP 和 TCP 上,受刺激的 OB 迁移速度比未刺激的 OB 快两倍。(f) DBP 和 TCP 上单一培养和共培养中 OC 迁移。(g) 在 DBP 上,OC 经历细胞分裂和细胞融合。(h) 在 TCP 上,OB 很容易被大型多核 OC 推动,而在 DBP 上,OB 保持原位。(i) 在 TCP 上,OC 反复进行细胞融合,直到细胞变得巨大并经历细胞凋亡。细胞凋亡后,OC 的大肌动蛋白环结构阻止相邻 OB 迁移。(j)(i) OB 碱性磷酸酶 (ALP)染色和(ii)定量比较。(k)(i)多核 OC 抗酒石酸酸性磷酸酶(TRAP)染色和(ii)定量比较($*P<0.05$, $**P<0.01$,ns:不显著)。RANKL/OPG:核因子 κB 受体活化因子配体/骨保护素;SEM:扫描电镜;TCP:磷酸三钙。

分化。

在骨软骨组织工程中,小鼠诱导多能干细胞(miPSC)可以通过转化生长因子 β(TGF-β)和骨形态发生蛋白 2(BMP2)诱导软骨形成和向成骨谱系特异性分化。O'Connor 等[5]报道了一种通过 iPSC 培养骨软骨类器官的方法,研究人员从小鼠诱导多能干细胞中开发了一种骨软骨类器官。将 miPSC 以时间依赖性连续暴露于生长因子(TGF β-3、BMP 2),通过软骨内骨化反映构建效果。培养获得包括软骨区域和钙化骨区域骨类器官,该类器官可以模拟骨关节炎特点,进行关节疾病药物筛选和遗传风险评估。此外,研究人员还探索了类器官内分化细胞恢复为多能状态的可能(图 3-10)。

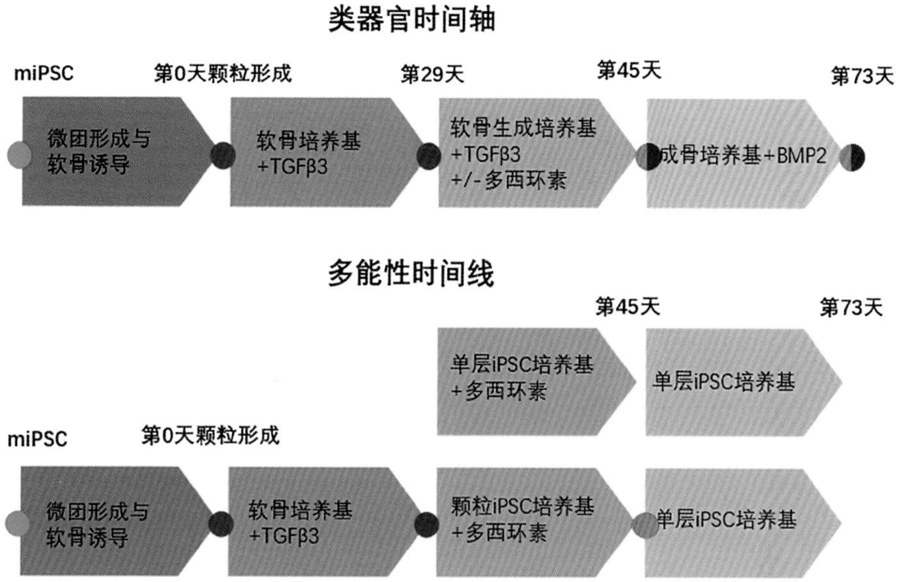

类器官时间轴

miPSC　　　　第0天颗粒形成　　　　第29天　　　　　第45天　　　　　　　　第73天

微团形成与
软骨诱导 → 软骨培养基
+TGFβ3 → 软骨生成培养基
+TGFβ3
+/-多西环素 → 成骨培养基+BMP2

多能性时间线

第45天　　　　　第73天

单层iPSC培养基
+多西环素 → 单层iPSC培养基

miPSC　　　　第0天颗粒形成

微团形成与
软骨诱导 → 软骨培养基
+TGFβ3 → 颗粒iPSC培养基
+多西环素 → 单层iPSC培养基

图 3-10　类器官形成和多能性测试时间轴

数据收集点显示为 miPSC(绿色),颗粒软骨形成(蓝色),用或不用强力霉素(dox)治疗(黄色/红色)。
iPSC:诱导多能干细胞;miPSC:小鼠诱导多能干细胞。

Hall 等[6]提出了一种应用人骨膜衍生细胞(hPDC)自组装构建骨痂类器官的方法(图 3-11)。hPDC 长期培养遵循软骨内骨化的早期模式,hPDC 自组装获得软骨微球体,随后发生骨化。该类器官还可以融合为更大组织,用来治疗较大范围骨缺损。由于在骨折愈合过程中形成"软骨痂"的大多数细胞都来自骨膜,因此 hPDC 在长骨缺损的再生中有很大的应用前景。此外该研究表明,与骨髓间充质干细胞相比,hPDC 能够提高骨再生能力。hPDC 可自组装,在植入时形成骨微器官,基因表达模式与胚胎生长板和骨折愈合过程相似。多个骨痂类器官组合可形成大骨器官,有效促进小鼠骨大段骨缺损修复。

浙江大学欧阳宏伟等[9]报道了体外高效构建骨痂类器官用于大段骨缺损修复。基于3D打印和类器官研究,研究团队通过数字光处理(DLP)打印技术,实现负载有骨髓间充质干细胞(BMMSC)的水凝胶微球的高效生产和 BMMSC 在微球中的聚集。在软骨诱导培养基中诱导分化 3 周后,构建出与发育过程中相似的骨痂类器官(osteo-callus organoids)。研究人员发现,体外逐渐成熟过程中骨愈伤组织类器官的表型基因表达模式与天然软骨内骨化类似。此外,将骨-愈伤组织类器官植入体内后,发现其具备高效的异位骨形成和原位骨再生能力,有助于大段骨缺损 4 周内快速原位骨再生,而以往类似缺损修复通常需要 3 个月。

以上两种生物构建策略存在周期长、成本高、重复性差等缺陷。浙江大学贺永[18]发明了一种新型的气流辅助 3D 生物打印方法,并成功构建多细胞骨类器官。通过气流辅

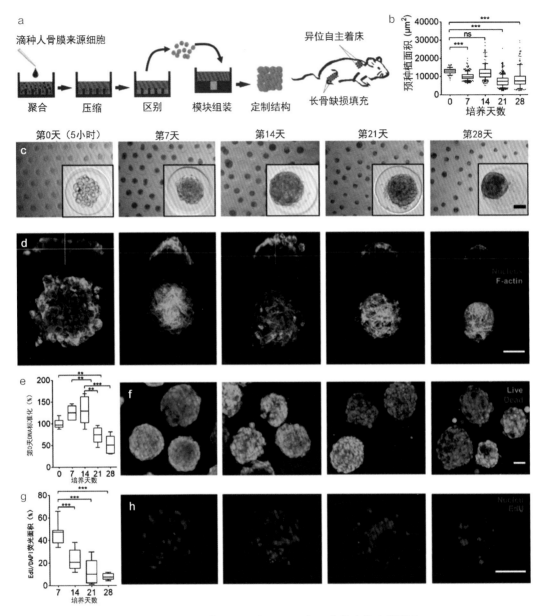

图 3‑11 人骨膜衍生细胞(hPDC)自组装构建骨痂类器官

骨膜微球体的长期培养。(a) 从细胞聚集、凝聚和分化开始的示意图,愈伤组织类器官的组装、异位和原位植入。(b) 随时间变化的微球体投影面积(87—400 个微球体,10—90 百分位数)。(c) 随时间变化的微球体代表性明场图像。(d) 随时间变化的 DAPI(核)和鬼笔环肽(F‑肌动蛋白)染色共聚焦图像代表性 3D 渲染。(e) 随时间变化的微球体 DNA 定量,第 0 天(5 小时)。(f) 活细胞(绿色)/死细胞(红色)染色。(g) 微球体中细胞增殖半定量。(h) 随时间变化的微球体中增殖细胞代表性荧光图像,蓝色代表细胞核。

助 3D 生物打印方法,研究团队成功构建多细胞骨类器官。该研究以水凝胶微球体为培养载体,分别植入骨髓间充质干细胞和人脐带静脉内皮细胞进行成骨及成血管诱导。培养 10 天后,可以观察到明显血管化的骨组织。与常规生物制造方法不同,该研究首次利用数学建模及机械手段,实现了细胞空间结构的可控成型,为构建骨类器官提供了新思路。

3.3.3　骨类器官的应用前景

骨类器官基于 3D 体外细胞培养系统建立,与体内骨骼高度相似,可以复制出骨的复杂空间形态和功能,表现出细胞与细胞之间、细胞与基质之间的相互作用和空间位置形态,与体内骨骼具有相似生理功能。基于以上优势,骨类器官能有效弥补传统骨组织工程的不足,在骨再生研究中具有巨大潜力。

首先,骨类器官能够模拟体内骨代谢和再生修复过程,有助于阐明骨在各种生理病理状态下的再生修复机制。Park 等[4]构建的骨类器官模型可以模拟体内骨改建这一复杂过程。在此基础上,构建病理条件下的骨类器官,模拟骨微环境特点,在体外可直观研究疾病状态下的骨改建规律。在骨类器官上制作骨折、缺损模型,可动态、连续研究骨类器官缺损修复机制。其次,骨类器官能够用于材料和药物快速筛选。传统骨组织工程材料支架、种子细胞和生长因子的筛选主要依赖体内研究评价,周期长、干扰多、成本高。通过骨类器官可实现体外高通量快速筛选骨组织工程所需材料,有效避免盲目设计与测试,节约大量时间和资源。最后,骨类器官本身可直接用于骨组织修复再生。欧阳宏伟等[9]报道使用体外培养的骨痂类器官可在 4 周内促进兔大段软骨缺损修复,而传统组织工程手段至少需要 3 个月时间才能完成。Tam 等[8]研究了人多能干细胞的体外和体内软骨和骨组织形成能力。诱导多能干细胞定向中胚层谱系并分化为软骨细胞,随后自组装成软骨类器官,类器官成功地桥接了免疫功能低下小鼠的临界尺寸长骨缺损。在培养过程中产生大量衍生物,如外泌体、细胞因子等,可用于促进骨再生修复。同时,骨类器官研究的目标是实现血管化,制备大尺寸宏观类器官,可直接用于骨缺损填充。

3.4　软骨类器官

3.4.1　软骨类器官简介

软骨(cartilage)即软骨组织,由软骨细胞和细胞间质组成。细胞外基质是软骨的主要成分,软骨细胞分散其中。软骨是以支持作用为主的结缔组织,软骨内不含血管和淋巴管,营养物由软骨膜内的血管渗透到细胞间质中再营养骨细胞。根据间质的不同可把软骨分为 3 种,即透明软骨、弹性软骨和纤维软骨。

软骨病变将会显著影响患者关节功能,如骨关节炎、椎间盘退变、剥脱性软骨炎等,其中以骨关节炎(osteoarthritis, OA)最为常见。随着我国快速进入老龄化社会,骨关节炎发病率和患病率快速上升。目前,40 岁左右人群 OA 患病率为 10%—17%,60 岁以上的人群 OA 患病率上升至 50% 左右,75 岁以上的人群 OA 患病率达到 80% 左右,是老年人群的慢性致残杀手,导致老年人关节畸形、疼痛、功能障碍。骨关节炎主要病理表现为软骨磨损和退变,因此延缓或逆转软骨退变是治疗骨关节炎的重要思路,然而目前尚无药物能够实现。骨关节炎药物研究周期长、投入大、风险高，研究进入瓶颈，迫切需要新的研究模型和工具。通过在体外构建软骨类器官，模拟软骨正常生理功能和骨关节炎中的病理生理改变，可用于临床新药筛选及效果评价。

3.4.2　软骨类器官的构建

根据目前报道，软骨类器官构建主要有两种方法：通过消化获得软骨细胞和通过诱导干细胞分化为软骨细胞。

Abraham 等[7]从儿童捐献者获得骨及软骨组织，酶解获得细胞后再分别进行骨及软骨类器官构建。为了更好模拟关节发育及疾病状态，该团队还将同时含有骨和软骨成分的肋骨消化获得的细胞进行骨-软骨诱导分化，最终获得含有骨和软骨组织的迷你关节球。该模型能够成功模拟关节炎症，对药物疗效进行评价。

Tam 等[8]研究了人多能干细胞的体外和体内软骨和骨组织形成能力。诱导多能干细胞可定向分化为软骨细胞，随后自组装成软骨类器官。分化形成的软骨细胞表达与原代人关节软骨细胞相似水平的Ⅱ型胶原蛋白，并在体内异位植入时产生稳定软骨。在针对性地促肥大和促炎介质启动后，类器官成功桥接了免疫功能低下小鼠的临界尺寸长骨缺损(图 3-12)。

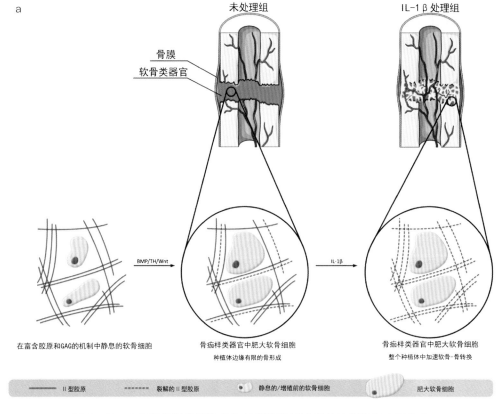

图 3-12　人多能干细胞衍生的软骨类器官促进长骨缺损的无支架愈合

BMP：骨形态发生蛋白；TH：甲状腺激素；Wnt：无翼相关整合蛋白；GAG：糖胺聚糖

3.5 骨髓类器官

3.5.1 骨髓类器官简介

骨髓的一项重要功能是产生各类血细胞和免疫细胞。在体外构建骨髓类器官,实现特定类型血细胞的体外生产有望彻底解决血液来源难题。

骨髓高度组织化,由特定的血管亚群调控。血管的组织方式和类型特点决定了血液的产生。如果确定了血管的功能,理论上就能够随意控制特定血细胞的产生。Lucas 等[10]联合应用多种细胞分析技术,绘制出世界首个骨髓组织"图谱",加深了对微小血管如何影响骨髓组织化和调节血液的理解。

3.5.2 骨髓类器官的构建

在不破坏组织结构的前提下,Lucas 等[10]开发出骨髓细胞内共聚焦成像方法和独特祖细胞的示踪技术。追踪这些特殊的细胞群,揭示血管支持独特的血细胞类型。该研究的潜在应用是可以用来开发高度定制的模拟骨髓功能的血细胞工厂,即血液类器官。其可能用来产生具有特定需要的血细胞亚群,通过分析这些血细胞,开发、改善治疗疾病的方法。目前尚未有成功构建骨髓类器官的相关报道。

3.6 肌肉类器官

3.6.1 肌肉类器官简介

骨骼肌(skeletal muscle)属于横纹肌,是附着在骨骼上的肌肉。骨骼肌收缩受意识支配,故又称"随意肌"。骨骼肌疾病包含一大类疾病,包括炎性肌肉病、肌营养不良、先天性肌肉病、代谢性肌肉病等。目前骨骼肌疾病大多缺乏有效治疗药物。由于骨骼肌细胞无法再生,体外培养困难,导致肌少症药物研究进展缓慢。

3.6.2 肌肉类器官的构建

构建骨骼肌类器官是重要研究思路。德国马克斯·德尔布吕克分子医学中心(The Max Delbrück Censer for Molecular Medicine,MDC)Mina Gouti 团队开发出自组织的 3D 人体躯干神经肌肉类器官[11]。研究人员使用人多能干细胞(hPSC)来源的干细胞,自组织生成脊髓神经元和骨骼肌细胞,生成人类神经肌肉类器官体(NMO),可以在 3D 模式下维持几个月(图 3-13)。研究人员使用了 hPSC 衍生的神经肌肉蒂(NMP)。这两个谱系在发育过程中相互作用,在成熟过程中,它们自组织形成功能性神经肌肉接头(NMJ),

包括脊髓神经元、骨骼肌和末端雪旺细胞。神经肌肉类器官（NMO）获得后轴特性，功能性 NMJ 驱动时可发生收缩活动，具有电生理活性，并形成类似中央模式发生器（CPG）的电路。我们的数据表明，NMO 代表了一个复杂的模型系统，该模型系统在实验和不同的 hPSC 细胞系中具有高度可重复性，并且可以进行功能测试和操作。它们可以形成 3D 结构并维持数月，从而可以充分研究人类发育事件，并阐明不同细胞类型在神经肌肉疾病中的具体作用。最后，研究人员使用 NMO 来模拟重症肌无力（MG），这是一种选择性靶向 NMJ 的自身免疫性疾病。用 MG 患者血清中的自身抗体干预 NMO 可导致 NMJ 完整性的严重破坏和肌肉收缩活动降低，这是重症肌无力病理学的关键特征。

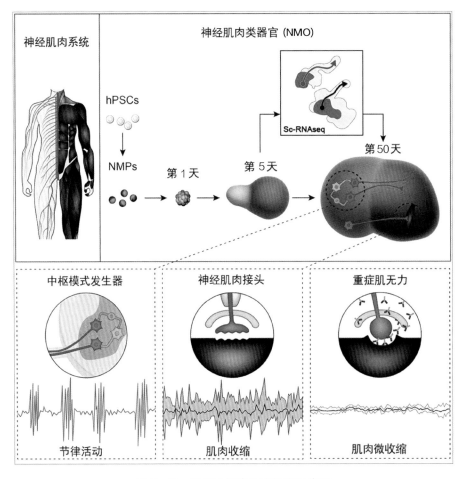

图 3-13　神经肌肉类器官构建示意图

　　在骨骼肌再生研究中，2 天培养体系最经常用来扩增肌肉干细胞和诱导肌肉干细胞分化成肌管，但是这种培养方法不能长时间维持，与天然肌肉解剖结构相差较大。大量研究发现，在肌肉干细胞微环境信号调控中，细胞-细胞和细胞-胞外基质间的相互作用起到重要作用，然而 2 天培养体系由于受到维度的限制，已不适宜用来做细胞-细胞和细胞-胞外基质相互作用对细胞调控的研究。尽管最近报道了 3 天培养组织工程肌肉，但是其中所用种子细胞要么是成肌细胞系,与肌肉干细胞差异较大,要么是从新生大鼠或成体骨骼肌分离出的不纯的肌肉干细胞,其组成成分复杂不易控制。

欧阳宏伟等[9]报道了一种骨骼肌类器官构建方法:从小鼠骨骼肌中分离的成肌祖细胞与其骨骼肌中的快速贴壁细胞在 Matrigel 中进行 3D 共培养,并经分化诱导后得到可以收缩的类肌肉组织块。该方法简易、可操作性强,得到的骨骼肌类器官可以收缩,结合 moveheat 方法定量分析骨骼肌类器官的生理功能,适用于高通量药筛研究。

3.7　肌腱类器官

肌腱由致密结缔组织构成,具有一定韧性和抗拉强度,是运动系统的重要组成部分。由于衰老和日常肌腱使用过度,肌腱将产生不同程度的急慢性损伤。慢性肩袖损伤患者随年龄的增长而急剧增多,调查显示,在 50 岁年龄段有 13% 的老年人出现肩袖损伤,在 60 岁年龄段增至 20%,而 70 岁年龄段高达 31%。损伤的肌腱在修复后会出现粘连、强度降低等问题,所以对于受损肌腱的治疗显得格外重要。

目前肌腱疾病受到越来越多的关注,但尚无良好研究模型,肌腱类器官是重要方向。构建肌腱类器官的关键是鉴定、分离肌腱干细胞。肌腱干细胞(tendon stem cell,TSC)由于其异质性,通常被称为肌腱干/祖细胞(TSPC),在分化潜能方面表现出不同倾向。当这些细胞被首次发现时,它们被描述为能形成克隆、具备自我更新潜力和多能性。TSPC 在肌腱发育、体内平衡和愈合中发挥关键作用。研究 TSPC 在肌腱生物学中的作用对于揭示肌腱组织的特殊特征至关重要。理论上构建出的肌腱类器官能够模拟体内肌腱的延展性,再现肌腱退变过程中的病理变化。

高通量测序和谱系追踪技术使不同肌腱干细胞亚群的分离和鉴定变得切实可行,进一步揭示了 TSPC 的不同特性。其他先进技术,包括遗传模型和三维成像,提供了一种解析 TSPC 在肌腱组织生理和病理过程中的作用的方法。此外,越来越多的科学证据支持 TGF-β 超家族在确定 TSPC 谱系命运中的关键作用。Fan 等[12]使用单细胞转录组学发现,表达微管蛋白聚合促进蛋白家族成员 3(Tppp3+)的细胞群为潜在肌腱干细胞。通过可诱导的谱系追踪,证明这些细胞可以产生新的肌腱细胞并在受伤时自我更新。一部分 Tppp3+ 细胞表达血小板衍生生长因子受体 α(Pdgfrα)。血小板衍生生长因子-AA(PDGF-AA)蛋白可诱导新的肌腱细胞产生,而 Tppp3+ 细胞中 Pdgfrα 的失活可阻止肌腱再生。这些结果支持 Tppp3+Pdgfrα+ 细胞作为肌腱干细胞。

3.8　本章小结

运动系统包括多种器官和组织,如骨骼、肌肉、肌腱等,在人体生理活动中发挥重要功能。运动系统疾病种类多、起病慢、病程长、危害大,现在尚缺乏有效治疗手段。由于缺乏简单、高效的研究模型,目前运动系统研究仍有大量问题尚不明确。

运动系统类器官构建面临的主要问题:① 运动系统干细胞鉴定和分离方法仍不明确。以骨为例,骨形成的主要前体细胞在幼年和成年差别巨大[19],青春期之前骨形成细胞的主要来源是 Acan+ 的软骨细胞,而成年后主要来源于 Lepr+ 的间质细胞。同时 Lepr+ 的骨髓间充质干细胞是一类异质性很强的细胞,单细胞测序研究揭示其存在多个不同分化方向的亚群[20]。近年来陆续又有骨骼干细胞被分离、鉴定。因此,在构建骨类器官时选择何种干细胞非常具有挑战性。② 骨微环境结构和细胞成分复杂。从结构上,骨骼分为皮质骨和松质骨。负责骨形成的前体干细胞与造血干细胞及其来源的免疫细胞、血管内皮细胞间存在极为复杂的交互作用,例如负责骨形成的间充质干细胞是组成造血微环境的重要成分,通过分泌干细胞生长因子,IL-7 等维持造血干细胞干性,调控造血干细胞分化方向。

运动系统类器官的应用前景:① 运动系统发育和疾病机制研究:研究人员可通过类器官来模拟运动系统发育和疾病。类器官由干细胞或功能前体细胞生长分化而来,成分结构与体内天然组织相似,易于操作和保存。类器官可用于研究干细胞分化而来的运动系统器官组织,恰好解决运动系统动物模型构建困难的问题。② 干细胞类器官工程:类器官构建需要通过直接影响干细胞或控制微环境来实现有序自分化和自组装,通过精确控制合成环境和信号分子可实现干细胞的精准调控。③ 精准医学:类器官本身具有巨大的临床应用潜力。通过获得人体组织进行体外类器官构建,可培养与疾病具有相似特征的类器官模型,用于疾病诊断、药效预测,从而为患者提供个性化、精准治疗方案。同时,培养的类器官也可直接用于替代受损组织或促进组织再生修复。

综上所述,运动系统类器官研究意义重大,应用前景广泛,但目前尚处于起步阶段,需要解决包括细胞外基质材料、干细胞种类、来源及诱导条件等诸多问题,才能将运动系统类器官真正推向临床应用,造福广大患者。

(陈　晓)

参考文献

[1] Alexandra Iordachescu, Harsh D. Amin, Sara M. Rankin, et al. An In Vitro Model for the Development of Mature Bone Containing an Osteocyte Network. Advanced Biosystems, 2017, 2: 1700156.

[2] Iordachescu A., E. A. B. Hughes, S. Joseph, et al. Trabecular bone organoids: a micron-scale 'humanised' prototype designed to study the effects of microgravity and degeneration. NPJ Microgravity, 2021, 7(1): 17.

[3] Anat Akiva, Johanna Melke, Sana Ansari, et al. An Organoid for Woven Bone. Advanced Functional Materials, 2021, 31(17): 2010524.

[4] Park Y., E. Cheong, J. G. Kwak, et al. Trabecular bone organoid model for studying the regulation of localized bone remodeling. Sci Adv, 2021, 7(4): eabd6495.

[5] O'Connor S. K., D. B. Katz, S. J. Oswald, et al. Formation of Osteochondral Organoids from Murine Induced Pluripotent Stem Cells. Tissue Eng Part A, 2021, 27(15-16): 1099-1109.

［6］Nilsson Hall G., L. F. Mendes, C. Gklava, et al. Developmentally Engineered Callus Organoid Bioassemblies Exhibit Predictive In Vivo Long Bone Healing. Adv Sci（Weinh），2020，7（2）：1902295.

［7］Abraham D. M., C. Herman, L. Witek, et al. Self-assembling human skeletal organoids for disease modeling and drug testing. J Biomed Mater Res B Appl Biomater，2022，110(4)：871－884.

［8］Tam W. L., L. Freitas Mendes, X. Chen, et al. Human pluripotent stem cell-derived cartilaginous organoids promote scaffold-free healing of critical size long bone defects. Stem Cell Res Ther，2021，12(1)：513.

［9］Xie C., R. Liang, J. Ye, et al. High-efficient engineering of osteo-callus organoids for rapid bone regeneration within one month. Biomaterials，2022，288：121741.

［10］Zhang J., Q. Wu, C. B. Johnson, et al. In situ mapping identifies distinct vascular niches for myelopoiesis. Nature，2021，590(7846)：457－462.

［11］Faustino Martins J. M., C. Fischer, A. Urzi, et al. Self-Organizing 3D Human Trunk Neuromuscular Organoids. Cell Stem Cell，2020，26(2)：172－186 e176.

［12］Harvey T., S. Flamenco, C. M. Fan. A Tppp3（＋）Pdgfra（＋）tendon stem cell population contributes to regeneration and reveals a shared role for PDGF signalling in regeneration and fibrosis. Nat Cell Biol，2019，21(12)：1490－1503.

［13］Chen S., X. Chen, Z. Geng, et al. The horizon of bone organoid：A perspective on construction and application. Bioact Mater，2022，18：15－25.

［14］陈晓.苏佳灿.骨缺损治疗新技术：骨类器官.中华创伤杂志，2022，38(4)：293－296.

［15］Queralt Vallmajo-Martin, Nicolas Broguiere, Christopher Millan, et al. PEG/HA Hybrid Hydrogels for Biologically and Mechanically Tailorable Bone Marrow Organoids. Advanced Functional Materials，2020，30(48)：1910282.

［16］Chaudhary S., E. Chakraborty. Hydrogel based tissue engineering and its future applications in personalized disease modeling and regenerative therapy. Beni Suef Univ J Basic Appl Sci，2022，11(1)：3.

［17］Jansen L. E., H. Kim, C. L. Hall, et al. A poly(ethylene glycol) three-dimensional bone marrow hydrogel. Biomaterials，2022，280：121270.

［18］Zhao H., Y. Chen, L. Shao, et al. Airflow-Assisted 3D Bioprinting of Human Heterogeneous Microspheroidal Organoids with Microfluidic Nozzle. Small，2018，14(39)：e1802630.

［19］Shu H. S., Y. L. Liu, X. T. Tang, et al. Tracing the skeletal progenitor transition during postnatal bone formation. Cell Stem Cell，2021，28(12)：2122－2136 e2123.

［20］Mo C., J. Guo, J. Qin, et al. Single-cell transcriptomics of LepR-positive skeletal cells reveals heterogeneous stress-dependent stem and progenitor pools. EMBO J，2022，41(4)：e108415.

第4章

消化系统类器官

4.1 消化系统类器官简介

作为人体的八大系统之一,消化系统由消化道和消化腺组成。消化道指从口腔到肛门的管道,临床上,上消化道包括口腔到十二指肠部分,下消化道包括空肠以下部分。消化腺包括口腔腺、肝、胰和消化道管壁内的许多小腺体。消化腺由小消化腺和大消化腺组成[1](图4-1)。消化系统的基本生理功能主要是用于食物的摄取、转运、消化、吸收营养,以及排泄废物等。消化系统疾病在临床上十分普遍。近年来,人们生活节奏的加快和

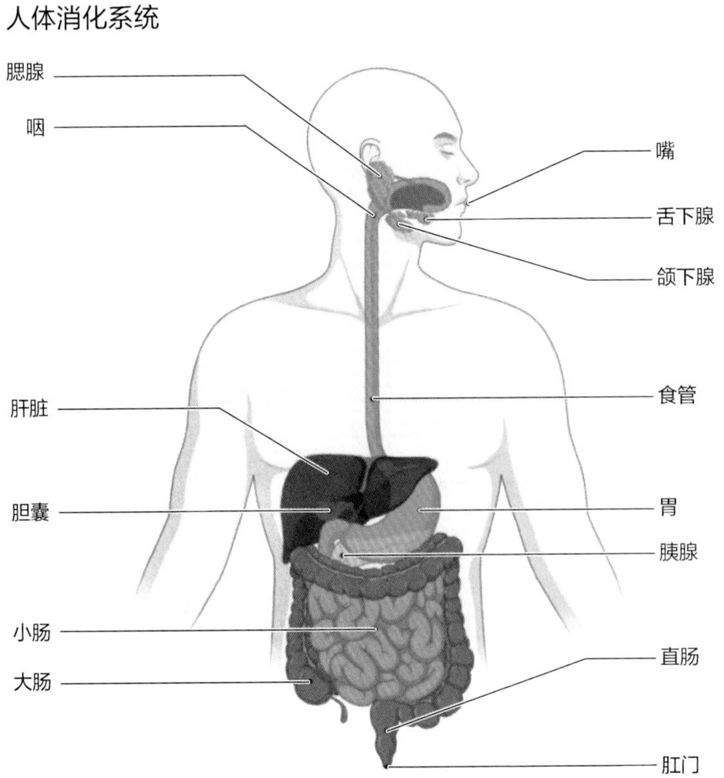

人体消化系统

图4-1 人体消化系统结构

工作、生活压力的增大等因素导致了消化系统疾病的患病率逐年上升。消化系统疾病的频发严重影响着人们的身心健康,重要的是,目前许多消化道疾病,如消化道肿瘤和炎症性肠病(inflammatory bowel disease,IBD)等的发病机制尚未完全阐明,临床上也尚未有根治的方案。传统的细胞模型不能正常模拟体内细胞的复杂情况,动物模型也存在着生物学差异及研究周期较长、费用较高等问题。因此,亟需建立新型的疾病研究模型来阐明复杂的发病机制。

消化系统类器官可以作为研究患者病理生物学和个性化治疗反应的替代模型,为药物开发和精准医学提供了一种创新且有前景的方法。目前已建立了胃、食管、肝脏、小肠、结肠等多种肿瘤组织或正常组织的消化系统类器官模型。在众多的类器官研究中,肠道是研究最早也最为广泛的部分。消化系统类器官可以由成体干细胞(ASC)或者多能干细胞(PSC)产生,PSC 又包括胚胎干细胞(ESC)和诱导多能干细胞(iPSC)(图 4-2)。2009 年,Sato 等[2]首次报道了消化系统类器官,提出了能够供小肠干细胞在体外三维环境中分化所需的条件,并培养获得首个人类小肠隐窝-绒毛结构类器官,就此揭开了类器官研究的新篇章。毫无疑问,肠道类器官的成功为构建其他消化系统类器官提供了条件。在肠道类器官的基础上,用相似的方法可以构建食管器官。食管类器官的构建需要添加人成纤维细胞生长因子。胃是消化道中结构最复杂的器官,培养方式比肠道类器官也更复杂。肝脏是消化系统中的重要器官,研究人员利用人 PSC 分化形成肝内胚层细胞,随后,将其与人脐静脉内皮细胞、人间充质干细胞与基质细胞群一起培养,可以刺激肝脏类器官的形成。目前,世界范围内已

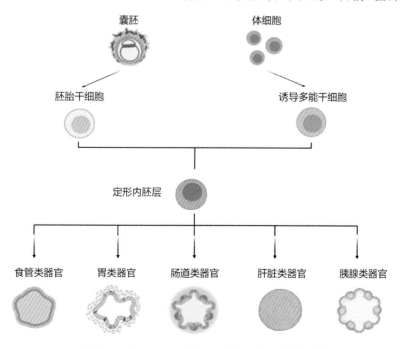

图 4-2 多能干细胞衍生的消化系统类器官的发展

建立了食管[3]、胃[4]、小肠[5]、结肠[6]、肝脏[7]等多种正常或肿瘤组织的消化系统类器官模型。

本章详细介绍了消化系统及各类消化系统类器官,包括牙齿、舌、唾液腺、食管、胃肠、肝脏、胆囊、胰脏等类器官的特点和研究进展,此外还总结了消化系统类器官的应用前景和挑战。对消化系统类器官的深入了解将有助于临床医生与科研工作者开发出更多创新的、有前景的治疗手段,最终完成复杂消化系统疾病的治愈。

4.2 消化系统类器官发展历程

1907 年,Henry Van 等[8]发现海绵细胞物理分离后可以重新聚集,自行组成新的功能完善的海绵。1944 年 Holtfreter 等[9]在两栖动物肾组织实验中、1960 年 Weiss 等[10]在禽类胚胎实验中,都发现了相似的细胞分离再聚合现象。1961 年,Pierce 和 Verney 等[11]观察到胚状体的体外分化现象。1964 年,Steinberg 等[12]提出了细胞分化的差异黏附假说。1981 年,首次从小鼠的胚胎中分离出来多功能干细胞,干细胞研究自此快速发展。2009 年,Sato 团队[2]利用 Lgr5+ 肠道干细胞成功构建了第一个小肠类器官,由此正式开启了类器官研究时代。从 2009 年至今,消化系统类器官的研究越来越深入,已经成为体外模型系统研究的一大热点方向。

Sato 团队构建由 Lgr5+ 肠道干细胞分化形成的包含所有肠细胞类型的肠隐窝-绒毛结构。Sato 等从小鼠中分离出单个干细胞及小肠隐窝,经多次离心后,将其放在富含层粘连蛋白、表皮生长因子和 R 反应蛋白等细胞因子的基质胶中。他们发现,多数隐窝可以进一步形成器官样体,并且可在体外完成长达 8 个月的传代培养,这就是小肠类器官。结肠类器官培养方式与小肠器官相似,也是对隐窝的体外分离以及诱导分化。但是在 2011 年,Sato 等[13]进一步确定,结肠特定分化的必需物质是成纤维细胞生长因子和 Wnt3a 蛋白。总之,肠道类器官的成功为其他的消化系统类器官,甚至其他系统的类器官,奠定了坚实的理论与实验基础。

在 Sato 等工作的基础上,Stephen 等[3]在培养基中添加了成纤维细胞生长因子,构建了食管类器官。2013 年,Takebe 等[14]从人的 PSC 中制备了肝内胚层细胞,并与多种细胞一起培养出 3D 化肝芽,并以此模型筛选药物代谢速率。胃是消化道中最为复杂的器官,一直到 2014 年,McCracken[4]利用胃窦提取出 Lgr5+ 干细胞进行诱导分化,添加生长因子进行两次诱导,第一次形成内胚层,第二次形成胃类器官。消化系统的另一个重要器官是肝脏。2015 年,Nantasanti 等[15]利用狗来源的肝脏干细胞构建了肝脏类器官,以用于肝豆状核变性的治疗。随后几年,多种消化系统类器官,包括牙齿、舌、唾液腺、食管、胃、肠、肝脏、胆囊和胰腺等都得到了构建(图 4-3),这为许多复杂的消化道疾病诊疗提供了一个全新的解决思路。

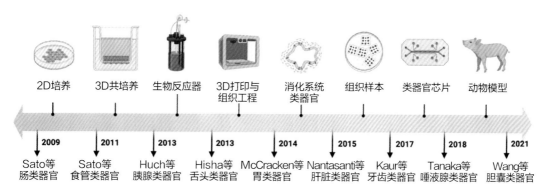

图 4 - 3　消化系统类器官的发展平台与发展历程

4.3　牙齿类器官

4.3.1　牙齿类器官的发展

虽然目前使用诸多人造材料治疗牙本质牙髓、牙釉质缺损可以在一定程度上恢复牙齿的功能与美学,但是其治疗的程度有限,并且伴有副作用。基于类器官的特点,牙齿类器官在牙齿再生的未来治疗策略中拥有巨大潜力。迄今为止,能够成功构建功能性牙齿类器官的方法非常有限[16]。牙髓干细胞是一类易于从牙髓中分离出的干细胞,一般来说从常规牙科手术过程中拔下来的牙齿中便可提取出来,具有很强的增殖分化能力,在体外可以分化为牙母细胞、成骨细胞、脂肪细胞和软骨细胞[17,18]。实验证明,当将其移植到患有免疫缺陷的小鼠体内后,可生成牙本质和牙髓样组织。另一类从去角质乳牙的牙髓中分离出来的人去角质乳牙干细胞拥有比牙髓干细胞更强的牙本质和牙髓样组织增殖能力[19]。这两类干细胞非常适合用于各种导致牙本质和牙髓受损的常见牙科疾病,也特别适合用于培育牙齿类器官。

在牙齿类器官领域,主要是利用人牙髓干细胞进行培育,形成具备干细胞和牙母细胞特征的牙本质浆状类器官。经过胰蛋白酶的解离后,牙本质浆状类器官形成的单个细胞,在含有适宜生长条件的持续培养基中可以聚集形成类器官,这证明了来自牙本质浆状类器官的细胞是活细胞。再经过一系列的验证实验,牙本质浆状类器官具有干细胞和分化牙母细胞的特征性标志物以及干细胞和成牙细胞的典型形状与空间排列。利用牙本质浆状类器官中提取的干细胞,将其与牙髓接触后,干细胞的增殖得到了显著提升[20]。虽然牙本质浆状类器官只能侧重于单个牙齿成分的靶向再生,如牙髓和牙本质,但是牙本质浆状类器官不仅提供了采用生物组织工程策略进行牙本质——牙髓组织再生的潜在优势,而且还能用于牙齿再生药物的筛选。

4.3.2　牙齿类器官的构建与局限性

目前,牙胚衍生的牙齿上皮和牙齿间质细胞已被用于构建牙胚器官(图4-4)。最近,基于水凝胶微粒(hydrogel microparticles,HMP)的支架能力、有效的细胞和药物递送、模拟天然组织细胞外基质的能力及其可注射性,Bektas 等[21]利用源自甲基丙烯酸化明胶(methacrylated gelatin,GelMA)(取代度:100%)的 HMP(平均直径:158±32 μm)来制造牙齿类器官。他们通过将人牙髓干细胞(human dental pulp stem cells,hDPSC)和猪牙上皮细胞(porcine dental epithelial cells,pDEC)接种到 HMP 上,产生了牙齿类器官,这为细胞有效附着和增殖提供了广泛的表面积。在低附着组织培养板上培养的细胞种子在 HMP 上轻轻摇晃自组装成类器官,其中细胞在整个潜伏期内保持其活力和形态。自组装的器官在体外组织培养的两周内达到约 50 mm³ 的体积。共培养的 hDPSC-HMP 和 pDEC-HMP 结构有效地相互连接,无需任何外力。在这些复合牙芽类器官中

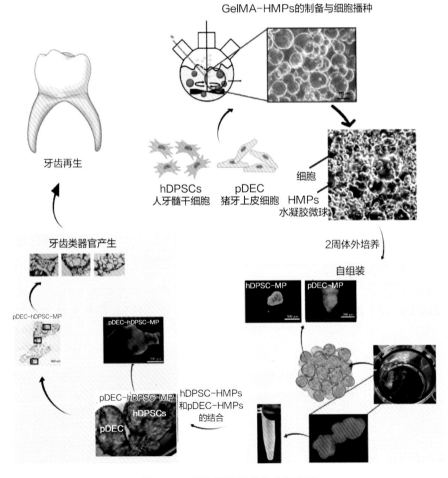

图 4-4　牙齿类器官的构建与应用

存在极化、分化的牙细胞,证明了自组装牙细胞 HMP 具有形成牙芽类器官样结构的潜力,可用于牙齿再生。

4.4　舌类器官

4.4.1　舌类器官的发展

由于舌癌是头颈部常见的恶性肿瘤之一,因此了解被称为舌癌起源的舌上皮组织的维持机制无疑是重要的。然而,目前尚未确定负责舌上皮长期维持的实际干细胞,也尚未建立一种简单方便的舌上皮干细胞培养方法。最近,兴起了一种可以利用 3D 基质和生长因子的新型舌上皮类器官培养系统。在该培养系统中,由单个舌上皮细胞高效生成具有多层鳞状角化上皮和丝状乳头典型形态特征的类器官。创建培养系统是为了观察每个舌上皮干细胞的分化和成熟过程,并观察从致癌物处理的小鼠中获得的恶性细胞的异常类器官形成,这将有助于推进对舌上皮调控机制和致癌机制的研究。

4.4.2　舌类器官的构建与局限性

舌癌起源自舌上皮组织,已有实验证明 Bmi1 阳性干细胞是与舌鳞状细胞癌相关的舌上皮组织干细胞。Hisha 等[22] 发现 Bmi1 阳性细胞位于乳头间小坑 (IPP) 底部上皮细胞层的第二层或第三层,循环缓慢,可以供应角化上皮细胞超过一年,表明 Bmi1 阳性细胞是长期舌上皮干细胞。他们还开发了一种使用三维基质和生长因子的新型舌上皮类器官培养系统。利用 Bmi1 阳性干细胞培育类器官,在培育的第三天收取不含角质层的未成熟舌类器官,移植到受体小鼠的舌的肌肉层,后续的观察中发现舌类器官在小鼠舌中正常增殖、分化、成熟,加速了小鼠舌的愈合[23]。值得注意的是,利用舌干细胞培育而成的舌类器官往往缺少味蕾器官的功能。目前来自小鼠后舌的味觉干细胞已经被用来培育味蕾类器官[24]。味蕾类器官的培育具有非常重要的医学意义,通过转录组分析和功能增益/丧失验证,在味蕾类器官中表征了 Wnt、Shh、BMP 和 Notch 等信号通路,这表明味蕾类器官和味蕾在分子水平上具有高度的相似性。基于这一特点,味蕾类器官可以用于味觉细胞生物学的探索。

受辐射引发的口腔黏膜炎往往会导致味觉的丧失,研究人员对味蕾类器官进行放射,构建口腔黏膜炎疾病模型,并通过小鼠实验进行验证。实验结果表明,类器官的实验结果与小鼠实验结果一致,即放射可引发口腔黏膜炎,采用 SIRT1 烟酰胺抑制剂可以显著缓解口腔黏膜炎。目前味蕾类器官的应用较少,利用味蕾类器官的研究揭示了其增殖能力、生长发育特性,有利于口腔黏膜炎的治疗以及一些功能基因的研究。按照目前的类器官技术,很难将味蕾类器官与舌类器官结合培育,构建成一个具备味蕾功能的舌类器官,但类器官的研究仍在不断深化,不足之处亟待解决。

4.5 唾液腺类器官

4.5.1 唾液腺类器官的发展

口干燥症等唾液腺疾病严重影响人类的身体健康和生活质量,表现为口腔黏膜烧灼感、吞咽干性食物困难及味觉功能减退等症状。迄今为止,口干燥症主要是通过药物治疗来改善,缺乏有效的治疗方法。干细胞治疗和工程化唾液腺类器官是非常具有治疗潜力的一种技术。已有研究表明,啮齿类动物早期成体干细胞移植已显示对口干燥症有显著的治疗效果。为了实现在颅面复合物的有限空间中产生足够的唾液,唾液腺类器官需要在形态发生过程中最大限度地提高表面积与体积的比率,这在啮齿类动物和人类中是高度相似的,是唾液腺类器官与其余器官最大的不同[25]。目前,利用酶解法解离获取小鼠或人的唾液腺碎片,并嵌入重建的细胞外基质(ECM)材料中进行唾液腺类器官的培育[26]。在唾液腺类器官的培育中,要注意其分支形态的发生过程,这是唾液腺和其他腺体器官的关键发育过程[27]。唾液腺类器官的重要功能便是产生唾液并运送到口腔中,目前在唾液腺类器官培育中该功能的实现仍然是一个等待攻克的难题[28]。

4.5.2 唾液腺类器官的构建与局限性

在 Tanaka 团队进行的实验中,将腮腺类器官原位移植到具有腮腺缺陷的小鼠体内后,腮腺类器官与周围组织相连,发育为成熟的表型,并且通过味觉刺激分泌唾液[29]。此外,Vining 等[30]已经证明了利用胚胎干细胞衍生的唾液腺类器官对挽救辐射后腺体功能丧失的小鼠具有良好作用。构建唾液腺类器官可使研究人员通过利用唾液腺细胞的潜力,在体外进行功能和结构上的研究,揭示外上皮细胞的种种秘密。目前的唾液腺类器官缺乏血管细胞,虽然微血管内皮细胞可以与唾液腺细胞共培育[31],但不足以形成功能网络以保证随着类器官的扩张进行营养供应。

目前,由于缺乏可重复的体外衰老模型或开发多组学分析新疗法所需的类器官,因此没有有效的再生疗法可以完全逆转腺体功能减退。Rodboon 等[32]成功开发了 3D 生物组装纳米技术,通过磁性 3D 生物打印平台生成功能性外分泌腺类器官(图 4-5)。他们提供了一个可行的分步方案,用于使用磁性 3D 生物打印平台生产泪腺(lacrimal gland,LG)和唾液腺(salivary gland,SG)类器官。这种平台提供了可重复的结果,最终的类器官产品类似于泪腺和唾液腺天然实质上皮组织。腺泡和导管上皮隔室都很突出,并且可以在这些类器官中清楚地识别出来。同时,可以通过化学诱变诱导细胞衰老,进一步发展为衰老特征模型。类似衰老的器官的产生将是我们最终的里程碑,旨在实现药物筛选和发现的高通量应用,以及逆转衰老的基因治疗研究。

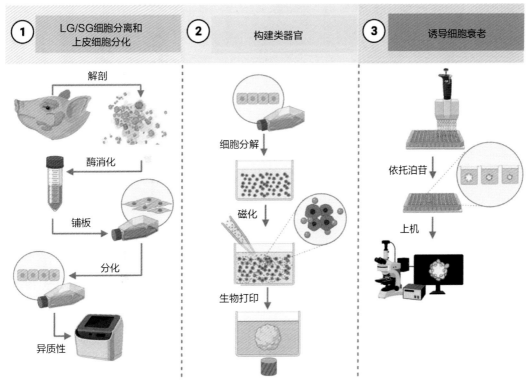

图 4-5 唾液腺类器官的构建与应用

4.6 食管类器官

4.6.1 食管类器官的发展

受当前人类饮食习惯变化的影响,食管癌发病率在全球范围内有所增加,对食管癌的发病机制进行更深入的了解迫在眉睫。来自人细胞系或患者样本的 3D 类器官为模拟食管发育、稳态再生分化以及恶性食管疾病提供了一个新颖而独特的平台。利用 3D 类器官对食管癌进行新疗法的开发具有非同寻常的医学意义。食管类器官准确地反映了动态食管上皮,因此是模拟食管稳态和疾病的强大离体工具[33,34]。该类器官利用食管中的增殖基底细胞或 iPSCs 衍生的成体干细胞培育而成。对于基于成体干细胞的食管类器官模型,将其单个细胞解离并接种到基于细胞外基质的水凝胶中,利用水凝胶模拟基底膜。目前国际上制备食管类器官常用的基质胶是 Engelbreth - Holm - Swarm 小鼠肉瘤中提取出的,包括层粘连蛋白、胶原蛋白Ⅳ、硫酸乙酰肝素蛋白聚糖、牙菌素/硝基原和几种生长因子在内的组合[35]。

4.6.2　食管类器官的构建与局限性

食管类器官从单个细胞到自组织成球形结构的过程十分迅速(小于 14 天),在该过程中反映了鳞状上皮的增殖-分化梯度,很好地解释了食管的生成、分化过程[36]。从组织学角度分析,不同的食管组织需要不同的培养基,如基于角质细胞的无血清补钙培养基可成功地用于生成器官组织[37]。基于 Dulbecco's Modified Eagle's Medium 的培养,生长食管组织的成功率较高(71.4%),但从正常细胞生长有机体的成功率较低(66.7%)[37]。由此可见,培养基配方是食管类器官培育中的一个非常重要的影响因素,同时也提示细胞外在因素在极大程度上影响食管健康并引发食管疾病。

由于食管的特殊解剖位置,目前,食管类器官的相关研究还是非常有限的。由于食管与胃、口腔相连接,虽然长久以来食管都被认为是无菌的,但是越来越多的证据表明,食管细菌微生物组稳定存在,并受到口腔与胃微生物的影响[38-40]。但是食管微生物的确切功能目前尚不清楚,仅有的相关研究表明细菌可以直接影响食管上皮细胞的基因表达谱,单个细菌对食管上皮稳态的影响有待探索。

4.7　胃类器官

4.7.1　胃类器官发展

胃癌,作为全球第五大常见恶性肿瘤以及癌症相关死亡的第二大肿瘤,严重危害了人类的身体健康[41]。食管胃交界处腺癌是一种发病率不断上升的癌症,在分子水平上与胃癌无明显区别。由于缺乏早期临床症状,胃癌的诊断常常不及时,导致许多患者的疾病无法早期治愈。最近开发的类器官三维培养系统为临床前个性化治疗试验开辟了新道路。最初是根据小肠干细胞的生长需求开发的类器官,现在已经为包括胃幽门干细胞和胃体干细胞在内的多种器官开发了类器官。类器官能够高度概括其来源组织的许多性质,如向组织特异性谱系分化的能力以及干细胞自我更新。人类胃器官已被证明是研究病原体感染的宝贵工具。目前,基于正常组织的培养方法,已经为几种人类癌症开发了成功的方案。与异种移植模型相比,类器官培养的优势在于建立时间短,并且易于操作。个体患者样本的大型类器官集合充当活的人类生物库。例如结直肠癌生物库,该生物库可通过药物筛选进行个性化患者治疗和新疗法筛选。除了原发性癌症衍生的类器官外,从转移性病变建立消化系统类器官也是可行的,并且这些类器官的治疗概括了相应患者的临床反应。患者来源的类器官细胞培养物的基因组测序和反应测试可能构成一种有希望的个性化胃癌治疗方法[42]。

4.7.2　胃类器官构建与局限性

Seidlitz 等[42]建立了 20 个人类胃癌类器官培养物,并选择其中 4 个进行全面深入的分析。研究人员观察到这些类器官培养物对 5 - 氟尿嘧啶、奥沙利铂、伊立替康、表柔比星和多西他赛治疗的不同反应,构建了人类和小鼠胃癌器官模型,模拟人类胃癌的典型特征和病理机制,成功干扰激活的途径,表明其作为活体生物标志物对治疗反应测试具有潜在作用。胃类器官可以从胃组织衍生的成体干细胞以及多能干细胞开始,这两者的主要区别在于多能干细胞衍生的类器官培养物中存在间充质细胞。成体干细胞只能产生特定的细胞,而多能干细胞天生具有分化成任何细胞类型的能力。因此,多能干细胞衍生的类器官需要一个逐步分化的方案,才能引导多能干细胞分化成不同的部分,而成体干细胞衍生的胃类器官从一开始就只需要一个富含生长因子的培养基。因此,将多能干细胞分化成类器官所需的时间为 30—60 天,而成体干细胞衍生的类器官则可在 7—14 天内建立。

胃类器官是一种很好的模型系统,可以回答如何从基础研究转化到临床研究的问题,也是研究幽门螺杆菌感染的有用工具。对于少数病例,患者反应与类器官反应的比较已经证明了类器官的高预测能力。将类器官纳入临床试验并与类器官来源的患者一起治疗,最终将测试其作为预测个体治疗反应的生物标志物的有用性。除了治疗反应测试之外,类器官已经填补了传统的基于二维细胞系的药物筛选和临床试验之间的空白。源自原发性癌症的人类类器官是用于测试某种靶向药物对个体患者的影响的模型。利用生物信息学,可以预测给定药物对特定突变的潜在有效性,但个体癌症患者的高度改变的遗传背景通常会阻碍精确预测,因为不同的激活或失活途径会相互干扰。人类癌症类器官便于在生命系统中进行药物测试,反应或耐药性是个体患者当前所有突变同时发生的结果。值得注意的是,类器官仅由上皮层组成,周围没有间充质、血管或免疫细胞。因此,胃类器官无法评估针对癌症微环境的药物。

4.8 肠道类器官

4.8.1 肠道类器官的发展

肠道疾病是临床中最为常见的消化道疾病。目前,肠道类器官已被广泛用于炎症性肠病(IBD)、肠道损伤再生、肠癌等多种肠道疾病的研究[43]。由人肠道干细胞诱导分化而来的肠道类器官为肠道相关疾病的治疗提供了新的思路。塑料微粒,特别是纳米塑料,已成为了人类健康的新危险因素。虽然其在动物胃肠道中的命运和不良影响研究越来越多,但关于其在人类肠道中的摄取和毒性的知识仍然有限。最近,Hou 等[44]的最新研究表明,肠道类器官可以用来评估微塑料在人体肠道中的影响,并提供了一种通过内吞作用抑制其毒性的潜在治疗方法。

4.8.2 肠道类器官的构建与局限性

肠道的微环境是一个非常动态、复杂和多细胞的系统,需要在肠上皮、免疫系统、肠道微生物群和肠道代谢物之间不断串扰。因此,肠道类器官培养系统仍然需要进一步的成熟和具有细胞复杂性才能完全复制天然肠上皮。为了将细胞复杂性引入类器官培养系统并概括肠上皮与其微环境之间的相互作用,研究肠道代谢物、微生物群、免疫细胞和营养成分对肠道类器官增殖和分化的影响就显得至关重要。将营养物质和其他膳食成分吸收到体内是小肠上皮的主要功能。例如,Cai 等[45]利用肠道类器官作为离体药物模型来研究膳食营养素(如维生素 C、咖啡酸和姜黄素)对肠道类器官生长和分化的影响。传统肠道类器官培养系统的局限性之一是缺乏免疫、血管和神经系统[46]。因此,将肠道类器官与肠道代谢物和其他细胞类型(包括微生物、免疫和肠神经细胞)共培养,将为体外培养模型引入更多的细胞多样性和模块化,使其成为研究肠道生理学和病理生理学的理想模型。

值得注意的是,2022 年 7 月,日本东京医科齿科大学的研究人员首次报道移植肠道类器官用于 IBD 的治疗(图 4 - 6),并且患者恢复状况良好[47]。重要的是,它不仅是一种快速(10 分钟)、可重复且微创的方法,而且用患者自身受体的细胞来制作类器官还能最大限度地降低移植后的排斥风险。肠道类器官为许多复杂的肠道疾病带了新的解决方案。

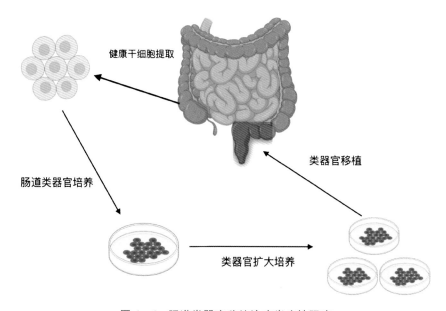

图 4 - 6　肠道类器官移植治疗炎症性肠病

4.9　肝脏类器官

4.9.1　肝脏类器官的发展

肝脏大部分由上皮细胞(肝细胞和胆管细胞)组成,它们与基质、内皮和间充质细胞一起维持身体的正常代谢功能,具有解毒、消化和新陈代谢等诸多功能。全球肝脏疾病负担不断加重,肝移植仍然是终末期肝病的唯一治疗选择,而肝脏类器官的出现为人体生理学和病理生理学提供了新的见解。原代人肝细胞或癌细胞衍生的类器官可以用于精确和个性化的药物验证和毒性评估。人类 PSCs 有多种来源[48],包括胚胎细胞和皮肤成纤维细胞,使其比成人肝脏组织更容易获得。尽管有着许多优点,但 PSCs 会表现出复杂性遗传、表观遗传异常,使得这些细胞不太可能适用于重编程和转录原理的药物研究。一些PSCs,如间充质干细胞,对转基因再活化的影响下降[49],并可能在可预见的未来成为肝脏类器官的细胞来源。

4.9.2 肝脏类器官的创建与局限性

肝脏类器官是研究细胞替代疗法以治疗不同类型肝脏疾病的新平台,用体外扩增的肝细胞移植来治疗肝病在临床上具有十分巨大的潜力。细胞替代疗法的第一步是要在体外生成适当的细胞类型,从而提供充足的健康细胞。最近在体外扩增原代肝细胞,同时保持其体内再生能力方面取得的突破是实现肝细胞移植的一个重要里程碑。此外,扩大、冷冻保存和运输肝细胞而不影响其质量的能力将有助于建立生物库,以确保肝细胞移植供体材料的可用性(体外扩大),从而解决供体短缺的问题。更重要的是,自体细胞移植将变得可行,因为新的基因编辑技术可以应用于患者衍生的肝细胞,用于体外基因编辑,以治疗疾病。尽管目前由于移植不足或供体细胞在宿主肝脏中未能长期维护而缺乏疗效,会对细胞移植造成困难,但可以通过对类器官的进一步研究来增加对肝病机制的了解,为克服这些局限性的策略提供参考。肝脏类器官已在药物研究、精准医学、疾病模型等诸多领域得到应用。与传统的二维细胞系培养和动物模型相比,肝脏类器官显示出独特的优势。更重要的是,肝脏类器官可以很好地模拟肝脏的特征,是探索肝损伤的新颖且有前景的方式,从而找到潜在的治疗靶点并修复肝损伤。在可预见的未来,肝脏类器官将广泛应用于临床治疗肝病。

4.10 胆囊类器官

4.10.1 胆囊类器官的发展

胆囊疾病是临床上常见的消化道疾病之一,包括胆囊息肉样病变、胆囊癌、胆囊结石等。胆囊癌往往难以诊断,大部分患者被发现时已在晚期,无法进行手术切除,全身化疗是晚期胆囊癌患者的重要治疗策略。然而,这些非靶向抗癌化疗药物通常疗效有限,并会引起严重的不良反应。虽然在临床上使用血管内皮生长因子受体(vascular endothelial growth factor receptor,VEGFR)、MEK 和 PI3K 抑制剂的胆囊癌靶向治疗的试验已经完成,但这些随机试验并不能说明靶向药物有何优越性。部分药物在类器官中表现出生长抑制作用,对正常胆囊类器官具有低毒性,这可以作为安全、有效的胆囊癌治疗方案,但仍需要进一步的研究。患者来源类器官(PDO)模型被认为是一种新型的体外药物筛选方法,适用于不同类型的癌症。然而,到目前为止,肝外胆管癌(extrahepatic biliary tract carcinoma,eBTC)的类器官模型还没有完全建立。

4.10.2　胆囊类器官的发展

Wang 等[50]从 7 例患者身上收集了 6 个胆囊癌样本和 1 个肝外胆管癌样本,建立了 5 个胆囊癌类器官模型和 1 个肝外胆管癌类器官模型用于药物筛选。他们发现不同患者来源的类器官模型在体外培养期间表现出不同的生长速度。苏木精和伊红染色显示,大多数癌症类器官保留了原代组织的特征。免疫组织学和高碘酸希夫染色显示癌症 PDO 中的标志物表达与原始样本相似。使用全外显子组测序分析了 4 个原始样本以及配对癌症 PDO 的遗传谱。4 个 PDO 中的 3 个与原始样本相比表现出高度的相似性,除了胆囊癌 2 号的 PDO,其编码序列中单核苷酸多态性的比例只有 74% 的一致性。3 个临床病例在一定程度上证实了药物筛选的结果。Wang 等的研究成功建立了一系列肝外胆管癌患者来源的类器官,为类器官领域做出了积极的贡献,未来可以通过探索其他增强功能以提高 PDO 的生长速度并保护其免疫微环境。总之,类器官可以作为研究胆囊癌及相关疾病的一种新的工具。

4.11　胰腺类器官

4.11.1　胰腺类器官的发展

胰腺癌是最致命的癌症类型之一,且治疗选择有限[51]。胰腺导管腺癌是最具侵略性的癌症之一,是美国癌症相关死亡的第三大原因[52]。尽管在过去十年中癌症治疗取得了重要进展,但胰腺导管腺癌的死亡率并没有明显改变。晚期诊断和缺乏治愈性治疗选择是该病最紧迫的临床问题。因此,需要可应用于临床的患者模型和生物标志物,以确定对患者最有效的治疗方法。胰腺导管类器官是离体模型,可以从非常小的活检中建立,从而能够研究局部晚期和转移性胰腺导管腺癌患者。类器官模型已应用于胰腺癌研究,并为精准医学方法提供了一个有前景的平台。因此,为了更好地了解胰腺癌的生物学特征和疾病进展,开发胰腺类器官模型并用于实验研究就变得十分重要。

4.11.2　胰腺类器官的构建与局限性

2015 年,Boj 等[53]从正常和肿瘤性小鼠及人类胰腺组织中建立了类器官模型。胰腺类器官可以从切除的肿瘤和活检组织中快速产生,在冷冻保存中存活并表现出导管和疾病阶段特异性特征。原位移植的肿瘤类器官通过形成进展为局部浸润性和转移性癌的早期肿瘤来概括肿瘤发展的全过程。类器官能够进行基因操作,因此是探索基因合作的平台。对小鼠胰腺类器官的全面转录和蛋白质组学分析揭示了疾病进展过程中发生的基因和通路改变。对人体组织中许多此类蛋白质的变化的确认表明,类器官是发现这种致命恶性肿瘤特征的简便模型系统。

4.12 本章小结

随着生活节奏的加快、人们工作强度和精神压力的增加,消化道疾病在日常生活中愈加常见,虽然越来越多的消化道疾病治疗有了快速的进展,但是治疗仍有局限性并伴随有一定的副作用。近年来,随着干细胞技术的不断精进,干细胞培养技术取得巨大的进步,类器官这一概念也相应而生。利用类器官对消化道重大疾病进行诊疗成为了当前的热门应用。

患者的特异性类器官已用于体外消化道疾病建模和机制研究。类器官已被用于疾病表型研究、药物筛选、药物开发和疾病建模,使人们对每个消化器官的组成有了更深入的了解,并促进了疾病建模、化疗剂量预测、CRISPR - Cas9 基因干预、高通量药物筛选以及 SARS - CoV - 2 靶标、致病性感染研究。本章总结了消化系统类器官的组成及发展历史,以及消化系统类器官的特点及应用,为后续类器官工作的开展提供线索。然而,消化系统现有的类器官主要包括上皮系统。因此,为了揭示消化系统疾病的发病机制,需要建立更完整、更具生理性的类器官模型。消化组织的体外建模对于理解疾病机制和药物开发至关重要,实现类器官系统的全部功能仍然面临挑战。最近从患者来源的细胞生成疾病特异性类器官的进展为再现复杂的发病机制,从而加快个性化药物应用提供了希望。生物学家、生物工程师和其他新兴领域的专业人员的共同努力,有助于设计更加复杂的类器官,治愈难治性疾病。结合类器官和先进技术来测试不同配方的个体化治疗是一种有前途的方法,需要进一步探索。

类器官移植、精准医疗、构建疾病模型和药物筛选是消化系统类器官未来的重要的应用方向(图 4 - 7)。器官移植是复杂疾病的最佳治疗手段,然而,类器官与器官移植是不同的。器官移植是将一个组织或器官移植到患者体内,代替原本功能衰竭的器官继续工作;而类器官则不同,它是通过体外培育干细胞形成的微器官结构,其大小与正常器官有着明显的差异,不能替代原器官发挥生理功能。传统的器官移植有很大的局限性与副作用,首先便是很难获得供体器官,患者等待合适移植器官的时间太长,甚至往往等不到。并且,异体器官移植的免疫反应是一个非常严重的问题。虽然目前各种药物抑制排斥反应已经有了很好的效果,但是排斥反应的发生率仍然不低,危险性相当大。而类器官有其独特的优点,首先它可以由患者自体的干细胞培育而来,这样就为利用类器官治疗降低了排斥反应的影响;其次便是与等待移植器官相比较,培育类器官是一个相对而言较为容易的选择。

消化系统疾病患者的细胞培养得到的类器官也被证明是一种精准诊断的工具,可用

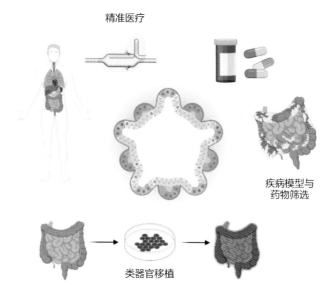

图 4-7　消化系统类器官的应用方向

于精准医学。在治疗之前,培养患者来源的细胞,构建对应的类器官以筛查患者体外药物反应,将有助于对复杂消化道疾病(如消化道肿瘤、炎症性肠病)患者的治疗提供指导,这为攻克此类疾病提供了极大的帮助。此外,测序技术的迅速发展也大大加速了消化系统类器官在精准医疗的应用。2018 年,Georgios 等[54]首次证明消化道肿瘤类器官与患者器官对同一化疗药物具有高度一致的药敏性,因此可以用于指导消化道肿瘤患者的用药。疾病模型的构建可能是未来消化系统类器官在消化道疾病中应用最多的领域之一。消化系统类器官为探索复杂消化道疾病的发病机制、确定治疗方案提供了可能。

虽然使用类器官模型进行药物的药效评估和毒性评估所得出的结果与使用二维培养模型得到的结果不尽相同,但是目前为止并没有大量的实验数据能够证明使用类器官模型得到的数据与临床数据相似。在消化系统类器官模型中,确定与临床相关的药物疗效/毒性的生物标志物,对于开发药物至关重要。而且,消化系统类器官技术的发展对于体外重塑复杂的微观结构以实现高度模拟体内环境至关重要,比如模拟 IBD 的模型。在培养皿中再现全部复杂性仍然具有高度的挑战性,其中还包含了复杂的免疫、神经和内分泌相互作用。最近,Koike 等[55]构建了一个由 iPSCs 衍生的三消化器官系统(肝-胆-胰类器官),该系统实现了器官间的功能连接。因此,建立相邻器官之间的相互联系的类器官将有助于进一步了解相关疾病的深入机制。

消化系统类器官的构建对于理解疾病机制和进行药物研发至关重要。然而,在类器官系统中实现完整的功能仍然面临巨大的挑战。最近在 PDC 生成特定的类器官方面取得了很大进展,有望再现复杂发病机制,从而加快个性化医疗。通过生物学家和其他领域的专业人士在内的多学科努力,提高消化系统类器官的复杂性和精确性,将为患有复杂消化道疾病的患者带来治愈的可能性。

(刘　晗)

参考文献

［1］ Koike H. , Iwasawa K. , Ouchi R. , et al. Modelling human hepato-biliary-pancreatic organogenesis from the foregut-midgut boundary. Nature, 2019, 574(7776): 112 - 116.

［2］ Sato T. , Vries, R. G. Snippert H. J. , et al. Single Lgr5 stem cells build crypt-villus structures in vitro without a mesenchymal niche. Nature, 2009, 459(7244): 262 - 265.

［3］ Trisno S. L. , Philo K. E. D. , McCracken K. W. , et al. Esophageal organoids from human pluripotent stem cells delineate sox2 functions during esophageal specification. Cell Stem Cell, 2018, 23(4): 501 - 515. e507.

［4］ McCracken K. W. , CatáE. M. , Crawford C. M. , et al. Modelling human development and disease in pluripotent stem-cell-derived gastric organoids. Nature, 2014, 516(7531): 400 - 404.

［5］ He G. W. , Lin L. , DeMartino J. , et al. Optimized human intestinal organoid model reveals interleukin-22-dependency of paneth cell formation. Cell Stem Cell, 2022, 29 (9): 1333 - 1345. e1336.

［6］ Rodrigues D. , van Kampen R. , van Bodegraven A. A. , et al. Gene expression responses reflecting 5-FU-induced toxicity: Comparison between patient colon tissue and 3D human colon organoids. Toxicol Lett, 2022, 371: 17 - 24.

［7］ He C. , Lu D. , Lin Z. , et al. Liver organoids, novel and promising modalities for exploring and repairing liver injury. Stem Cell Rev Rep, 2022,

［8］ Wilson H. V. A new method by which sponges may be artificially reared. Science, 1907, 25(649): 912 - 915.

［9］ Holtfreter J. J. R. c. b. Experimental studies on the development of the pronephros. Rev. Can. Biol. , 1943, 3, 220 - 250.

［10］ Weiss P. , Taylor A. J. P. o. t. N. A. o. S. Reconstitution of complete organs from single-cell suspensions of chick embryos in advanced stages of differentiation. Proc Natl Acad Sci U S A. 1960, 46(9): 1177 - 1185.

［11］ Pierce Jr G. B. , Verney E. L. An in vitro and in vivo study of differentiation in teratocarcinomas. Cancer, 1961, 14(5): 1017 - 1029.

［12］ Evans M. J. , Kaufman M. H. Establishment in culture of pluripotential cells from mouse embryos. Nature, 1981, 292(5819): 154 - 156.

［13］ Sato T. , Stange D. E. , Ferrante M. , et al. Long-term expansion of epithelial organoids from human colon, adenoma, adenocarcinoma, and Barrett's epithelium. Gastroenterology, 2011, 141 (5): 1762 - 1772.

［14］ Takebe T. , Zhang R. R. , Koike H. , et al. Generation of a vascularized and functional human liver from an iPSC-derived organ bud transplant. Nat Protoc, 2014, 9(2): 396 - 409.

［15］ Nantasanti S. , Spee B. , Kruitwagen H. S. , et al. Disease modeling and gene therapy of copper storage disease in canine hepatic organoids. Stem Cell Reports, 2015, 5(5): 895 - 907.

［16］ Nagata J. Y. , Soares A. J. , Souza-Filho F. J. , et al. Microbial evaluation of traumatized teeth treated with triple antibiotic paste or calcium hydroxide with 2% chlorhexidine gel in pulp revascularization. J Endod, 2014, 40(6): 778 - 783.

［17］ Pisciotta A. , Bertoni L. , Vallarola A. , et al. Neural crest derived stem cells from dental pulp and tooth-associated stem cells for peripheral nerve regeneration. Neural Regen Res, 2020, 15(3): 373 - 381.

［18］ Sui B. , Wu D. , Xiang L. , et al. Dental pulp stem cells: From discovery to clinical application. J

Endod，2020，46(9，Supplement)：S46 - S55.

[19] Taguchi T.，Yanagi Y.，Yoshimaru K.，et al. Regenerative medicine using stem cells from human exfoliated deciduous teeth (SHED)：a promising new treatment in pediatric surgery. Surg Today，2019，49(4)：316 - 322.

[20] Kaur M.，Singh H.，Dhillon J.，et al. MTA versus Biodentine：Review of literature with a comparative analysis. J. Clinical Diagnostic Res. 2017，11(8)：ZG01 - ZG05.

[21] Kilic Bektas C.，Zhang W.，Mao Y.，et al. Self-assembled hydrogel microparticle-based tooth-germ organoids. Bioeng，2022，9(5)：215.

[22] Hisha H.，Tanaka T.，Ueno H. Lingual epithelial stem cells and organoid culture of them，Int J Mol Sci. 2016，17(2)：168.

[23] Hisha H.，Tanaka T.，Kanno S.，et al. Establishment of a novel lingual organoid culture system：Generation of organoids having mature keratinized epithelium from adult epithelial stem cells. Sci Rep，2013，3(1)：3224.

[24] Ren W.，Aihara E.，Lei W.，et al. Transcriptome analyses of taste organoids reveal multiple pathways involved in taste cell generation. Sci Rep，2017，7(1)：4004.

[25] Patel V. N.，Hoffman M. P. Salivary gland development：A template for regeneration. Semin Cell Dev Biol，2014，25 - 26：52 - 60.

[26] Hosseini Z. F.，Nelson D. A.，Moskwa N.，et al. FGF2-dependent mesenchyme and laminin-111 are niche factors in salivary gland organoids. J Cell Sci，2018，131(4)：jcs208728.

[27] Ochoa-Espinosa A.，Affolter M. J. C. S. H. p. i. b. Branching morphogenesis：from cells to organs and back. Cold Spring Harb Perspect Biol，2012，4(10)：a008243.

[28] Bücheler M.，Wirz C.，Schütz A.，et al. Tissue engineering of human salivary gland organoids. Acta Otolaryngol. 2002，122(5)：541 - 545.

[29] Tanaka J.，Ogawa M.，Hojo H.，et al. Generation of orthotopically functional salivary gland from embryonic stem cells. Nat Commun，2018，9(1)：4216.

[30] Vining K. H.，Lombaert I. M. A.，Patel V. N.，et al. Neurturin-containing laminin matrices support innervated branching epithelium from adult epithelial salispheres. Biomaterials，2019，216：119245.

[31] Burghartz M.，Lennartz S.，Schweinlin M.，et al. Development of human salivary gland-like tissue in vitro. Tissue Eng Part A，2017，24(3 - 4)：301 - 309.

[32] Rodboon T.，Souza G. R.，Mutirangura A.，et al. Magnetic bioassembly platforms for establishing craniofacial exocrine gland organoids as aging in vitro models. PLoS One，2022，17(8)：e0272644.

[33] Sachdeva U. M.，Shimonosono M.，Flashner S.，et al. Understanding the cellular origin and progression of esophageal cancer using esophageal organoids. Cancer Lett，2021，509：39 - 52.

[34] Kijima T.，Nakagawa H.，Shimonosono M.，et al. Three-dimensional organoids reveal therapy resistance of esophageal and oropharyngeal squamous cell carcinoma cells. Cell Mol Gastroenterol Hepatol，2019，7(1)：73 - 91.

[35] Cruz-Acuña R.，Vunjak-Novakovic G.，Burdick J. A.，et al. Emerging technologies provide insights on cancer extracellular matrix biology and therapeutics. iScience，2021，24(5)：102475.

[36] Nakagawa H.，Kasagi Y.，Karakasheva T. A.，et al. Modeling epithelial homeostasis and reactive epithelial changes in human and murine three-dimensional esophageal organoids. Curr Protoc Stem Cell Biol，2020，52(1)：e106.

［37］Kasagi Y.，Chandramouleeswaran P. M.，Whelan K. A.，et al. The esophageal organoid system reveals functional interplay between notch and cytokines in reactive epithelial changes. Cell Mol Gastroenterol Hepatol，2018，5(3)：333-352.

［38］Gagliardi D.，Makihara S.，Corsi P. R.，et al. Microbial flora of the normal esophagus. Dis Esophagus，1998，11(4)：248-250.

［39］Verma D.，Garg P. K.，Dubey A. K. Insights into the human oral microbiome. Arch Microbiol，2018，200(4)：525-540.

［40］Annavajhala M. K.，May M.，Compres G.，et al. Relationship of the esophageal microbiome and tissue gene expression and links to the oral microbiome：A randomized clinical trial. Clin Transl Gastroenterol，2020，11(12)：

［41］Fitzmaurice C.，Dicker D.，Pain A.，et al. The global burden of cancer 2013. JAMA Oncol，2015，1(4)：505-527.

［42］Seidlitz T.，Merker S. R.，Rothe A.，et al. Human gastric cancer modelling using organoids. Gut，2019，68(2)：207.

［43］Williams J. G.，Roberts S. E.，Ali M. F.，et al. Gastroenterology services in the UK. The burden of disease，and the organisation and delivery of services for gastrointestinal and liver disorders：a review of the evidence. Gut，2007，56(suppl 1)：1.

［44］Hou Z.，Meng R.，Chen G.，et al. Distinct accumulation of nanoplastics in human intestinal organoids. Sci Total Environ，2022，838，155811.

［45］Cai T.，Qi Y.，Jergens A.，et al. Effects of six common dietary nutrients on murine intestinal organoid growth. PLoS One，2018，13(2)：e0191517.

［46］Liu F.，Huang J.，Ning B.，et al. Drug discovery via human-derived stem cell organoids. Front Pharmacol，2016，7，334.

［47］Watanabe S.，Kobayashi S.，Ogasawara N.，et al. Transplantation of intestinal organoids into a mouse model of colitis. Nat Protoc，2022，17(3)：649-671.

［48］Sakabe K.，Takebe T.，Asai A. Organoid medicine in hepatology. Clin Liver Dis，2020，15(1)：3-8.

［49］Hu H.，Gehart H.，Artegiani B.，et al. Long-term expansion of functional mouse and human hepatocytes as 3D organoids. Cell，2018，175(6)：1591-1606. e1519.

［50］Wang Z.，Guo Y.，Jin Y.，et al. Establishment and drug screening of patient-derived extrahepatic biliary tract carcinoma organoids. Cancer Cell Int，2021，21(1)：519.

［51］Siegel R. L.，Miller K. D.，Jemal A. Cancer statistics，2019. CA：A Cancer J Clin，2019，69(1)：7-34.

［52］Moreira L.，Bakir B.，Chatterji P.，et al. Pancreas 3D organoids：Current and future aspects as a research platform for personalized medicine in pancreatic cancer. Cell Mol Gastroenterol Hepatol，2018，5(3)：289-298.

［53］Boj S. F.，Hwang C. I.，Baker L. A.，et al. Organoid models of human and mouse ductal pancreatic cancer. Cell，2015，160(1-2)：324-338.

［54］Vlachogiannis G.，Hedayat S.，Vatsiou A.，et al. Patient-derived organoids model treatment response of metastatic gastrointestinal cancers. Science，2018，359(6378)：920-926.

［55］Koike H.，Iwasawa K.，Ouchi R.，et al. Modelling human hepato-biliary-pancreatic organogenesis from the foregut-midgut boundary. Nature，2019，574(7776)：112-116.

第 5 章

呼吸系统类器官

5.1 呼吸系统类器官简介

　　呼吸系统是生物体内负责吸入气体并进行体内气体交换的系统,由上呼吸道和下呼吸道两大部分组成。上呼吸道一般指鼻腔、口腔、咽、喉;下呼吸道包括气管、各级支气管和肺(图 5-1)。呼吸系统各组成部分与功能密切相关,其中任何一部分发生障碍都将对呼吸功能产生影响。类器官作为微型体外器官模型,可以自我更新和高度模拟体内器官的结构和功能特征,是模拟体内环境的强大平台,并为研究呼吸系统疾病提供了全新的视角。本章介绍了呼吸系统及其相关类器官的发展历程,概述了鼻、咽、气管和肺等类器官用于疾病研究、药物筛选和疫苗开发的前沿进展,讨论了其面临的未来挑战,并展望了应用类器官模型研究呼吸系统疾病的前景。

人体呼吸系统

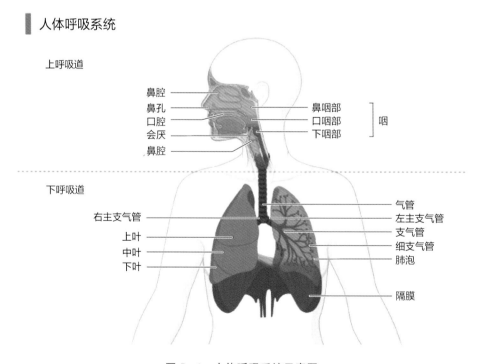

图 5-1　人体呼吸系统示意图

5.2　呼吸系统类器官的发展历程

2009 年,Sato 等在 *Nature* 论文报道了 Lgr5⁺ 的人肠道成体干细胞来源的自组织隐窝-绒毛类器官。受此启发,呼吸系统类器官领域研究呈现井喷式增长(图 5 - 2)。目前,呼吸系统中的重要组织均可以在体外构建类器官(图 5 - 3),包括鼻、扁桃体、气管、肺和肺泡等[1]。

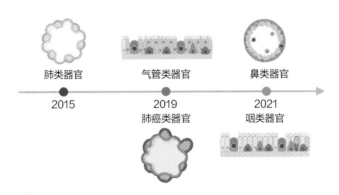

图 5 - 2　呼吸系统类器官的发展历程

呼吸组织

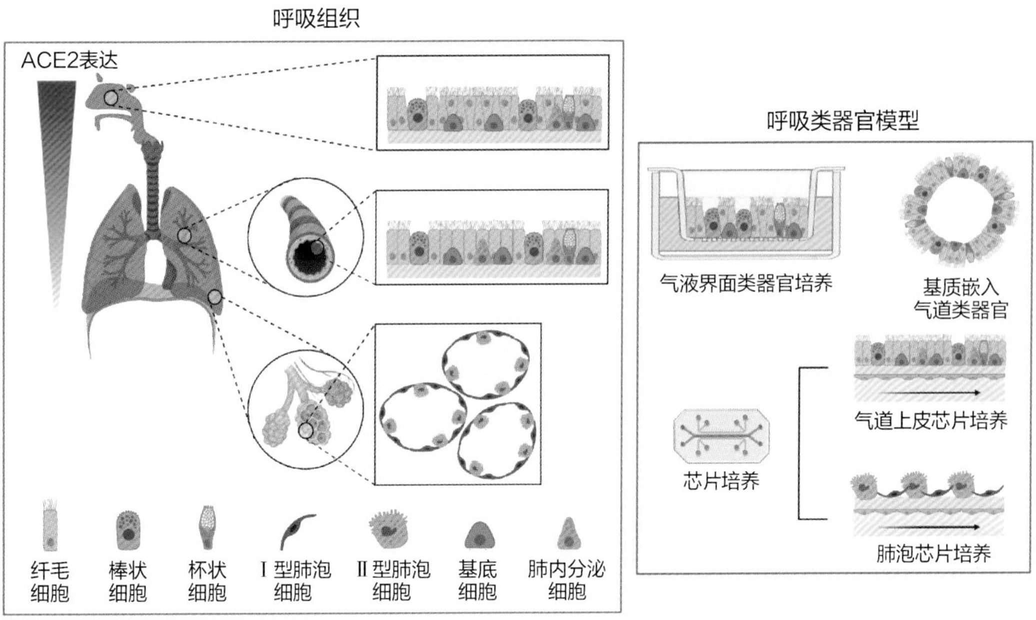

图 5 - 3　呼吸系统类器官[2]

鼻类器官随着 2019 年新型冠状病毒肺炎(COVID - 19)大流行的爆发而备受关注。Brewington 等[3]和 Gamage 等[4]使用鼻活检样本和鼻刷对鼻上皮细胞进行了建模。然而，上述方法均采用侵入性技术，通常需要医生从患者身上获取肺组织或支气管肺泡灌洗液或鼻刷，这大大限制了在治疗筛查中的应用。Rajan 等[5]构建了一种离体人鼻类器官（HNO）模型，该模型利用非侵入性技术，但保留了呼吸道上皮的结构，有效模拟了鼻腔洗涤和拭子采样，成功用来研究儿科呼吸道合胞病毒（RSV）和严重急性呼吸综合征冠状病毒 2（SARS - CoV - 2）的病原体。

扁桃体类器官模型仍比较缺乏，这归咎于难以在长期连续传代培养中维持稳定的扁桃体上皮细胞。此外，小型实验动物，如小鼠和仓鼠，由于缺乏直系同源器官，无法用于优化类器官构建。从扁桃体组织建立类器官模型有望通过应用先进技术对人源上皮干细胞进行长期 3D 培养来实现。由于类器官由不同的分化或增殖细胞类型组成，可以重构人体器官的生理条件，这种方法可能有助于了解细胞对病毒感染和抗病毒活性的反应。最近 Kim 等[6]建立了扁桃体上皮细胞衍生的类器官，其形态和分子生物学特征与人类扁桃体组织的上皮细胞相当，表明其作为 SARS - CoV - 2 感染的体外模型具有可行性。

气管类器官是模拟人类呼吸生理学能力的重要工具，通过将多能干细胞经由定形内胚层和肺祖细胞阶段分化为成熟的气管上皮而构成。转化生长因子 β（TGF - β）信号传导的激活对于多能性干细胞（PSC）向定形内胚层的初始分化至关重要[7]。一些研究保留了 D'Amour 等最初提出的 Wnt 信号激活，即通过添加 Wnt3a[8]或 Wnt 激动剂 CHIR99021[9]。其他方案将骨形态发生蛋白 4（BMP4）补充到培养基中[10]。一些研究则相反，通过提供 BMP 抑制剂 Noggin 抑制 BMP 信号传导[9]，并在分化的最后一步添加成纤维细胞生长因子（FGF），通过补充 FGF2、FGF7 和 FGF10 以及添加 BMP4 实现最有效的分化。Gotoh 等[11]通过在 3D 培养物中生长球体，构建了腹侧前肠内胚层细胞，随后从这些细胞中创建了 3D 气道结构，I 型肺泡上皮细胞（AEC1s）和 II 型肺泡上皮细胞（AEC2s）的标志物都存在于上皮结构中。最近的一项研究报道了分支形态和近端-远端分隔的外观。除了肺泡上皮细胞（AEC）外，还观察到上气道杯状细胞。经过 160 多天的培养后，类器官包含多个分支点，并且肉眼可见[12]。

肺类器官被不断改善，用作肺炎和小细胞肺癌早期表现的模型。Carraro 等[13]成功建立了大量肺上皮细胞的类器官培养方法，肺干/祖细胞在原代小鼠肺基质细胞存在的情况下，1 个月内形成了类器官。后来通过用永生化的 MLg 小鼠肺成纤维细胞（也被称为 CCL206）代替原代小鼠肺基质细胞来优化类器官培养，克服了分离原代小鼠肺成纤维细胞的困难，并将类器官培养的时间缩短到 1 周[14]。然而，并非所有肺成纤维细胞系都支持远端肺干/祖细胞的类器官培养。例如，另一个小鼠肺成纤维细胞系 CCL39，不支持远端肺干/祖细胞的类器官培养。当 MLg 细胞过度生长时，其支持远端肺干/祖细胞的能力会降低。这些发现表明，支持性成纤维细胞的分泌特性对内源性肺干/祖细胞的成功类器官培养至关重要。成纤维细胞培养物收获的条件培养基对远端肺干/祖细胞的类器官培养的支持性较差，可能是因为关键生长因子的浓度不足。当基质细胞被高浓度的 FGF10 和肝细胞生长因子取代时，远端肺干/祖细胞产生的类器官的集落形成能力很低，这表明肺泡类器官的发展需要其他生长因子。相反，分离的人远端肺上皮细胞，通常包括基底细胞,在没有间质支持的情况下产生类器官[15]。人类 PSC 衍生的Ⅱ型肺泡(AT2)细胞形成三维肺泡球,不需要供养细胞[16]。

5.3　鼻类器官

5.3.1　鼻类器官的构建

鼻咽癌(NPC)是一种恶性头颈癌,在东南亚地区发病率很高,但其发病机制尚不清楚。Ding 等[17] 使用药物基因组学,发现 NPC 亚型保持不同的分子特征、药物反应性和分级辐射敏感性。上皮癌(EC)亚型的特征是微管聚合和有丝分裂纺锤体检查点相关基因缺陷的激活,而肉瘤样癌(SC)和混合肉瘤样上皮癌(MSEC)亚型表现出丰富的上皮间质转化(EMT)和侵袭促进基因,与其形态特征密切相关。基于患者来源类器官(PDO)的药物测试确定了潜在的亚型特异性治疗方案,因为 SC 和 MSEC 亚型对微管抑制剂敏感,而 EC 亚型对 EGFR 抑制剂更敏感。同时通过联合放化疗(CRT)筛查,建议对放射敏感性较低的患者采用有效的 CRT 方案。此研究提供了一个应用药物基因组学为 NPC 亚型患者建立肿瘤个性化精准治疗的有效方法。

鼻癌类器官的构建方法是先将解离的肿瘤细胞重新悬浮在 Matrigel 溶液中,然后以每滴 30 μL 接种于预热的 24 孔培养板中。一旦细胞 - Matrigel 液滴在 37℃ 下固化,加入 400 μL/孔培养基开始连续培养。培养基每 2—3 天更新 1 次,通道每 5—10 天更换 1 次,具体取决于类器官的密度和大小。在传代类器官后,类器官 - Matrigel 液滴首先通过移液器用 0.25% 胰蛋白酶进行机械破坏,然后转移到 37℃ 以进一步解离成更小的细胞聚集体。在连续培养过程中,源自不同亚型的肿瘤类器官最终发展为两种不同的表型:EC 型和 SC 型。对于 EC 型类器官,将解离的类器官直接重新悬浮在 Matrigel 溶液中并接种和扩增。对于 SC 型类器官传代,首先将传代细胞在低黏附板中培养,使其聚集成致密的球体,然后按照 EC 型类器官培养模式对球体进一步培养。

5.3.2　鼻类器官的应用

人类上呼吸道,特别是鼻咽上皮,是呼吸道病毒的入口和主要感染部位[18]。鼻上皮中 SARS - CoV - 2 感染构成了病毒致病机制和传播性的细胞基础。然而,鼻上皮的体外模型构建十分困难。Chiu 等[19] 研究了鼻上皮的类器官培养系统。鼻类器官来源于易于获得的鼻上皮细胞,在体外能够稳定扩增超过 6 个月。长期培养的鼻器官可被诱导成为在形态和功能上模拟鼻上皮的分化鼻类器官。分化的鼻类器官充分概括了 SARS - CoV - 2 新出现的变体,比祖先毒株具有更高的传染性和复制适应性,并揭示了诸如纤毛损伤和紧密连接破坏等病毒致病机制。该研究建立了一个人鼻类器官培养系统,能够在培养板中高效重建和稳定扩展人鼻上皮,为微生物学家提供了一个简单而强大的研究工具。

由于依靠侵入性技术来获取患者样本存在局限性,Rajan 等[5]研发了一种非侵入性技术来生成人鼻类器官(HNO),作为活检衍生类器官的替代品(图 5 - 4)。利用 HNO 制作了气液界面(ALI)培养物,并评估了两种主要的人类呼吸道病毒——呼吸道合胞病毒(RSV)和 SARS - CoV - 2 的感染情况。受感染的 HNO - ALI 培养物概括了 RSV 和 SARS - CoV - 2 感染的各个方面,包括病毒脱落、纤毛损伤、先天免疫反应和黏液分泌过多。后续又评估了 HNO - ALI 呼吸道病毒模型系统的可行性,以测试帕利珠单抗(FDA 批准的一种单克隆抗体)预防 RSV 感染的功效。帕利珠单抗在基底外侧室(循环)中给药,而病毒感染发生在顶端纤毛细胞(气道)中,模拟高危婴儿严重 RSV 疾病过程。在该模型中,帕利珠单抗以浓度依赖性方式有效预防 RSV 感染。因此,HNO - ALI 模型可以作为肺类器官的替代品来研究呼吸道病毒和测试治疗方法。

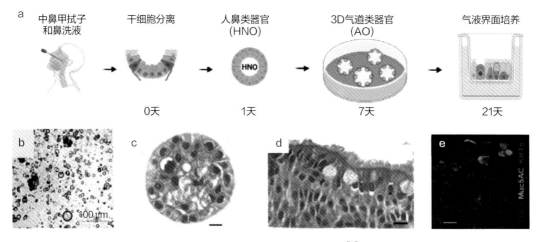

图 5 - 4 鼻类器官和气道类器官[5]

5.4 咽类器官

5.4.1 咽类器官的构建

人类淋巴组织的动物研究和外植体培养不能可靠地模拟人类疫苗反应。一种在离体培养中重新组合人类扁桃体细胞的策略有助于类器官形成[20],并提供了一种新的工具来探测人类对感染的体液免疫反应。扁桃体作为咽淋巴环中的重要组成部分,是咽类器官研究的热点。

扁桃体类器官的构建方法是先将扁桃体样品切碎并用 Dulbecco 磷酸盐缓冲盐水洗涤,然后用 1 mg/mL 胶原酶Ⅱ型在 37℃消化 2 小时。将分离的细胞包埋在 48 孔板上的

Matrigel 中，继续孵育 10 分钟以聚合基质。扁桃体类器官在 Cultrex HA‐R‐spondin1‐Fc 293T 细胞条件培养基中培养，其中添加有抗生素‐抗真菌剂、Glutamax、B27 和生长因子（50 ng/mL 重组鼠 HGF、100 ng/mL Noggin、20 nM A83‐01、50 ng/mL 人 FGF10、20 ng/mL 人 bFGF、10 μM 前列腺素 E2 和 10 mM 烟酰胺）。根据类器官的数量和大小，每 7—10 天通过在 0.25% 胰蛋白酶‐EDTA 中孵育解离类器官以完成传代。

5.4.2　咽类器官的应用

目前关于类器官的研究主要集中在宿主反应和药物筛选上。最近，Wagar 等[21] 开发了人扁桃体类器官（TO）来评估对 SARS‐CoV‐2 疫苗的体液免疫反应。特化的生发中心（GC）中滤泡辅助 T 细胞和 B 细胞之间的相互作用在抗原特异性体液反应的发展中起关键作用。通过重新聚集解离的人扁桃体组织而获得的 TO 维持扁桃体细胞组成，并支持抗原特异性抗体的产生、体细胞超突变和亲和力成熟、浆母细胞分化和类别转换重组。在使用减毒活流感疫苗进行免疫接种后，TO 分化，具有清晰的明区和暗区，这一分区对于 GC 选择至关重要。B 细胞从暗区迁移到明区，与滤泡树突状细胞和滤泡辅助 T 细胞相互作用，调节 GC 反应。

当前新冠疫情肆虐全球，咽部病毒感染是呼吸系统研究的热点方向。扁桃体是病毒感染的蓄水池，在免疫系统的第一道防线中起着重要作用。韩国抱川中文医科大学的 Kim 等[6] 建立了一种扁桃体上皮细胞衍生的类器官，并检验其作为 SARS‐CoV‐2 感染体外模型的可行性。扁桃体类器官成功再现了扁桃体上皮的主要特征，包括细胞组成、组织学性质和生物标志物分布。值得注意的是，类器官的基底层细胞表达的是 SARS‐CoV‐2 进入所需的分子，如血管紧张素转换酶 2（ACE2）、跨膜丝氨酸蛋白酶 2（TMPRSS2）和弗林蛋白酶（furin），容易受到病毒感染。扁桃体类器官基因表达谱的变化显示，在 SARS‐CoV‐2 感染后 72 小时内，与抑癌素 M 信号转导和脂质代谢相关的 395 个基因高度上调。瑞德西韦以剂量依赖性的方式抑制类器官培养上清中的病毒 RNA 拷贝数和细胞内病毒蛋白水平。该扁桃体上皮样器官可以为研究 SARS‐CoV‐2 的传染性和传播性或评估候选抗病毒药物提供一个临床前和转化研究平台。

对人体免疫系统的研究通常仅限于外周血细胞，而扁桃体作为免疫腺体正受到广泛关注。例如，位于 GC 的特化 T 和 B 细胞是产生强效抗体所需的复杂解剖结构，但在外周血中并没有发现。大多数位于 GC 的 T 辅助细胞属于 T 滤泡辅助（TFH）细胞亚群，为 B 细胞提供关键支持。真正的人 GC TFH 细胞可以从次级淋巴组织（例如扁桃体）中获得，这些组织通常通过手术切除。Schmidt 等[22] 建立了一种基于人类淋巴组织培养和人类淋巴聚集培养的方法来培养人类腺样体（咽扁桃体）离体组织，然后利用流式细胞仪进行 TFH 细胞表型分析。这种方法可在一个多功能的外植体培养系统中研究 TFH 细胞，该系统保留了原始体内三维结构，与原始组织结构中被分解的单细胞悬浮类器官培养一致。

扁桃体类器官的研究同样有助于神经系统疾病的诊断与治疗。阿尔茨海默病（AD）

神经病理过程中 β-淀粉样蛋白（Aβ）肽的产生或沉积被证明是由感染诱导的慢性炎症引起的，但致病细菌相关的 AD 相关 Aβ 的作用尚不清楚。韩国加图立大学的 Lim 等[23]验证了 Aβ 蛋白载量与细菌感染之间的相关性，以及金黄色葡萄球菌对人扁桃体炎症环境中 Aβ 蛋白载量的影响的假设。研究人员在人类扁桃体组织中检测到 Aβ 肽沉积，以及在嗅裂中发现的类似扁桃体石的组织。该研究首次证实了金黄色葡萄球菌聚集在 Aβ 沉积物周围或嵌入其中。研究人员创新性地构建了人扁桃体类器官应用于呼吸系统外器官疾病研究，发现金黄色葡萄球菌治疗上调了人扁桃体类器官和大脑类器官培养中 Aβ 蛋白的负荷，显示了金黄色葡萄球菌在 Aβ 蛋白聚集中的新作用。这些发现表明，Aβ 和致病菌可能是人类扁桃体中的治疗靶点。通过减少病原体的 Aβ 肽沉积，能够干预 AD 的发病。

5.5　气管类器官

5.5.1　气管类器官的构建

类器官是由 PSC 或 ASC 建立的三维结构。它们由器官特异性细胞类型组成，这些细胞类型通过细胞分选和空间重构的谱系进行自我组织，以产生各种组织的结构和功能特征[24,25]。类器官的发展为呼吸系统发育和疾病领域的研究提供了重要的技术支撑。从人体细胞（PSC 或 ASC）开始，可以建立肺的两个部分——气道和肺泡的模型（图 5-5）。这种类器官便于研究发育、生理和疾病，从而弥合动物模型与临床研究之间的差距[26]。

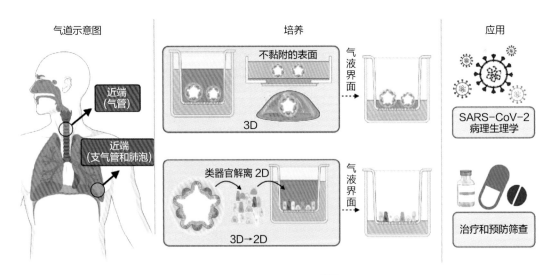

图 5-5　气管类器官[28]

建立 ASC 衍生的人气道类器官（AO）的方法是首先从患者正常肺部取少量组织，将组织消化获得细胞。随后将得到的细胞嵌入 60% Matrigel 并接种于悬浮培养板，加入

AO 培养基在 37℃ 的 5% CO_2 加湿培养箱中培养。每 2—3 周传代一次,获得 AO 类器官。

此外,Sachs 等[27]建立了一种从支气管肺泡切除术或灌洗材料中建立长期扩张的人体气道类器官的方法。假复层气道类器官由基底细胞、功能性多纤毛细胞、产生黏液的分泌细胞和分泌 CC10 的棒状细胞组成。利用来自囊性纤维化(CF)患者的气道类器官在类器官肿胀试验中评估 CFTR 功能。从肺癌切除和转移活检中建立的类器官保留了肿瘤组织病理学特征和癌症基因突变,并且可以进行药物筛选。RSV 感染通过非结构病毒 NS2 蛋白显著增加类器官细胞的运动性,并在共培养时优先招募中性粒细胞。该人气道类器官代表了遗传性、恶性和传染性肺病体外研究的通用模型。

5.5.2　气管类器官的应用

新型重组禽流感 H7N9 病毒和大流行 2009 H1N1(H1N1pdm)病毒能够引起人类感染,而禽 H7N2 和猪 H1N1 病毒分别感染鸟类和猪。目前缺乏可靠的体外模型来评估新出现的病毒对人类的传染性。Zhou 等[29]构建了一种可长期培养的 3D 人体气道类器官,可容纳四种类型的气道上皮细胞:纤毛细胞、杯状细胞、棒状细胞和基底细胞。将纤毛细胞数量增加到接近生理水平的分化条件,同时在每个类器官中都可以轻松辨别纤毛的同步跳动。此外,分化条件诱导丝氨酸蛋白酶水平升高,这对于人流感病毒和低致病性禽流感病毒的生产性感染至关重要,还为分化的气道类器官建立了改进的 2D 单层培养条件。为了证明分化的气道类器官识别人类感染性病毒的能力,应用 3D 和 2D 分化的气道类器官来评估两对已知对人类具有不同感染性的病毒,H7N9/Ah 与 H7N2 和 H1N1pdm 与从猪中分离的 H1N1 毒株(H1N1sw)。与人类感染性差的 H7N2 病毒相比,人类感染性 H7N9/Ah 病毒的复制能力更强。高度人类感染性 H1N1pdm 病毒复制到比对应的 H1N1sw 更高的滴度。该研究开发的人类气道类器官在形态和功能上模拟人类气道上皮,可用于快速评估新出现的呼吸道病毒对人类的传染性。

SARS-CoV-2 病毒主要通过呼吸道飞沫传播并感染肺部。目前广泛使用的细胞系和动物无法准确地模拟人类生理状况,其原因是细胞系易发生分化或者瘤变等异常状态,以及动物与人体存在物种差异。类器官是干细胞衍生的自组织 3D 体外培养物,可模拟天然器官的生理条件。Pei 等[30]发现 SARS-CoV-2 在人类胚胎干细胞(hESCs)衍生的肺类器官中感染并广泛复制,包括覆盖 SARS-CoV-2 在肺部的完整感染和传播途径的气道和肺泡类器官。被感染的细胞是纤毛细胞、棒状细胞和 II 型肺泡(AT2)细胞,它们分别从近端到远端气道和终末肺泡依次定位。此外,RNA-seq 揭示了细胞对病毒感染的早期反应,除了众所周知的免疫反应上调外,还包括代谢过程的意外下调,尤其是脂质代谢。此外,瑞德西韦和人类中和抗体有效抑制了肺类器官中 SARS-CoV-2 的复制。因此,人肺类器官可以作为一种病理生理模型来研究 SARS-CoV-2 感染的潜在机制,并发现和测试 COVID-19 的治疗药物。

5.6 肺类器官

5.6.1 肺类器官的构建

肺上皮来源于内胚层,它经历了一系列复杂的内胚层-中胚层介导的信号事件,以产生最终的传导气道(支气管、细支气管)和气体交换单元(肺泡)的树枝状网络。这些阶段包括内胚层诱导、前后和背腹模式、肺分化、肺出芽、分支形态发生,最后成熟。Miller等[31]将人多能干细胞(hPSC)分化为腹前前肠球体,并进一步分化为两种不同类型的类器官:人肺类器官和芽尖祖细胞类器官。由此产生的人肺类器官具有类似于发育中的人气道的支气管/细支气管的细胞类型和结构,被肺间充质和表达肺泡细胞标志物的细胞包围。芽尖祖细胞类器官具有高度增殖的多能细胞群,具有体外多向分化潜能和体内移植潜能。单层中的 hPSC 在 9—10 天的过程中被导向内胚层,然后是前肠内胚层。前肠球体自聚集并从单层中抬起以漂浮在介质中。然后将这些球体培养在 3D Matrigel 液滴中,可在 50—85 天内生成人肺类器官,芽尖祖细胞类器官可在 22 天内生成。两个 hPSC 衍生模型已以人类胎儿组织为基准,并发现其代表了人类胎儿样组织。因此,芽尖祖细胞类器官是探索上皮命运决定的理想选择,而人肺类器官可用于模拟人肺发育过程中的上皮-间充质串扰。除了在发育生物学中的应用外,人肺类器官和芽尖祖细胞类器官还可用于再生医学、组织工程以及药物安全性和功效测试。

5.6.2 肺类器官的应用

目前尚无针对慢性病组织缺陷修复的药物治疗。Wu 等[32]使用转录组学指导的药物靶点发现策略,利用与吸烟相关的慢性阻塞性肺病(COPD)和长期暴露于香烟烟雾的小鼠的基因特征,识别在肺泡上皮祖细胞中表达的药物靶点,筛选了在肺类器官中的相关功能(图 5-6)。该研究发现了几种具有再生潜力的药物靶点,其中 EP 和 IP 前列腺素受体配体在体外和体内恢复香烟烟雾诱导的肺泡上皮祖细胞缺陷方面具有最深远的治疗潜力。在机制上发现,使用单细胞 RNA 测序分析,生物钟和细胞周期/凋亡信号通路在 COPD 患者的肺泡上皮祖细胞和相关的 COPD 模型中存在差异表达,而前列腺素 E2 或前列环素模拟物可预防这种情况。EP 和 IP 受体的特异性靶向提供了 COPD 损伤修复的治疗潜力。

肺癌在个体之间表现出显著的遗传和表型异质性,推动了对个性化医疗的需求。Kim 等[33]从患者组织中建立了肺癌器官和正常支气管类器官,包括肺癌的五种组织学亚型和非肿瘤性支气管黏膜,作为代表个体患者的体外模型。肺癌类器官概括了原发性肺肿瘤的组织结构,并在体外长期扩增期间维持原始肿瘤的基因组改变。正常支气管类器官维持正常支气管黏膜的细胞成分。肺癌类器官对药物的反应基于其基因组改变:奥

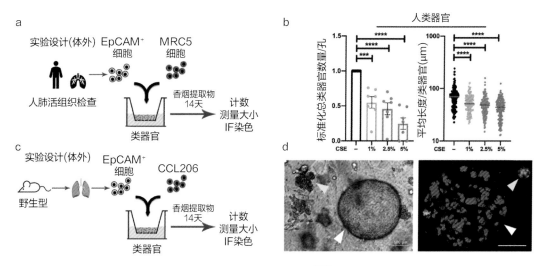

图 5 - 6　肺类器官[32]

拉帕尼的 BRCA2 突变类器官,厄洛替尼的 EGFR 突变类器官,克唑替尼的 EGFR 突变/MET 扩增类器官。考虑到从类器官建立到药物测试的时间很短,新开发的模型可能有助于通过体外患者特异性药物试验预测患者特异性药物反应。

　　虽然患者来源类器官(PDO)在预测患者对抗癌治疗反应方面的潜力已得到广泛认可,但建立 PDO 的时间长且效率低,阻碍了基于 PDO 的药物敏感性测试在临床中的实施[34](图 5 - 7)。Hu 等[35]采用机械样本处理方法从手术切除和活检的肿瘤组织中生成肺癌类器官(LCO)。LCO 概括了亲代肿瘤的组织学和遗传特征,并具有无限扩展的潜力。通过采用集成的超疏水微孔阵列芯片(InSMAR 芯片),证明了数百个 LCO 大多数可以在一周内从第 0 代样品中产生足以具有临床意义的药物反应。结果证明,为期一

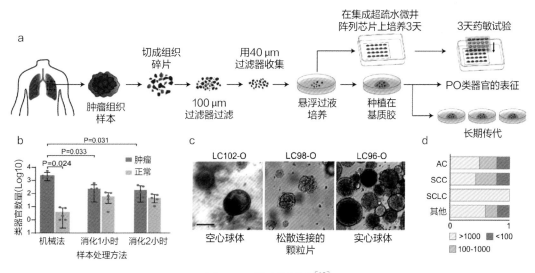

图 5 - 7　肺癌类器官[35]

周的药物测试与源自患者的异种移植物、肿瘤的基因突变和临床结果非常吻合。LCO模型与微孔装置相结合,为预测临床环境中患者特异性药物反应提供了一种技术上可行的方法。

肺类器官是模拟COVID-19的强大平台,为研究SARS-CoV-2提供了全新的视角[36]。在胚胎发育过程中,呼吸上皮细胞来自内胚层,随后产生多个隔室,包括肺泡、近端和中间气道以及呼吸道细支气管。SARS-CoV-2主要针对呼吸系统中的上皮细胞,引起严重咳嗽、黏液分泌过多和呼吸急促。在严重的COVID-19患者中,发展为肺炎,进展为急性呼吸窘迫综合征,最后发展为呼吸衰竭。肺泡、气道和支气管类器官已被广泛用于监测病毒感染、探索病理变化和确定潜在的治疗方法。呼吸类器官模型表明,纤毛细胞、棒状细胞和AT2细胞亚群(分布在气道和肺泡末端的近端到远端)易受到SARS-CoV-2感染。这些发现与COVID-19患者尸检数据一致,表明呼吸道类器官模型可以概括体内SARS-CoV-2感染。

三维体外人类远端肺培养系统将极大地促进对SARS-CoV-2引起的间质性肺病、癌症和COVID-19肺炎等病理的研究。Salahudeen等[37]开发了一种用于远端肺祖细胞的长期无饲养层、化学定义培养系统,该培养系统作为源自单个成人Ⅱ型肺泡上皮(AT2)或KRT5+基底细胞的类器官。AT2类器官能够分化成AT1细胞,基底细胞类器官形成了内衬分化的棒状细胞和纤毛细胞的管腔。对基底类器官中KRT5$^+$细胞的单细胞分析揭示了一个独特的ITGA6$^+$ITGB4$^+$有丝分裂细胞群,其后代进一步分离成TNFRSF12Ahi亚组分,约占KRT5$^+$基底细胞的10%。该亚群在末端细支气管内形成簇,并表现出良好的形成类器官的生长活性。该研究创建了具有顶端外极性的远端肺类器官,以在暴露的外表面呈现ACE2,促进SARS-CoV-2感染AT2和基础培养物,并将细胞识别为目标群体。这种人类远端肺类器官的长期、无饲养层培养,再加上单细胞分析,确定了基底细胞之间的功能异质性,并建立了一个简单的人类远端肺部感染(包括COVID-19相关性肺炎)的类器官模型。

近来,Han等[38]使用人多能干细胞开发了一种肺类器官(hPSC-LO)模型用于药物筛选。hPSC-LO(尤其是Ⅱ型肺泡细胞)可进行SARS-CoV-2感染,并在SARS-CoV-2感染后显示出强烈的趋化因子诱导,类似于在COVID-19患者中观察到的情况。这些患者中,有近25%出现胃肠道症状,使患者的身体状况更糟糕。因此,该研究还生成了互补的hPSC衍生的结肠类器官(hPSC-CO),以探索结肠细胞对SARS-CoV-2感染的反应。同时发现多种结肠细胞类型,尤其是肠上皮细胞,表达ACE2并可进行SARS-CoV-2感染。使用hPSC-LO对FDA批准的药物进行了高通量筛选,并确定了SARS-CoV-2的侵袭抑制剂,包括伊马替尼、霉酚酸和奎纳克林二盐酸盐。这些药物在生理相关水平的治疗显著抑制了hPSC-LO和hPSC-CO的SARS-CoV-2感染。这些数据表明,被SARS-CoV-2感染的hPSC-LO和hPSC-CO可以作为疾病模型来研究SARS-CoV-2感染,并有助于进行药物筛选,为识别候选COVID-19疗法提供有价值的资源。

5.7　本章小结

　　本章介绍了呼吸系统及其相关类器官的发展历程与构建技术,概述了当前应用人多能干细胞衍生的器官来研究呼吸系统疾病,以及进行药物筛选和疫苗开发的前沿进展。人类呼吸道病毒会引发多种不同程度的疾病,使用类器官平台的研究为呼吸系统疾病建模和药物发现做出了重大贡献,可了解发病机制背后的病毒-宿主相互作用,并制定有效的预防和治疗对策。然而,类器官仍然存在一些局限性,与动物模型相比,缺乏血管系统、免疫细胞和组织间通讯等。在现阶段,疫苗和药物开发仍然需要动物模型。未来,这些类器官平台将用于模拟更复杂的器官,模仿器官内相互作用,并探索致病机制。来自健康或病患供体的多种组织和类器官可以提供不同年龄、性别或种族群体、个体的病毒易感性的可靠分子评估,并为当前和未来的大流行提供个性化的治疗策略。

(张　琴)

参考文献

[1] Han Y. L. , Yang L. L. , Lacko L. A. , et al. Human organoid models to study SARS‑CoV‑2 infection. Nat Methods, 2022, 19(4): 418 - 428.

[2] Tran B. M. , Deliyannis G. , Hachani A. , et al. Organoid models of SARS‑COV‑2 infection: what have we learned about COVID‑19? Organoids, 2022, 1(1): 2 - 27.

[3] Brewington J. J. , Filbrandt E. T. , LaRosa F. J. , et al. Detection of CFTR function and modulation in primary human nasal cell spheroids. J Cyst Fibros, 2018, 17(1): 26 - 33.

[4] Gamage A. M. , K. S. Tan, W. O. Y. Chan, et al. Infection of human nasal epithelial cells with SARS‑CoV‑2 and a 382‑nt deletion isolate lacking ORF8 reveals similar viral kinetics and host transcriptional profiles. PLoS Pathog, 2020, 16(12):

[5] Rajan A. , A. M. Weaver, G. M. Aloisio, et al. The Human nose organoid respiratory virus model: an ex vivo human challenge model to study respiratory syncytial virus (RSV) and severe acute respiratory syndrome coronavirus 2 (SARS‑COV‑2) pathogenesis and evaluate therapeutics. Mbio, 2022, 13(1): e03511 - 21.

[6] Kim H. K. , Kim H. , Lee M. K. , et al. Generation of human tonsil epithelial organoids as an ex vivo model for SARS‑CoV‑2 infection. Biomaterials, 2022, 283: 121460.

[7] D'Amour K. A. , Agulnick A. D. , Eliazer S. , et al. Efficient differentiation of human embryonic stem cells to definitive endoderm. Nat Biotechnol, 2005, 23(12): 1534 - 1541.

[8] Firth A. L. , Dargitz C. T. , Qualls S. J. , et al. Generation of multiciliated cells in functional airway epithelia from human induced pluripotent stem cells. Proc Natl Acad Sci USA, 2014, 111 (17): E1723 - E1730.

[9] Konishi S. , Gotoh S. , Tateishi K. , et al. Directed induction of functional multi‑ciliated cells in proximal airway epithelial spheroids from human pluripotent stem cells. Stem Cell Rep, 2016, 6 (1): 18 - 25.

[10] Huang S. X. L. , Islam M. N. , O'Neill J. , et al. Efficient generation of lung and airway epithelial

cells from human pluripotent stem cells. Nat Biotechnol, 2014, 32(1): 84 - 91.

[11] Gotoh S., Ito I., Nagasaki T., et al. Generation of alveolar epithelial spheroids via isolated progenitor cells from human pluripotent stem cells. Stem Cell Rep, 2014, 3(3): 394 - 403.

[12] Chen Y. W., Huang S. X., de Carvalho A., et al. A three-dimensional model of human lung development and disease from pluripotent stem cells. Nat Cell Biol, 2017, 19(5): 542 - 549.

[13] Carraro G, Mulay A, Yao C, et al. Single-Cell Reconstruction of Human Basal Cell Diversity in Normal and Idiopathic Pulmonary Fibrosis Lungs. Am J Respir Crit Care Med. 2020 Dec 1; 202 (11): 1540 - 1550.

[14] Teisanu R. M., Chen H. Y., Matsumoto K., et al. Functional analysis of two distinct bronchiolar progenitors during lung injury and repair. Am J Respir Cell Mol, 2011, 44 (6): 794 - 803.

[15] Tanaka Y., Yamaguchi M., Hirai S., et al. Characterization of distal airway stem-like cells expressing N-terminally truncated p63 and thyroid transcription factor-1 in the human lung. Exp Cell Res, 2018, 372(2): 141 - 149.

[16] Jacob A., Morley M., Hawkins F., et al. Differentiation of human pluripotent stem cells into functional lung alveolar epithelial cells. Cell Stem Cell, 2017, 21(4): 472 - 488.

[17] Ding R. B., Chen P., Rajendran B. K., et al. Molecular landscape and subtype-specific therapeutic response of nasopharyngeal carcinoma revealed by integrative pharmacogenomics. Nat Commun, 2021, 12(1): 3046.

[18] Chiu M. C., Li C., Liu X., et al. Human nasal organoids model sars - cov - 2 upper respiratory infection and recapitulate the differential infectivity of emerging variants. Mbio, 2022, 13(4):

[19] Chiu M. C., Li C., X. J. Liu, et al. Human nasal organoids model sars - cov - 2 upper respiratory infection and recapitulate the differential infectivity of emerging variants. Mbio, 2022, 13 (4): e0194422.

[20] Kenter A. L., Richner J. M. Tonsil organoids: peering down the throat of human immunity. Trends Immunol., 2021, 42(5): 367 - 368.

[21] Wagar L. E., Salahudeen A., Constantz C. M., et al. Modeling human adaptive immune responses with tonsil organoids. Nat Med, 2021, 27(1): 125 - 135.

[22] Schmidt A., Baumjohann D. 3D tissue explant and single-cell suspension organoid culture systems for ex vivo drug testing on human tonsil-derived t follicular helper cells. Methods Mol Biol, 2022, 2380: 267 - 288.

[23] Lim J. Y., Lee J. E., Kim H. K., et al. Tropism of influenza B viruses in human respiratory tract explants and airway organoids. Eur Respir J, 2019, 54(2): 1900008.

[24] Bui C. H. T., R. W. Y. Chan, M. M. T. Ng, et al. Tropism of influenza B viruses in human respiratory tract explants and airway organoids. Eur Respir J, 2019, 54(2): 1900008.

[25] Li Y., Zhang Q., Li L., et al. LKB1 deficiency upregulates RELM-alpha to drive airway goblet cell metaplasia. Cell Mol Life Sci, 2022, 79(1): 42.

[26] van der Vaart J., Clevers H. Airway organoids as models of human disease. J Intern Med, 2021, 289(5): 604 - 613.

[27] Sachs N., Papaspyropoulos A., Zomer-van Ommen D. D., et al. Long-term expanding human airway organoids for disease modeling. Embo J, 2019, 38(4): e100300.

[28] de Oliveira M., De Sibio M. T., Costa F. A. S., et al. Airway and alveoli organoids as valuable research tools in COVID - 19. ACS Biomater Sci Eng, 2021, 7(8): 3487 - 3502.

［29］Zhou J., Li C., Sachs N., et al. Differentiated human airway organoids to assess infectivity of emerging influenza virus. Proc Natl Acad Sci USA, 2018, 115(26): 6822 – 6827.

［30］Pei R. J., Feng J. Q., Zhang Y. C., et al. Host metabolism dysregulation and cell tropism identification in human airway and alveolar organoids upon SARS – CoV – 2 infection. Protein Cell, 2021, 12(9): 717 – 733.

［31］Miller A. J., Dye B. R., Ferrer-Torres D., et al. Generation of lung organoids from human pluripotent stem cells in vitro. Nat Protoc, 2019, 14(2): 518 – 540.

［32］Wu X. H., Conlon Bos T., Ansari M., et al. A transcriptomics-guided drug target discovery strategy identifies receptor ligands for lung regeneration. Sci Adv, 2022, 8(12): eabj9949.

［33］Kim M., Mun H., Sung C. O., et al. Patient-derived lung cancer organoids as in vitro cancer models for therapeutic screening. Nat Commun, 2019, 10(1): 3991.

［34］Kobayashi Y., Tata A., Konkimalla A., et al. Persistence of a regeneration-associated, transitional alveolar epithelial cell state in pulmonary fibrosis. Nat Cell Biol, 2020, 22 (8): 934 – 946.

［35］Hu Y. W., Sui X. Z., Song F., et al. Lung cancer organoids analyzed on microwell arrays predict drug responses of patients within a week. Nat Commun, 2021, 12(1): 3991.

［36］Vazquez-Armendariz A. I., Heiner M., El Agha E., et al. Multilineage murine stem cells generate complex organoids to model distal lung development and disease. Embo J, 2020, 39(21): e103476.

［37］Salahudeen A. A., Choi S. S., Rustagi A., et al. Progenitor identification and SARS – CoV – 2 infection in human distal lung organoids. Nature, 2020, 588(7839): 670 – 675.

［38］Han Y. L., Duan X. H., Yang L. L., et al. Identification of SARS – CoV – 2 inhibitors using lung and colonic organoids. Nature, 2021, 589(7841): 270 – 275.

第6章

泌尿系统类器官

6.1 泌尿系统类器官简介

泌尿系统是人体生化代谢产物的重要排泄途径,还能调节水盐代谢和酸碱平衡,并产生多种具有生物活性的物质,对维持机体内环境的稳定有重要作用[1]。泌尿系统由1对肾、2条输尿管、1个膀胱和1条尿道组成。由肾产生的尿液经输尿管流入膀胱暂时贮存,当尿液达到一定量后,经尿道排出体外(图6-1)。所以,泌尿系统是造尿、输尿、贮尿、排尿器官的总称。输尿管是一对细长、可弯曲的管道,全长约20—30 cm,上连肾盂,下入膀胱,中间有3个狭窄处,是结石易滞留部位。膀胱是贮尿器官,大小、形状随着尿液多少而变化,膀胱三角在两个输尿管口和尿道内口三者连线之间,空虚时也显平滑,这里是泌尿系统肿瘤增生异常和结核病感染的常见部位[2,3]。

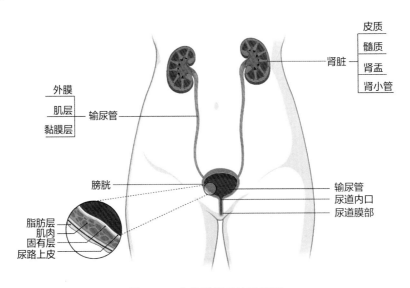

图6-1 人体泌尿系统示意图

近年来,随着类器官培养技术的不断发展和完善,泌尿系统相关类器官模型纷纷建立。本章概述了类器官培养技术在泌尿系统(图6-2),包括肾脏、输尿管、膀胱及尿道等

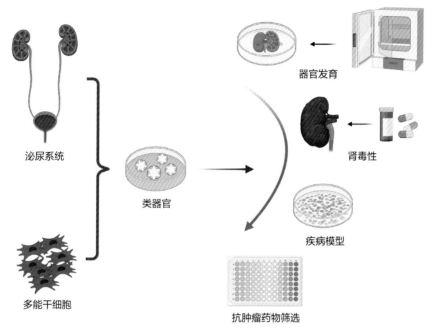

图 6‐2 类器官模型在泌尿系统中的应用

组织中的应用及研究进展,同时讨论了泌尿系统类器官模型现阶段的局限性,并对该项技术广阔的应用前景进行展望[4-6]。

6.2 泌尿系统类器官发展历程

类器官具有自我更新、重组和综合修复能力,并具有来源器官的结构和部分功能。与2D 细胞相比,3D 类器官保留了原器官的组织结构和生物信息,已被证明为目前最接近体内生理环境和临床相似度最高的体外研究模型。泌尿系统作为人体重要的组成部分,其相关的类器官模型的建立及应用也备受重视。以诱导多能干细胞(iPSCs)为来源的肾脏类器官可在体外重现部分肾脏结构与功能,推进了肾脏类器官在器官发育及组织修复、疾病建模、肾毒性检测等领域的研究[4, 5]。

自 2009 年以来,肠道类器官成功培养开创了类器官技术探究成体肠干细胞功能的成功范式,极大地促进了泌尿系统中肾脏、前列腺、膀胱等类器官领域的发展(图 6‐3)。在多能干细胞(PSCs)诱导分化为不同类型肾脏细胞的基础上,多种肾脏类器官诱导分化方案也应运而生,并且分化来源细胞多为多能干细胞(PSCs),如人胚胎干细胞(hESCs)、诱导多能干细胞(iPSCs)等。Little 团队[6]根据以往对鼠胚胎干细胞(mESCs)的培养分化经验,提出了含 activin、视黄酸或含 CHIR99021 的两种分化方案,hESCs 可同时分别分化为输尿管芽(ureteric bud,UB)和后肾间充质(metanephric mesenchyme,MM)等肾祖细胞群体。但随着肾细胞自我分化更新时间周期的逐步延长,肾单位祖细胞群体普遍出现细胞分化更新时间和更新周期分布失衡的现象。为提高肾祖细胞群体的分化效率,Morizane 等[7] 改变 CHIR99201 的作用时间,以便诱导中间中胚层(intermediate mesoderm,IM)后部更多地分化为后肾间充质(metanephric mesenchyme,MM);该方案利用完全化学定义的培养条件,无需添加任何非纯化因子,9 天内即可获得占细胞总量 80%—90% 的后肾间充质细胞群体,提高了肾单位的形成效率。由于胚胎干细胞基因组和表型较为单一,其研究常涉及伦理道德问题,而 iPSCs 与 ESCs 同为多能性干细胞,具有分化成几乎所有种类细胞的能力,现以 iPSCs 分化为肾脏类器官的培养方案居多。成体干细胞(ASCs)来源的类器官比 PSCs 来源的类器官复杂性低,培养一开始就朝着指定的器官进行分化,从而产生遗传物质稳定的后代,并且多次传代后遗传信息不变。Schutgens 等将皮质肾组织和尿液中所获取的肾成体干细胞(renal adult stem cells,RASCs),在包含 N-acetylcystein、EGF、FGF10 及 Rho 激酶抑制剂 Y 27632 等的培养基中分化成人肾上皮样类器官。RASCs 来源的肾小管类器官可在体外重现体内 3D 肾脏上皮结构,但并不能像 PSCs 那样重新分化为含有完整肾单位的肾脏类器官[8]。

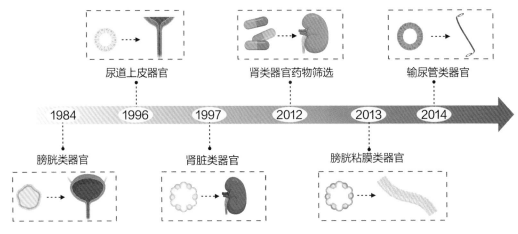

图 6 - 3 泌尿系统类器官的发展历史

研究者通过对肠道类器官培养基中所包含的生长因子种类及浓度做出适当的调整,陆续报道了前列腺及膀胱类器官的构建方法,最终可获得高度极化的三维上皮类器官。Karthaus 等[9]对肠道干细胞培养所需生长因子进行了进一步筛选和优化,从 40 例根治性前列腺切除术患者的正常组织中培养出正常前列腺类器官,发现剔除 FGF10、Noggin 或 R - spondin 不影响传代,但类器官的生成效率降低,去除 R - spondin 或 Noggin 将导致管腔细胞丧失雄激素受体(androgen receptor,AR)的表达。2019 年,Clever 实验室修改了最初为结直肠癌类器官设定的培养方案,成功地从患者手术切除的组织中建立正常及肿瘤性膀胱类器官,在培养过程中观察到来自不同患者的肿瘤类器官形态各异,但都较好地保留了原始肿瘤的组织病理学特征和肿瘤内部的异质性[10]。随着泌尿系统相关类器官模型的建立,类器官在泌尿外科疾病研究中发挥了重要作用。

6.3 肾脏类器官

6.3.1 肾脏类器官的构建

由 iPSCs 分化而来的类器官具有特定器官结构和部分器官功能[9]。根据对胚胎肾脏发育过程较为全面的理解,研究人员已经建立了 iPSCs 定向分化为肾脏类器官的多种分化方案,以期获得更接近人体器官的类器官模型(表 6-1)。Takasato 等[10]采用 CHIR99021-FGF9 方案对人 iPSCs 进行诱导,并在分化至后肾间充质(MM)阶段时包被于基质胶中继续培养;MM 可自行分化成包含集合管和节段式肾单位的肾脏类器官,将肾脏类器官的转录谱与人类胎儿肾脏组织相比较,发现其与妊娠早期的人类肾脏相似度最高。然而,该团队诱导的 UB 细胞并没有表现出分支形态,肾元祖细胞(nephron progenitors, NPs)的诱导及维持能力也未得到证实。Taguchi 和 Nishinakamura[11]利用不同剂量的 activin A/BMP 对 UB 和 NP 进行选择性诱导,将诱导输尿管芽(iUB)和诱导肾元祖细胞(iNP)与基质细胞(SN)在低吸附的 96 孔板中共培养,在 SN 和 iUB 二者的共同支持下,iUB 尖端出现正常的伸长和分叉,随着三种细胞的进一步作用,可最终诱导分化成高度有序的、与肾脏结构极为相似的高序列肾脏类器官。目前,多数培养方案不能满足肾脏各种细胞有规律的形成,包括连续性肾单位的形成及肾小球的血管化。因此,培养出的类器官无论是形态大小还是生理功能都无法做到完全模拟真实的组织器官。

表 6-1 多能干细胞(PSCs)构建肾脏类器官的诱导分化方案

方案	来源细胞	培养天数(总/至NP 或 UB)	NP 或 UB 分化步骤	NP 或 UB 分化后步骤
Litter 等[12], 2014	ESCs	不确定/17 或 18	d_{0-2}：BMP4(30)+activin A(10)$_1$ d_{2-6}：FGF9(200); d_{6-17}：FGF9(200)+BMP7(50)+RA(10^{-8}) 或 d_{0-2}：CHIR99021(8); d_{2-12}：FCF9(200); d_{12-17}：未添加生长因子	无
Morizane 等[13], 2015	ESCs		d_{0-4}：CHIR99021(8)+Noggin(5); d_{4-7}：activin A(10); d_{7-9}：FGF9(10);	d_{9-11}：FCF9(10)+CHIR99021(3); d_{11-14}：FCF9(10); d_{14-18}：撤去 FCF9(10)

续　表

方案	来源细胞	培养天数（总/至NP或UB）	NP或UB分化步骤	NP或UB分化后步骤
Taguchi 等[11]，2017	IPSCs	12.5/12.5	d_{0-1}：activin A(10)＋BMP4（1）；$d_{1-2.5}$：BMP4(1)＋CHIR99021(10)；$d_{2.5-4.5}$：RA(0.1)＋FCF9(100)＋LDN193189(100)＋SB431542(100)；$d_{4.5-6.25}$：RA(0.1)＋FCF9(100)＋CHIR99021(5)＋LDN－193189(30)；$d_{8.5-10.5}$：Y27632(10)＋RA(0.1)＋CHIR99021(3)＋GDNF(1)＋FGF1(100)＋LDN－193189(10)；$d_{10.5-12.5}$：Y27632(10)＋RA(0.1)＋GDNF(2)FGF1(100)＋CHIR99021(3)＋LDN－193189(10)	无
Low[14]，2019	iPSCs		d_{0-4}：CHIR99021(10)；d_{4-7}：未添加生长因子；d_{7-9}：FCF9(50)＋CHIR99021(3)	d_{10-13}：FCF9（50）；d_{14-20}：FCF9(50)＋CHIR99021（1）；d_{21-23}：CHIR99021(1)
Zeng 等[15]，2021	hiPSCs		d_{0-3}：CHIR99021（3）＋activin A(50)或CHIR99021（4.5）＋LDN－193189(10)；d_{3-5}：FGF2(200)＋TTNPB(0.1)＋LDN－193189(30)＋A83－01(0.2)；d_{5-7}：FGF2(200)＋TTNPB(0.1)＋LDN－193189(30)	d_{7-14}：B－27，minus vitamin A(1×)2－Mercaptoethanol(0.1)＋MEM NEAA(1×)＋KSR(3%)＋ITS(1×)＋Vasopressin(1)＋Aldosterone(100)

　　Low 等[14]通过先调节 Wnt 信号通路分子 CHIR99021 来控制肾脏近端和远端小管形成的相对比例,再进一步调节肾小球足细胞分泌血管内皮生长因子 A(VEGFA)的水平,可有效地将 hPSCs 分化为血管化的节段式肾脏类器官,并证明血管网络的分化和成熟高度依赖于足细胞分泌的 VEGFA 的水平。将培养 4 周后的血管化肾脏类器官移植到免疫缺陷的小鼠体内后,植入的肾脏类器官在足细胞和壁上皮细胞之间形成了鲍氏囊结构,并可进行初步过滤和重吸收。此外,作为肾脏的重要组成成分之一,连接肾单位的集合管的分化也同样重要。2021 年,Zeng 等[15]报道了 hPSCs 诱导产生的集合管祖细胞可在体外培养、扩增,并最终分化为成熟的集合管类器官;该类器官拥有与成体肾脏集合管相同的两种主要细胞类群:主细胞(principal cell,PC)和闰细胞(intercalated cell,IC),这为进一步研究肾脏发育提供了重要的类器官平台。

6.3.2 肾脏类器官的应用

近日,利用 PSCs 分化而来的器官修复小鼠损伤脏器已有相关报道[16]。Toyohara 等[17]首次证实了以 iPSCs 来源的部分血管化的肾脏器官移植到急性肾损伤小鼠体内后,可显著抑制血尿素氮和血清肌酐水平的升高,减轻肾小管坏死等组织病理学改变,证明肾脏类器官在组织修复和肾脏移植等方面具有巨大的应用潜力。但目前尚未有将泌尿系统类器官直接运用于人体器官的损伤修复及移植治疗的报道,可能是相关的肾脏类器官尚不具备人体器官复杂的生理结构和功能,以及尚未建立出绝对高效和完整的分化方案。

此外,肾脏类器官能够模拟肾脏实质细胞形态与功能,为药物肾毒性测试提供了更加接近人体生理的研究模型。药物肾毒性(drug-induced nephrotoxicity,DIN)是临床上不可避免的一种药物不良反应。在临床前试验阶段,通常采用人肾脏细胞系和整体动物作为药物肾毒性评价模型。肾脏细胞系与人体肾脏相比,其整体的形态和功能都发生较大的变化。而动物和人类之间的物种差异较大,导致最终的药物肾毒性测试结果可信度不高。肾小管上皮细胞表达肾毒性药物特定的靶点蛋白(如 ABCB1、ABCG2 和 SLC22 基因家族),这些靶点对某些肾毒性药物(如顺铂、庆大霉素等)有重要的重吸收作用。Morizane 等[13]利用体外诱导 iPSCs 分化的肾脏类器官的近端和远端小管测试顺铂和庆大霉素的肾毒性,分别用 5 mg/mL 的庆大霉素和 5 mmol/L 的顺铂处理 48 h 和 24 h 后,免疫组化染色显示肾损伤分子 1(kidney injury molecule 1,KIM-1)在近端及远端小管表达高度上调。此外,Kim 等[18]利用人 iPSCs 来源的肾脏类器官,在体外测试了他克莫司的肾毒性。他克莫司处理过的肾脏类器官近端小管细胞中含有大量空泡,并出现氧化应激行为、线粒体功能障碍及自噬活性增强。迄今为止,基于肾脏类器官测评的肾毒性药物数量远远低于临床上常见的肾毒性药物,并且对于肾单位的不同节段的药物肾毒性的评测更是少之又少。如要评估肾脏类器官模型在肾毒性筛选及临床前药物测试中是否具有应用价值,必须建立功能更全面、分化结果更稳定的肾脏类器官,并对有肾毒性的药物以及无肾毒性的药物均进行测试。

同样地,类器官作为一种新兴的 3D 体外细胞模型,与体内的来源组织或器官的结构和基因组高度相似,可用于构建泌尿系统的多种疾病模型,包括遗传性肾病模型、药源性肾损伤模型、感染性肾病模型、癌症模型等,研究疾病的发病机制(图 6-4)。

6.4 输尿管类器官

6.4.1 输尿管类器官的构建

输尿管上接肾盂,下连膀胱,是一对细长的管道,呈扁圆柱状,管径平均为 0.5—

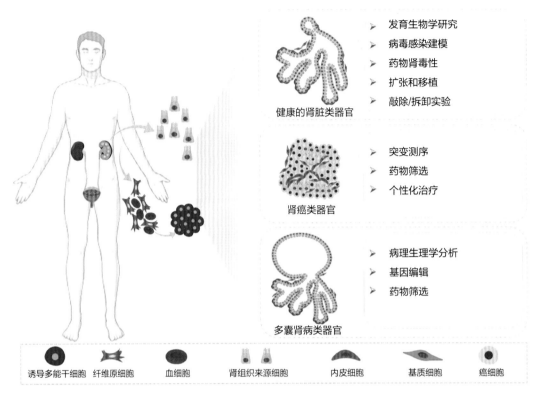

图 6-4　肾脏类器官技术的潜在应用

0.7 cm。成人输尿管全长 25—35 cm,位于腹膜后,沿腰大肌内侧的前方垂直下降进入骨盆。输尿管有三个狭窄部:一个在肾盂与输尿管移行处(输尿管起始处),一个在越过小骨盆入口处,最后一个在进入膀胱壁的内部。这些狭窄是结石、血块及坏死组织容易停留的部位。这种内有(管状)空腔,壁由黏膜、黏膜下层、肌层、外膜构成,呈内膜、中层、外膜组成的"三明治"式结构的膜管状器官的三维组织结构相对简单,因此此类器官的组织工程化构建相对容易[15,19]。

近日,南加州大学凯克医学院(Keck School of Medicine)的团队研究了在早期肾脏发育中起重要作用的输尿管芽祖细胞(ureteric bud progenitor cells,UPCs)。首先使用小鼠 UPCs,然后使用人类 UPCs,研究人员开发出分子混合物,促使细胞形成类似输尿管芽的类器官——最终形成集合管系统的分支管,通过浓缩和输送尿液来帮助维持体液和 pH 平衡。研究人员还成功地发现了一种不同的分子混合物,可以诱导人类干细胞发育成输尿管芽器官。这种分子混合物可以促使输尿管芽类器官从小鼠 UPCs 或人类干细胞中生长出来,可靠地发育成更为成熟和复杂的集合管类器官。

6.4.2　输尿管类器官的应用

人类、小鼠输尿管芽类器官也可以通过基因工程来模拟导致疾病的突变,为了解肾脏问题以及筛选潜在的治疗药物提供更好的模型。例如，研究人员敲除了一个基因，建立了一个肾和尿路先天性异常的类器官模型，称为 CAKUT。

除了作为疾病模型外，输尿管芽类器官也可能被证明是合成肾的一个重要部分。为了探索这种可能性，研究人员将小鼠输尿管芽类器官与小鼠的其他细胞相结合，形成肾单位的祖细胞，肾单位是肾脏的过滤单位。在将实验室培育的输尿管芽的尖端插入一群 NPCs 后，观察到了一个广泛的分支管网络的生长，使人联想到一个集合管系统与未发育的肾单位融合。其工程小鼠肾脏在肾单位和集合管之间建立了连接，这是未来建立功能器官的一个重要里程碑。

6.5　膀胱类器官

6.5.1　膀胱类器官的构建

膀胱是储存尿液的肌性囊状器官，其形状、大小、位置和壁的厚度随尿液充盈程度而异。空虚的膀胱呈三棱锥体形，分为尖、体、底和颈四部分。膀胱尖朝向前上方，由此沿腹前壁至脐之间有一褶襞为脐正中韧带。膀胱尖与膀胱底之间为膀胱体。膀胱的最下部为膀胱颈，与男性的前列腺和女性的盆膈相毗邻。膀胱内面被黏膜覆盖，当膀胱壁收缩时，黏膜聚集成皱襞，称膀胱襞。而在膀胱底内面，有一个三角形的区域，位于左、右输尿管口和尿道内口之间，此处膀胱黏膜与肌层紧密相连，缺少黏膜下层组织，无论膀胱扩张或者收缩，始终保持平滑，称为膀胱三角。膀胱三角是肿瘤、结核、炎症的好发部位[20-22]。

膀胱癌是指发生在膀胱黏膜上的恶性肿瘤，是泌尿系统最常见的恶性肿瘤，也是全身十大常见肿瘤之一。2012 年全国肿瘤登记地区膀胱癌的发病率为 6.61/10 万，列恶性肿瘤发病率的第 9 位。膀胱癌可发生于任何年龄，甚至于儿童。其发病率随年龄增长而增高，高发年龄 50—70 岁。男性膀胱癌发病率为女性的 3—4 倍。2004 年世界卫生组织（WHO）《泌尿系统及男性生殖器官肿瘤病理学和遗传学》尿路系统肿瘤组织学分类中，膀胱癌的病理类型包括膀胱尿路上皮癌、膀胱鳞状细胞癌、膀胱腺癌，其他罕见的还有膀胱透明细胞癌、膀胱小细胞癌、膀胱类癌。其中最常见的是膀胱尿路上皮癌，约占膀胱癌患者总数的 90% 以上，通常所说的膀胱癌就是指膀胱尿路上皮癌，既往被称为膀胱移行细胞癌。

多细胞肿瘤模型是由放射生物学家在 20 世纪 70 年代初引入的，即使用癌细胞系形成球状体。从方法论的角度来看，球形癌症模型可分为四组：① 多细胞肿瘤球状体，在非黏附条件下由单细胞悬浮液形成；② 肿瘤球，是由补充生长因子的无血清培养基中癌症干细胞（CSC）增殖而形成的；③ 癌组织起源球状体（CTOS），在肿瘤组织部分解离后形成；④ 有机型多细胞类器官，切成小块后产生的肿瘤组织。这四组中，有两个来自单细胞悬浮液，两个来自肿瘤组织。近年来，其他类型的 3D 模型已经被陆续报道（图 6-5）。

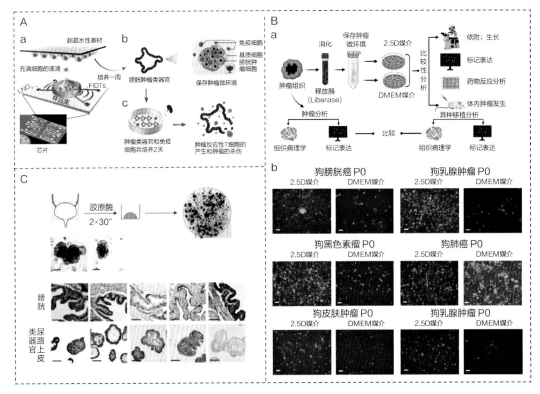

图 6-5 膀胱肿瘤类器官的构建

(A) 膀胱肿瘤类器官形成的示意图[23];(B) 2.5D 类器官细胞生成的示意图[24];(C) 小鼠膀胱类器官培养程序示意图[21]。

30 多年前,肿瘤类器官领域发展的早期出现了一个标志性事件,Mina Bissel 的研究小组[25]开发了富含层粘连蛋白的凝胶培养物,并阐明了细胞外基质对乳腺癌基因表达的影响。最近,Clevers 的研究小组[26]建立了具有隐窝-绒毛结构的肠道类器官。然后将该方法扩展到其他器官和不同的肿瘤类型,包括肝脏、前列腺、肺和胰腺。在癌症研究中,这种方法已被用于鉴定和培养癌症干细胞以及功能测定和药物测试。肿瘤类器官已经从常规癌细胞系、人类肿瘤手术标本和人源肿瘤异种移植模型(PDX)中建立。这些类器官可以从单个细胞、细胞簇或肿瘤碎片中产生。

6.5.2 膀胱类器官的应用

膀胱癌类器官最近被视为研究分子肿瘤特征和细胞动力学的工具(图 6-6)[27]。在膀胱癌类器官的早期,许多研究使用已建立的癌细胞系作为类器官的来源。近年来,相关研究报道的数量、规模和分析的深度都有所增加[28]。尽管如此,仍然缺乏对正在使用的不同方法以及它们如何影响类器官模型的组成和动力学的全面评估。此外,不同的样品处理方法和培养方法可能会选择不同的细胞群或生成代表不同肿瘤亚型的模型。考虑到类器官在功能测定及药物筛选中的潜在用途,需要对现有文献进行系统汇总和深入剖析,

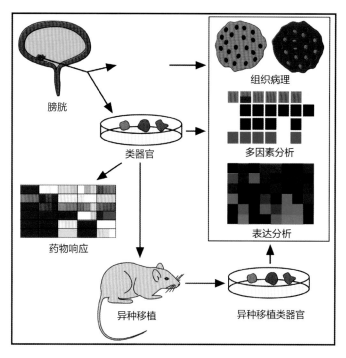

图 6‐6 膀胱癌类器官模型在肿瘤进化和药物筛选中的应用

为未来研究提供理论依据和实验基础。

已有文献报道显示,在膀胱癌器官的建立中主要使用了三种方法(图 6‐7)。第一种方法是在悬浮聚集培养物中生长小细胞簇或单细胞,或将其包埋在富含层粘连蛋白的细胞外基质(ECM)凝胶中。最常见的培养基由 DMEM/F‐12 培养基或补充有生长因子和分化以及细胞死亡抑制剂的高糖 DMEM/F‐12 组成。除此之外,实验室也经常使用胎牛血清(FBS)或不同生长因子组合的 RPMI 和干细胞培养基也成功被使用。这些是针对人类干细胞或其他哺乳动物细胞在无血清和饲养层条件下的生长和扩增而优化的培养基配方。培养前,原代组织解离的程度和持续时间差异很大。第二种方法类似于外植体模型,该方法简单地将癌症组织切割成 0.3—0.5 mm 的碎片,并将其放在琼脂包被的组织烧瓶中培养,培养基中补充有 FBS 和过量的非必需氨基酸。第三种方法是从大量肿瘤样本中建立气液界面类器官,至少包括一个来自膀胱癌的样本。在第一种方法中,将样品切碎,重悬于 I 型胶原中,并在预固化的胶原凝胶上分层。然后转移至含有干细胞培养基的细胞培养皿中[29]。第二种方法中,在肿瘤组织部分解离后建立膀胱癌球体,维持对结直肠癌球体的细胞接触[30]。这种方法产生的培养物通常被称为癌组织起源球状体(CTOS)。酶和解离的持续时间因研究而异(25—120 min)。保留在过滤器上的组织片段用于类器官培养,其余弃去。然后将细胞簇与干细胞培养基(无 FBS 并辅有生长因子)在悬浮液中培养,24 小时后转移到基质中,例如细胞矩阵、胶原、基质胶或 BME。这种方法还与微室培养相结合,以促进气体和营养物质的交换以及药物的扩散。第三种方法包括

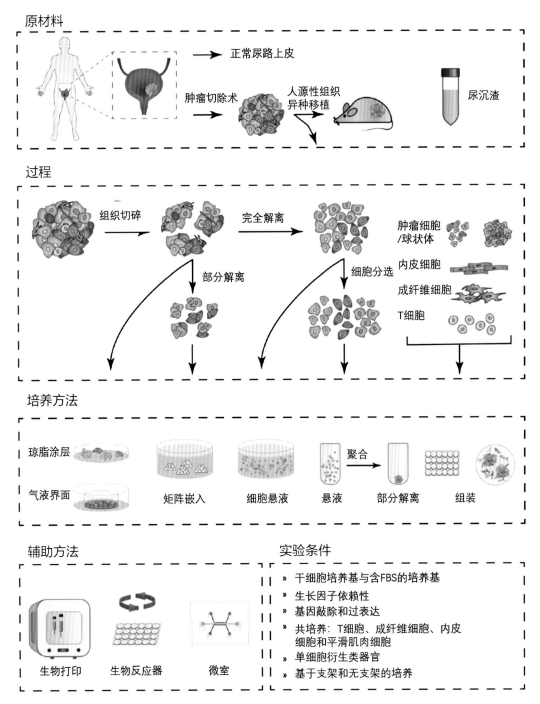

图 6 - 7　从正常尿路上皮和膀胱癌细胞建立类器官模型的不同方法

PDX：人源肿瘤异种移植模型[29]

肿瘤的部分或完全解离,培养一段时间后,采用过滤后较小的细胞簇或仅单个细胞[31]。解离后,将细胞在干细胞培养基或含 FBS 的培养基中带或不带基质培养。在锚定策略中,自由漂浮的肿瘤球在低黏附条件下形成,促进细胞-细胞黏附和聚集体的形成。当嵌入细胞基质中时,单个细胞仍然可以在解离后立即聚集在一起形成多克隆结构,或者从单个克隆中形成类器官。最常见的方法是使用 50% 或更高的细胞基质进行包埋,但也使用了浓度低至 2%—5% 的基质胶。

在比较分析中,类器官概括了亲本肿瘤的形态和遗传特征[20],形态学外观被描述为实体或含腔的圆球状,并且具有光滑或不规则的边界。在机械切除原发组织而不解离后建立的类器官保留了表达维门汀和 SMA 的整合基质。无论解离程度如何,在使用酶解离的方法中均未观察到这些细胞的存在。免疫组化和转录组学分析显示,来自临床样本和 PDX 模型的基质标志物(包括 CD45 和 CD31)均呈阴性。类器官由表达上皮标志物(如 EpCAM 和 E-钙粘蛋白)的细胞组成,并且可以显示不同的肿瘤细胞表型。在从细胞簇和单细胞建立的类器官中均观察到细胞黏附分子和整合素的表达。一些研究分析了类器官肿瘤细胞表型,并报告了类器官和原发性肿瘤之间的高度一致性[20]。此外,类器官显示出基底样或腔状表型的特征,并且由具有不同分化水平的细胞组成。在来自不同肿瘤类型的大型类器官系队列中,一些类器官在不同的细胞层中同时表达 KRT5 和 KRT20 或具有更显性的细胞类型,而 TP63 和 CD44 在正常和肿瘤衍生的类器官中普遍表达[21]。在某些情况下,从同一患者获得的类器官系在分化方面可能具有不同的特征。通过 RT-qPCR 确认了具有清晰腔或基底样亚型的不同类器官系。然而,在这些培养物中,亚型是否随时间的推移而继续保持,尚无相关研究。

Lee 等[20]研究了培养过程中的表型稳定性,其中从非侵袭性和侵袭性肿瘤中建立了22 个类器官系。用一组基础和腔内抗体进行免疫染色表明,大约 36% 的类器官系具有很强的表型稳定性,而第二组(64%)在类器官培养中具有提示向基础表型过渡的变化。这些变化与病理学、突变谱、变异等位基因分数的修饰或药物反应没有相关性。相反,它们经常在异种移植物中恢复,提示细胞可塑性。在后来的一份报告中,Cai 等[27]比较了一种化疗耐药的肌层浸润性膀胱癌(MIBC)和相应类器官系的早期和晚期 PDX 肿瘤的传代。晚期传代 PDX 和类器官系统都对参与细胞分化、组织发育和细胞死亡的基因进行了下调。表达谱和分子分类将原发性肿瘤、各自的 PDX 肿瘤和类器官确定为基础/鳞状亚型(Ba/Sq)。然而,晚期传代类器官被分配到神经内分泌样(NE 样)亚型,反映了基底角蛋白和腔内标记物表达的减少。Kim 等[18]通过将上皮细胞、成纤维细胞和内皮细胞组合,在共培养的背景下,研究了分子表型的变化。在这项研究中,从 MIBC 建立的肿瘤类器官的单一培养表明,基底类器官保持其表型,但腔内肿瘤类器官随着时间的推移获得了基础表型。这种腔到基底的转变在与癌症相关成纤维细胞(CAF)共培养中被阻止。该平台认为 FOXA1-BMP 是分子切换的关键参与者。虽然其组织学类型并不常见,但可勉强视为类器官。将 PDX 模型中的 NEBC 样品解离并在超低黏附烧瓶中的无血清培养基中培养。PDX 肿瘤和球状体均表达 CD56 和突触,与原发肿瘤一致。培养的细胞呈 CD47、

CD24、CD147、MET 阳性；呈 CD44、CD87、CD133、CD26 阴性；并在体内保留致瘤电位。进一步的分析强调了干细胞生长因子/ MET 在体外对 NEBC 生长的作用，并作为潜在的治疗靶点。

组织-类器官对的体细胞突变谱和染色体畸变高度保守，并且在连续传代后保留。在 Lee 等的研究中，类器官系和各自亲本肿瘤的突变谱显示出高度一致性，11 个类器官系的突变率超过 80%，只有 4 个类器官系的突变率小于 60%。类器官系的突变谱显示了膀胱癌中常见的表观遗传调节因子的常见遗传改变。此外，还观察到 *FGFR3*、*STAG2*、*ERBB2*、*EGFR*、*TP53* 和 *RB1* 等基因的突变。对原发性肿瘤突变与早期和晚期类器官传代的深度测序和比较表明，基因型在很大程度上得以保留。然而，还注意到在类器官和异种移植物之间连续传代和转化过程中的克隆进化。此外，*TP53* 和 *FGFR3* 的突变状态与对 MDM2 抑制的反应和生长因子独立性相关。总体而言，现有数据表明肿瘤细胞形态和遗传特征保留在类器官培养物中。类器官的基因表达谱在分子亚型和细胞组成方面也类似于亲本肿瘤。然而，在某些情况下，类器官培养物中的基因表达谱发生了变化，特别是那些来自具有腔表型的肿瘤的细胞，但这种变化是可逆的。

到目前为止，缺乏表征良好且易于扩展的肿瘤模型阻碍了膀胱癌靶向治疗和精准医学的发展。膀胱癌类器官显示出与原代组织的高度遗传和表型一致性，并已成为临床前研究中概括肿瘤生物学的工具，可作为药物发现的平台，并可促进未来精准医学的发展。生物工程技术的进步，如微流体设备、生物打印机和成像，可能会进一步规范和扩大类器官的应用。

6.6 尿道类器官

6.6.1 尿道类器官的构建

传统意义上，使用 2D 培养物和遗传小鼠模型已经鉴定出参与尿路上皮增殖/分化的几个关键转录因子网络。PPARγ 在整个胚胎发育过程中在尿路上皮中表达，也在成人体内表达，并且已被证明通过调节 FOXA1、KLF5 和 EGFR 信号参与扩散和分化[33]。研究表明，EGFR 抑制可以增强 PPARγ 激动剂的活性，并上调尿路上皮分化标志物的表达[34]。视黄酸信号传导在发育过程中尿路上皮细胞的分化和成人膀胱损伤后的组织再生中也起着重要作用[35]。然而，这些途径在尿路上皮分化中的作用尚不完全清楚，部分原因是缺乏使正常细胞持续增殖的方法。

尿路上皮由三种细胞类型（基底、中间和伞状）组成，分为 3—7 层，具有相当大的物种相关变异[36]。在小鼠中，基底细胞很小，呈长方体，并表达 CD44 和 KRT5；其部分表达 KRT14 并具有干细胞特性。中间细胞较大，表达 KRT5、KRT8、KRT18 和尿素 UPK1a、1b、2、3a 和 3b。伞状细胞最大，是多核、高度专业化的细胞，表达高水平的尿素和 KRT202[37]。

伞状细胞通过紧密连接水、电解质和尿素,构成生理屏障,负责阻碍细胞旁通路;其他尿路上皮细胞类型在屏障功能中的作用尚未得到证实。与皮肤表皮不同,尿路上皮的周转非常缓慢,它保留了在损伤时恢复上皮完整性的强大能力。

6.6.2　尿道类器官的应用

近年来,3D 类器官已成为研究上皮分化的分子和细胞基础的有力工具,便于进行一致的培养和永久化。类器官来源于能够通过细胞分选和谱系承诺以体内方式进行自我更新和自我组织的细胞。现阶段的研究主要集中在来源简单的上皮类器官上,深入探究尿路上皮类器官对了解尿路上皮生物学的潜力具有重大意义。Catarina P. Santos 等[38]建立并表征了健康组织来源的小鼠尿路上皮类器官,表明 CD49f/整合素 α6(ITGA6)高表达表征含有能够作为类器官自我延续的干细胞的尿路上皮细胞群。该研究定义了其对生长和分化的要求,并展示了其功能特性,包括屏障的形成。使用批量转录组学,确定了 Notch 途径在尿路上皮分化中的作用。scRNA - Seq 揭示了基底增殖、中间和腔内泌尿上皮细胞的基因表达特征。该分析进一步支持 Notch 靶基因的表达在尿路上皮分化过程中被短暂激活(图 6 - 8)。所得类器官应促进和加速膀胱疾病的分子病理生理学研究,包括上皮细胞与病原体的相互作用以及参与尿路上皮恶性转化的机制。

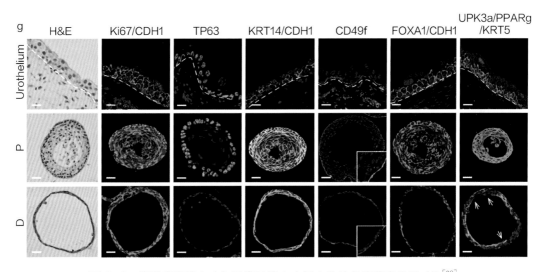

图 6 - 8　类器官尿路上皮与正常尿路上皮标志物的免疫荧光分析对比[38]

尿路上皮类器官分化过程的阐明,取决于尿路上皮特征标志物的表达以及全局转录组学分析。生长因子去除导致基础特征基因的下调,包括表皮皮肤转录本以及尿素和紧密连接成分的下调[20]。实验显示,尿空斑蛋白异常表达,这是由于缺乏形态学上可区分的伞状细胞以及缺乏表达 KRT20 的细胞。通过实验结果可以推测,膀胱壁扩张所涉及的机械力以及体外暴露于尿液等可能还有助于伞状细胞的形成及其特征性终末分化程序的激活。尽管缺乏伞状细胞,但转录组学分析提供了激活生理相关基因表达程序的证据,该过程形成非渗透性的类器官,这可以通过使用 FITC-葡聚糖的功能测定来证实。有趣的是,RNA-Seq 揭示了在增殖和分化条件下编码 Claudin 家族成员的转录本的差异表达。这些发现表明了伞状细胞以外的细胞对屏障功能的贡献,尽管体外研究报告不能直接与体内情况进行比较。此外,Claudins 蛋白家族成员和其他紧密连接蛋白有助于细胞-细胞黏附以外的其他过程。

6.7 本章小结

泌尿系统相关类器官模型的建立及发展给泌尿外科领域的研究带来了光明前景。干细胞来源的肾脏类器官可用于器官发育、组织修复、药物肾毒性测评及疾病模型的构建,为发育生物学、再生医学和药物发现提供了重大机遇,但仍存在许多问题呕待解决:① 不同分化方案所培养出的肾脏类器官的结构、功能、成熟度方面存在较大差异,通过控制不同肾元细胞前体细胞占比和分化顺序,对现存的肾脏类器官分化方案进行完善和优化,可提高成熟肾单元所占比例;② 肾脏类器官中血管网络分化不足,血管系统的缺乏将导致无法在体外模拟肾脏的血液过滤、重吸收和尿液生成等关键功能,也无法实现局部肾组织修复及肾脏移植再生。在精准医疗的时代,肿瘤体外药敏检测是实现患者个体化治疗的重要研究方向。基于泌尿系统膀胱等肿瘤类器官生物库的建立,研究人员已证实现有的泌尿系统肿瘤类器官模型可较为准确地预测患者对临床治疗的反应,并为下一步患者耐受性的出现以及耐受性背后的机制研究提供了模型储备。肿瘤类器官模型应用受限的原因主要有以下几个方面:① 无法重现完整的肿瘤微环境;② 临床可用的供体组织少且质量难以控制;③ 为进行高通量药物筛选,需长时间的体外培养和扩增。

随着 3D 生物打印技术的日趋完善,生物打印与类器官培养这两种"朝阳技术"的完美结合,为泌尿系统不同组织来源的类器官所面临的困境及挑战带来了新的机遇。Izadifar 等[39]利用 3D 打印芯片技术,诱导形成了一个贯穿肾脏类器官的连通的血管网络,这为肾脏类器官血管化的进一步研究提供了参考。此外,Shin 教授带领其团队提出了"类组装体"这一新概念,通过人体正常干细胞和肿瘤细胞分别与肿瘤微环境中的各种间质细胞进行重组,构建出与人体膀胱相近的"类组装体",为肿瘤类器官中肿瘤微环境的重塑提供了一种可行的方案,也为后续肿瘤类器官在侵袭、转移等方面的研究铺平了道路[18]。另外,Fang,G 等[40]利用微流控芯片,最快可在一周内获得肺肿瘤类器官的药敏预测结果,大幅降低样本消耗量和培养时间,这为泌尿系统肿瘤类器官在短时间内获得患者的药物预测结果提供了技术支持。

截至目前,从正常或疾病组织中建立的类器官模型,在转化医学和临床个体化治疗上都扮演着越来越重要的角色,这项技术无论是在泌尿系统疾病还是在其他疾病研究领域中都将有更为广阔的应用前景。

(王秀惠)

参考文献

［1］de Groat W. C. , D. Griffiths, N. Yoshimura. Neural control of the lower urinary tract. Compr Physiol, 2015, 5(1): 327 – 396.

［2］Panicker J. N. , C. J. Fowler, T. M. Kessler. Lower urinary tract dysfunction in the neurological patient: clinical assessment and management. Lancet Neurol, 2015, 14(7): 720 – 732.

［3］Stone L. Mapping the male urogenital system. Nat Rev Urol, 2020, 17(3): 132.

［4］Sachs N. , J. de Ligt, O. Kopper, et al. A Living Biobank of Breast Cancer Organoids Captures Disease Heterogeneity. Cell, 2018, 172(1 – 2): 373 – 386. e310.

［5］Trujillo C. A. , A. R. Muotri. Brain Organoids and the Study of Neurodevelopment. Trends Mol Med, 2018, 24(12): 982 – 990.

［6］Taguchi A. , R. Nishinakamura. Higher-Order Kidney Organogenesis from Pluripotent Stem Cells. Cell Stem Cell, 2017, 21(6): 730 – 746. e736.

［7］Morizane R. , A. Q. Lam, B. S. Freedman, et al. Nephron organoids derived from human pluripotent stem cells model kidney development and injury. Nat Biotechnol, 2015, 33(11): 1193 – 1200.

［8］Nishinakamura R. Human kidney organoids: progress and remaining challenges. Nat Rev Nephrol, 2019, 15(10): 613 – 624.

［9］Grönholm M. , M. Feodoroff, G. Antignani, et al. Patient-Derived Organoids for Precision Cancer Immunotherapy. Cancer Res, 2021, 81(12): 3149 – 3155.

［10］LeSavage B. L. , R. A. Suhar, N. Broguiere, et al. Next-generation cancer organoids. Nat. Mater. , 2022, 21(2): 143 – 159.

［11］Astashkina A. I. , C. F. Jones, G. Thiagarajan, et al. Nanoparticle toxicity assessment using an in vitro 3 – D kidney organoid culture model. Biomaterials, 2014, 35(24): 6323 – 6331.

［12］Li L. , P. Galichon, X. Xiao, et al. Orphan nuclear receptor COUP-TFII enhances myofibroblast glycolysis leading to kidney fibrosis. EMBO Rep, 2021, 22(6): e51169.

［13］Takasato M. , P. X. Er, M. Becroft, et al. Directing human embryonic stem cell differentiation towards a renal lineage generates a self-organizing kidney. Nat Cell Biol, 2014, 16(1): 118 – 126.

［14］Low J. H. , P. Li, E. G. Y. Chew, et al. Generation of Human PSC-Derived Kidney Organoids with Patterned Nephron Segments and a De Novo Vascular Network. Cell Stem Cell, 2019, 25(3): 373 – 387. e379.

［15］Zeng Z. , B. Huang, R. K. Parvez, et al. Generation of patterned kidney organoids that recapitulate the adult kidney collecting duct system from expandable ureteric bud progenitors. Nat. Commun. , 2021, 12(1): 3641.

［16］Li Z. , T. Araoka, J. Wu, et al. 3D Culture Supports Long-Term Expansion of Mouse and Human Nephrogenic Progenitors. Cell Stem Cell, 2016, 19(4): 516 – 529.

［17］Jansen J. , K. C. Reimer, J. S. Nagai, et al. SARS – CoV – 2 infects the human kidney and drives fibrosis in kidney organoids. Cell Stem Cell, 2022, 29(2): 217 – 231. e218.

［18］Kim E. , S. Choi, B. Kang, et al. Creation of bladder assembloids mimicking tissue regeneration and cancer. Nature, 2020, 588(7839): 664 – 669.

［19］Sallam M. , J. Davies. Connection of ES Cell-derived Collecting Ducts and Ureter-like Structures to Host Kidneys in Culture. Organogenesis, 2021, 17(3 – 4): 40 – 49.

［20］Lee S. H. , W. Hu, J. T. Matulay, M. V. Silva, et al. Tumor Evolution and Drug Response in Patient-Derived Organoid Models of Bladder Cancer. Cell, 2018, 173(2): 515 – 528. e517.

[21] Mullenders J., E. de Jongh, A. Brousali, et al. Mouse and human urothelial cancer organoids: A tool for bladder cancer research. Proc Natl Acad Sci U S A, 2019, 116(10): 4567 - 4574.

[22] Tan P., M. Wang, A. Zhong, et al. SRT1720 inhibits the growth of bladder cancer in organoids and murine models through the SIRT1 - HIF axis. Oncogene, 2021, 40(42): 6081 - 6092.

[23] Gong Z., L. Huang, X. Tang, et al. Acoustic Droplet Printing Tumor Organoids for Modeling Bladder Tumor Immune Microenvironment within a Week. Adv Healthc Mater, 2021, 10 (22): e2101312.

[24] Abugomaa A., M. Elbadawy, M. Yamanaka, et al. Establishment of 2. 5D organoid culture model using 3D bladder cancer organoid culture. Sci Rep, 2020, 10(1): 9393.

[25] Bissell D. M., D. M. Arenson, J. J. Maher, et al. Support of cultured hepatocytes by a laminin-rich gel. Evidence for a functionally significant subendothelial matrix in normal rat liver. J Clin Invest, 1987, 79(3): 801 - 812.

[26] Sato T., R. G. Vries, H. J. Snippert, et al. Single Lgr5 stem cells build crypt-villus structures in vitro without a mesenchymal niche. Nature, 2009, 459(7244): 262 - 265.

[27] Cai E. Y., J. Garcia, Y. Liu, et al. A bladder cancer patient-derived xenograft displays aggressive growth dynamics in vivo and in organoid culture. Sci Rep, 2021, 11(1): 4609.

[28] Yu L., Z. Li, H. Mei, et al. Patient-derived organoids of bladder cancer recapitulate antigen expression profiles and serve as a personal evaluation model for CAR-T cells in vitro. Clin Transl Immunology, 2021, 10(2): e1248.

[29] Neal J. T., X. Li, J. Zhu, et al. Organoid Modeling of the Tumor Immune Microenvironment. Cell, 2018, 175(7): 1972 - 1988. e1916.

[30] Kondo J., H. Endo, H. Okuyama, et al. Retaining cell-cell contact enables preparation and culture of spheroids composed of pure primary cancer cells from colorectal cancer. 2011, 108(15): 6235 - 6240.

[31] Yoon W. H., H. R. Lee, S. Kim, et al. Use of inkjet-printed single cells to quantify intratumoral heterogeneity. Biofabrication, 2020, 12(3): 035030.

[32] Medle B., G. Sjödahl, P. Eriksson, et al. Patient-Derived Bladder Cancer Organoid Models in Tumor Biology and Drug Testing: A Systematic Review. Cancers (Basel), 2022, 14(9): 2062.

[33] Moad M., D. Pal, A. C. Hepburn, et al. A novel model of urinary tract differentiation, tissue regeneration, and disease: reprogramming human prostate and bladder cells into induced pluripotent stem cells. Eur Urol, 2013, 64(5): 753 - 761.

[34] Varley C. L., J. Stahlschmidt, B. Smith, et al. Activation of peroxisome proliferator-activated receptor-gamma reverses squamous metaplasia and induces transitional differentiation in normal human urothelial cells. Am J Pathol, 2004, 164(5): 1789 - 1798.

[35] Gandhi D., A. Molotkov, E. Batourina, et al. Retinoid signaling in progenitors controls specification and regeneration of the urothelium. Dev Cell, 2013, 26(5): 469 - 482.

[36] Papafotiou G., V. Paraskevopoulou, E. Vasilaki, et al. KRT14 marks a subpopulation of bladder basal cells with pivotal role in regeneration and tumorigenesis. Nat. Commun., 2016, 7:11914.

[37] Ho P. L., A. Kurtova, K. S. Chan. Normal and neoplastic urothelial stem cells: getting to the root of the problem. Nat Rev Urol, 2012, 9(10): 583 - 594.

[38] Santos C. P., E. Lapi, J. Martínez de Villarreal, et al. Urothelial organoids originating from Cd49f(high) mouse stem cells display Notch-dependent differentiation capacity. Nat. Commun., 2019, 10(1): 4407 - 4407.

［39］Izadifar Z.，A. Sontheimer-Phelps，B. A. Lubamba，et al. Modeling mucus physiology and pathophysiology in human organs-on-chips. Adv Drug Deliv Rev，2022，191：114542.

［40］Fang G.，H. Lu，R. Al-Nakashli，et al. Enabling peristalsis of human colon tumor organoids on microfluidic chips. Biofabrication，2021，14(1)：34638112.

第7章

生殖系统类器官

7.1 生殖系统类器官简介

人类生殖系统包括产生精子的男性生殖系统,以及形成卵细胞和滋养胎儿的女性生殖系统(图7-1)。女性和男性的生殖系统一般分为初级和次级生殖器官。初级生殖器官称为"性腺",即女性的卵巢或男性的睾丸。性腺的主要功能是产生配子、卵细胞、精子以及荷尔蒙。次级生殖器官包括女性的输卵管或子宫、男性的附睾或前列腺,它们负责配子的成熟以及胚胎的生长[1]。

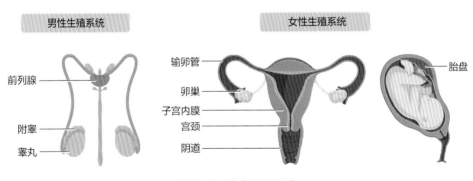

图7-1 人类生殖系统

长期以来,人类生殖系统的疾病研究是通过动物模型来了解其生理学及疾病机制。然而,动物模型往往无法再现人类疾病的病理情况。近年来,来自人类生殖器官的细胞或组织的体外培养系统正在逐步发展。二维细胞培养(如贴壁培养)已被广泛用于培养一些原发性或病理性生殖细胞系,如Hela细胞。尽管二维培养条件展现了许多优势,如易于操作,可在显微镜下清晰界定细胞结构等,然而,二维培养条件被认为不能代表生殖组织或器官的复杂微环境。由于缺乏细胞与细胞之间的相互作用和细胞外基质,多数来自生殖器官的原代细胞或肿瘤细胞在二维培养的过程中显示出同质化的表型[2,3]。因此,细胞基因的改变和表型的快速丧失使二维培养条件不适合模拟体内的微环境。三维培养是另一种体外培养技术,它允许细胞与相邻的细胞或周围的细胞外基质进行网络交流。通过为细胞提供专门的培养基及补充剂,祖细胞或干细胞能够在体外进行多层繁殖和自我组装,并保持遗传和表型的稳定[4,5],实现体内观察到的结构和功能[6]。这种三维培养的类器官技术提供了新的体外模型,可以作为组织和器官的代用品,以弥补体外和体内的差距[7]。

人类生殖类器官可源自健康或病变的生殖组织中提取的成体干细胞,或来自可分化为生殖细胞的诱导多能干细胞(图7-2)。通过特定的三维培养条件,操纵细胞外基质、信号通路或不同类型的细胞之间的交互作用,可以成功实现生殖类器官的体外构建及活性的维持。与传统的二维原代干细胞培养不同,类器官培养显示出更高的扩增能力,可以克服自体组织的供应有限性,并重塑受损组织的特征[8]。生殖类器官对于生殖系统的再生医学、精准医疗和药物筛选方面具有广阔的应用前景。在基础研究中,生殖类器官技术为了解发育、平衡和再生的原理提供了新见解。在精准医疗中,患者来源的器官可以帮助确定每个患者和疾病的最佳药物(包括子宫内膜癌和卵巢癌),并能够对健康和患病类器官进行全局分析(转录组学、蛋白质组学、表观基因组学和代谢组学),以揭示参与组织分化和疾病的分子机制。

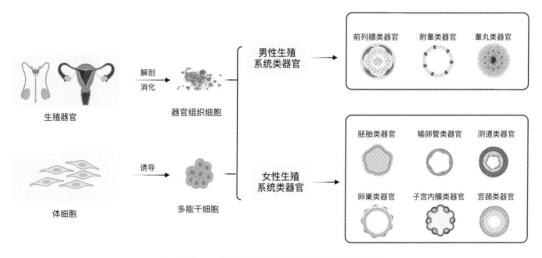

图 7‐2　人类生殖系统类器官的来源与分类

7.2　生殖系统类器官发展历程

人类生殖系统的原生组织可被分离成含有成体干细胞的功能单元。这些功能单元可以被消化成单细胞用于生成类器官。Rinehart 等[9]在 1988 年首次从人类子宫内膜中提取细胞,在三维培养下形成了子宫内膜组织。随着诱导细胞自我更新和分化的三维培养技术的快速发展,类器官技术取得了重大进展。最近,研究人员通过在三维支架中使用细胞因子混合物来培养干细胞,建立了人类子宫内膜、输卵管和滋养细胞等多种自组织的三维类器官。这些生殖类器官不仅表达了细胞的生物标志物,还显示出类似于起源器官的功能特征。这为探索生殖系统的发育、疾病模型和患者精准治疗提供了潜在的途径。

体细胞也可以被重新编程为诱导多能干细胞,在特定条件下定向分化形成生殖类器官[10]。多能干细胞分化为特定生殖细胞的过程较为复杂,涉及多个信号途径、转录因子或细胞外基质[11]。使用 PSCs 衍生生殖类器官的最大挑战之一是如何将来自患者特定疾病的细胞重新编程为 PSCs,随后再生成特定疾病的类器官。多能干细胞与类器官技术的结合在体外模拟和疾病病理研究方面具有巨大的潜力。此外,细胞外基质提供的三维支持在类器官培养系统中起着关键作用。多种常见的三维支架材料已被应用于生殖类器官的培养,如 Matrigel、甲基丙烯酰胺功能化明胶(GelMA)水凝胶[12]、带胶原蛋白的支架[13]、聚 2-羟乙基甲基丙烯酸酯(polyHEMA)[14]。近年来,多种生殖类器官已经构建成功(图 7-3),包括男性生殖系统中的前列腺、附睾以及睾丸,女性生殖系统中的胎盘、输卵管、阴道、卵巢、子宫内膜以及宫颈等。此外,研究人员仍在探索更先进的类器官培养技术以更接近体内器官结构或微环境,如共培养系统、三维生物打印和类器官芯片技术。

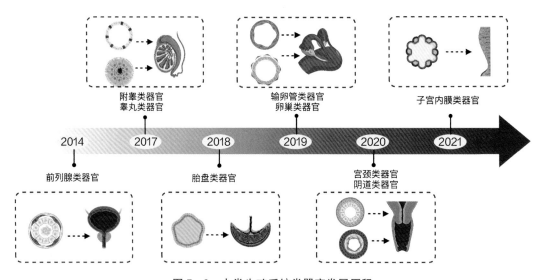

图 7-3 人类生殖系统类器官发展历程

7.3 男性生殖类器官

7.3.1 前列腺类器官

前列腺组织有两种主要的细胞类型:腔内分泌细胞和基底细胞,它们呈层状排列。第三种细胞类型是神经内分泌细胞[15]。良性前列腺增生和前列腺癌(PC)是老年人的常见疾病。其中前列腺癌是全球第二大致命的恶性肿瘤[16]。动物模型是研究前列腺癌病理生理学的常规方法。最近,前列腺类器官成为最接近体内研究的方法。人类前列腺类器官可以来自良性前列腺组织、PC 组织(原发性、晚期或去势抵抗性 PC 组织)、患者来源的异种移植模型、循环肿瘤细胞、胚胎干细胞和诱导多能干细胞[17-19]。

前列腺类器官的培养主要包括三个步骤：① 将组织解剖成小块，通过使用酶（如胶原酶、胰蛋白酶）进行组织消化；② 将细胞接种于 Matrigel 中，等待 15 分钟使 Matrigel 凝固；③ 加入培养前列腺类器官的特定培养基，每 7—14 天更换培养基直到繁殖成为类器官[20,21]。前列腺类器官在疾病建模和精准医疗方面的应用包括识别前列腺癌的起源、基因突变分析和药物筛选。Gao 等[22]从前列腺癌活检标本和循环肿瘤细胞中培养出 7 种完全特征化的类器官，成功再现了前列腺癌子类型的多样性（图 7 - 4）。这些前列腺癌类器官系表现出相似的基因突变模式，包括 SPOP 突变、TMPRSS2 - ERG 融合、SPINK1 过度表达和 CHD1 丢失。此外，组蛋白甲基转移酶 Zeste2（EZH2）的过度表达会导致前列腺癌细胞的增殖[23]。这些研究表明基因和信号通路的激活对前列腺癌生物学特征具有重要影响，可能有助于控制前列腺癌的生长和进展。尽管前列腺类器官具有诸多优点，但仍存在一些局限性。例如前列腺癌的不同阶段（包括良性、晚期或耐药性前列腺癌）往往具有不同的培养条件，也直接影响前列腺类器官的形成[20,22]。

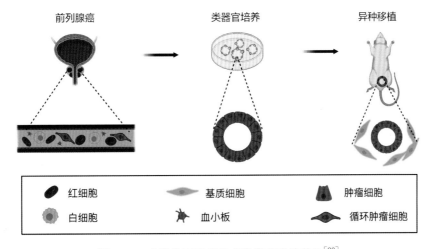

图 7 - 4　晚期前列腺癌患者的类器官培养物[22]

7.3.2　附睾类器官

附睾对精子成熟和男性生育能力具有重要作用。附睾的假膜上皮是由多种细胞类型组成的，包括最丰富的原基细胞和基底细胞。最近证明这些细胞是多能或成体干细胞，为附睾生物学的研究开辟了新的领域。在三维条件下培养的单个附睾基底细胞可以增殖和分化，形成类器官。在附睾发育过程中，基底细胞来自未分化的柱状细胞。与基底细胞一样，这些未分化的柱状细胞也能在三维培养条件下形成类器官模型，并能分化为基底细胞、主细胞和透明细胞[24]。来自基底细胞或柱状细胞的类器官为毒理学研究提供了独特的模型。基底细胞在体外保持着增殖的能力，拥有维持干细胞储备的能力。使用三维类器官细胞培养技术，基底细胞不仅可以形成类器官，而且可以自我更新超过 13 次[25]。随着时间的推移,来自CD49f阳性基底细胞的类器官可以形成一个极化的上皮细胞,并且在培养14天后可以分化成主细胞。

附睾可以被细分为不同的节段,各节段之间的基因表达与功能存在差异[26,27]。但是,沿着附睾近端和远端区域的基底干细胞具有相似的特征,而且源自基底细胞的主细胞具有生理功能。因此,开发基底干细胞衍生的附睾类器官有利于了解上皮分化的调节和附睾在男性生育能力中的作用,可作为筛选毒物的研究工具。

7.3.3　睾丸类器官

睾丸负责调节干细胞增殖和分化过程、精子生成以及内分泌激素(如类固醇和肽类)的产生[28-30]。体外培养睾丸类器官可以通过支架构建,如水凝胶、脱细胞的睾丸ECM和3D打印的生物材料支架,还可以使用无支架的方法,如微孔、无支架培养皿。睾丸细胞能够在脱细胞的成人睾丸ECM上形成球状结构[31]。尽管这些结构的形态与人类睾丸不相似,但细胞中紧密连接蛋白的表达以及睾酮和抑制素B的产生表明了它具有类器官特征。Alves-Lopes等[32]开发了三层梯度系统(3-LGS)来生成睾丸类器官。这三层包括在培养板的表面滴上一滴Matrigel作为第一层。然后,将大鼠间质和管状部分与Matrigel结合起来作为第二层。最后,Matrigel覆盖这两层。三层梯度系统允许睾丸类器官和球状管状结构的细胞重组,再现了睾丸龛的情况(图7-5)。这种睾丸类器官在结构和功能上能够模拟睾丸,可作为非常有用的模型系统来研究男性不育症和生殖细胞龛的机制、生殖细胞的功能以及生殖细胞之间的相互作用,以促进精子生成[33,34]。

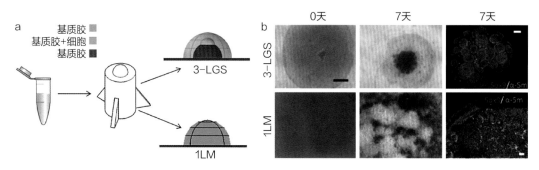

图7-5　三层梯度系统构建睾丸类器官[32]

3-LSG:三层梯度系统;1LM:单层Matrigel基质胶

睾丸类器官还可取代动物模型用于疾病建模和高通量药物的筛选[35]。Sakib等[36]使用微孔聚合法成功地生成了人类睾丸类器官。睾丸类器官中的多种细胞间存在相互作用,包括生殖细胞、塞尔托利细胞、睾丸间质细胞和管周类肌细胞。其中塞尔托利细胞表达了两种紧密连接蛋白(claudin 11、occludin)。用邻苯二甲酸单(2-乙基己基)酯(MEHP)处理睾丸类器官后,生殖细胞自噬程度增加。Strange等[37]采用二维和三维培养相结合的方法生成了睾丸类器官。首先,在二维条件下繁殖和培养成人原发性朗格汉斯细胞(Langerhans cells,LC)、支持细胞(Sertoli cells,SC)、管周细胞和精原细胞。随后,在三维条件下,使用超低位培养皿收获细胞并使其在含有睾丸 ECM 的富集培养基中聚集。将建立的睾丸类器官进一步感染寨卡病毒(Zika virus),研究寨卡病毒感染对睾丸功能的影响和机制。这些研究表明,睾丸类器官可用于疾病模型的构建与药物筛选试验,有益于个性化药物的开发。

7.4　女性生殖类器官

7.4.1　胎盘类器官

胚胎在囊胚阶段主要出现内细胞团和滋养层。内细胞团可进一步分化为身体,滋养层产生滋养细胞,在胎盘的形成中起着关键作用。最近利用滋养细胞类器官模型进行的与胎盘发育有关的基础和临床研究取得了进展。滋养细胞衍生的类器官能够分化成为合胞滋养细胞和绒毛滋养细胞,能够在整个长期培养期间保持基因稳定[38]。Sheridan 等[39]在 3 周内成功建立并分化了人类胎盘前三个月的滋养细胞类器官。此外,对滋养细胞类器官进行酶解可以增强滋养细胞类器官的扩展和繁殖。有趣的是,滋养细胞类器官在其三维培养条件下可以延长培养时间超过一年。滋养细胞类器官生长的最佳培养基成分是非常重要的。补充包括 FGF2、HGF、EGF、CHIR99021 和 R－spondin－1(Wnt 激活剂)、Y－27632、PGE2(cAMP/AKT 激活剂)和 TGF－β 抑制剂的混合物有利于滋养细胞类器官成功生成[40]。最近,人诱导多能干细胞被用于构建具有血管结构的胎盘类器官,其在复杂的成分和分泌功能方面类似于发育一个月的人类胎盘。该组织包含滋养细胞,并且能够分泌胎盘特异性激素人绒毛膜促性腺激素 β(hCG－β)和血管内皮生长因子 A(VEGFA)[41]。所开发胎盘类器官有助于研究人类早期胎盘的发育及疾病模型的构建。

7.4.2　输卵管类器官

输卵管作为配子和胚胎运输、受精、精子储存和胚胎发育的场所,在女性生殖系统中发挥着重要作用[42]。临床上,输卵管内易发生一些严重疾病,如高级别浆液性卵巢癌、盆腔炎和不孕症[43,44]。由于输卵管在腹腔内的位置,目前几乎不可能直接检查和研究活体患者。因此,能够再现体内输卵管结构和功能的体外类器官模型对于这一领域的研究是有利的。输卵管类器官可来自输卵管上皮细胞,通过使用酶解法分离细胞并在三维基质中培养,基质中加入生长因子、特异因子以及 anoikis 的抑制剂等[45]。输卵管类器官能忠实地再现原生组织的结构,显示出高度极化的柱状细胞、完全发育的细胞间连接、组装的纤毛、活跃的分泌物以及顶端向管腔一侧的方向。这些类器官对激素刺激有反应,显示出强大的生长能力,并能在培养中长期维持。

来自输卵管边缘部分的细胞显示出最高的类器官形成率,其次是输卵管中间部分,从子宫管交界处收集的细胞的生长率非常低。这些研究表明,原代细胞可能更多的是朝向绒毛区,而朝向子宫管交界处的数量较少[46]。此外,最近的研究通过利用单细胞 RNA 测序发现,来自小鼠输卵管近端和远端部分进行类器官培养的细胞具有不同的细胞谱系。PAX2 的基因和蛋白表达与具有分泌功能的缪勒氏管细胞有关,它在朝向子宫管交界处的细胞中表达,但不在子宫内膜表达,而与正常细胞发育和生存有关的 WT1 基因和蛋白在子宫内膜表达,但不在朝向子宫管交界处的细胞中表达[47]。这些发现可能解释了两组报告的小鼠输卵管近端和远端之间不同的器官生长速度[46,47]。也有研究指出,输卵管类器官可以模拟病理状况。一个小组利用由人诱导多能干细胞系开发的器官,带有BRCA1 突变,在培养过程中保持了与浆液性输卵管上皮内癌相关的细胞异常至少四个月[48]。

所述的输卵管类器官模型密切模拟了人类输卵管的正常生理和结构。因此,它们为研究输卵管的生物学和病理学提供了很好的模型,涉及到筛查技术、癌症生物学和生殖医学[48]。然而,该系统在配子或胚胎相互作用的研究方面有局限性,因为其体积小,管腔无法进入,需要采用显微注射等复杂的方法[10]。

7.4.3　阴道类器官

人类阴道细胞类器官尚未构建成功。有研究报道了长期维持小鼠阴道类器官的培养条件,如需要 2% Ultraserum－G、EGF、TGF－β 和 ROCK 抑制剂。小鼠的阴道类器官具有分层的鳞状上皮,周边有 TP63＋细胞,与体内阴道具有相似的组织结构。阴道组织来源的细胞增殖和分化依赖于细胞自主的 Wnt 信号。用 Wnt 信号的小分子抑制剂 IWP2 或 β－catenin 进行局部消融处理,可阻碍细胞器的形成[49]。尽管在培养基中增加 Wnt 会改善器官组织的生长,但高浓度的 Wnt 会产生相反的效果,这表明 Wnt 激活的精细调节会调节阴道上皮的行为。这个模型对于研究阴道上皮细胞的再生和平衡的机制至关重要。

7.4.4　卵巢类器官

卵巢负责产生女性配子、卵细胞和荷尔蒙,如雌激素、孕激素和抑制素[50]。卵巢癌是女性死亡率最高的癌症之一[51]。卵巢癌类器官已被证明是临床前研究中非常有用的模型。研究人员可以发现癌症的机制,如癌症的进展和复发以及对化疗的抵抗。因此,使用卵巢类器官的新诊断、治疗或预防平台正在逐步完善。卵巢癌主要出现在卵巢表面上皮(OSE)细胞,许多研究集中在使用来自癌症患者的卵巢表面上皮细胞来衍生卵巢癌类器官。从技术上讲,要获得卵巢癌类器官模型,必须将卵巢肿瘤活体组织分解成碎片,嵌入到支架中,并在混合培养物中进行培养。

最近有几个小组报道了从各种卵巢肿瘤亚型中提取的器官组织的培养[52-55]。从不同患者的肿瘤中产生的类器官在形态学和遗传学上都各有特征,与各种治疗剂进行试验可以确定最佳治疗方法,促进特定患者的肿瘤消退。最近,两个独立的小组报告了成功构建卵巢癌类器官模型的情况。这些类器官再现了其来源病变的组织学和基因组特征,并代表了患者自身和患者之间的异质性。此外,器官显示出肿瘤对化疗药物的特异性敏感性,因此为药物筛选和发现提供了可靠的临床工具[52,53]。Maenhoudt 等[53]证明神经胶质蛋白-1(NRG1)是卵巢癌类器官培养的关键成分,建立的类器官系表现出与患者肿瘤相关的形态和疾病特征,并再现了母体肿瘤的标志物表达和突变情况。

此外,生长因子的浓度,如碱性成纤维细胞生长因子(bFGF)、FGF10、转化生长因子β(TGF-β)途径抑制剂 A83-01、HGF 或胰岛素样生长因子 1(IGF1),也影响卵巢类器官发育的阶段。尽管使用肿瘤活检作为起始材料,但在二维培养条件下,OSE 细胞可以用细胞学刷子进行手术划痕,并在补充有胎牛血清(FBS)的培养基中进行培养。随后,使用涂有 Matrigel 的培养皿,加上含有 2% Matrigel 的培养基,可以应用于种植 OSE 器官的三维条件。Matrigel 中的层粘连蛋白、纤连蛋白和明胶的存在为 OSE 细胞形成三维结构提供了合适的细胞外基质,在 48 小时内呈现出单一的上皮衬里和中空的腔体[56]。此外,OSE 器官组织可以根据体外培养的时间长短来发展和生长。E-cadherin(ECAD)的表达涉及细胞与细胞之间的连接,在形成类器官结构后的几天内就可以检测到。相比之下,基底膜成分Ⅳ型胶原蛋白(COL4)的表达在形成类器官后一周左右在基底膜上可检测到[56]。

卵巢癌类器官再现了癌症的病理生理学。因此,优化卵巢癌类器官的培养基对于实现其最有效的生长和发展非常重要。人们普遍认为,癌症类器官模型在体外和临床前研究中具有强大的潜力。卵巢癌类器官的临床前结果提供了个性化的治疗方案,并协助临床决策[2]。除了癌症模型,到目前为止,还缺乏关于从其他疾病中生成卵巢类器官的报告,例如多囊卵巢综合征(PCOS)或卵巢早衰(POI),它不仅与成熟卵细胞的数量有关,还与代谢和内分泌并发症有关[57]。开发其他卵巢疾病的器官,如卵巢早衰和多囊卵巢,将提供一个平台来研究这些疾病的机制,并能开发新的药物和治疗。

7.4.5　子宫内膜类器官

人类的子宫内膜是一个复杂的多细胞、动态组织[58],它周期性地对类固醇激素和蛋白质做出反应,以实现月经和胚胎植入。子宫内膜对哺乳动物的雌性生殖至关重要,其功能或周期性重塑的缺陷可导致植入失败、妊娠障碍、子宫内膜异位症或子宫内膜癌[59]。子宫内膜类器官可以来自正常的子宫内膜或病变的子宫内膜组织。原发性子宫内膜癌细胞首先被解离,然后嵌入 Matrigel 液滴中[8]。与卵巢类器官不同,Turco 等[60]证明了子宫内膜类器官的培养基成分可以与常用于培养其他类器官的成分相同。子宫内膜类器官也表现出腺体器官化、顶端基底层极性、黏液分泌以及对性激素的反应(图 7-6)。为了再现癌症的病理生理学,Turco 等利用绝经后妇女的子宫内膜腺癌衍生出子宫内膜类器官,并证明这种癌症衍生的子宫内膜类器官具有腺体起源,MUC1 和 SOX17 的腺体标志物的表达证实了这一点[60]。虽然已建立的子宫内膜类器官再现了体内子宫内膜的解剖学和生理学,然而大部分是从子宫内膜组织衍生的类器官。最近,在分步培养方案下,研究人员首次成功建立人类 iPSC 衍生的子宫内膜类器官[61]。分化过程包括诱导人类 iPSC 形

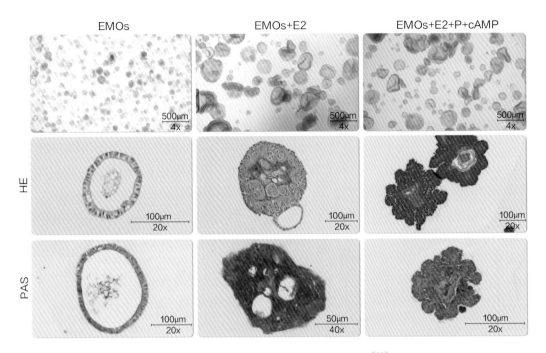

图7-6　子宫内膜类器官对性激素的反应[63]
EMOs：子宫内膜类器官；E2：雌二醇；P：黄体酮；cAMP：环磷酸腺苷

成胚胎小体(EBs)，然后用一系列细胞因子和生长因子混合物对EBs进行培养和处理超过14天，如CHIR99021、成纤维细胞生长因子2和9、维甲酸、Noggin、17b-雌二醇和PDGF-BB，最终分别形成了原始条纹、骨盆上皮和最后的子宫内膜基质成纤维细胞[62]。

为了改善子宫内膜类器官的微环境，可以将子宫内膜上皮细胞与基质细胞共同培养[64]。在正常的子宫内膜中，基质细胞和子宫内膜上皮细胞之间存在着交叉对活。基质细胞负责子宫内膜上皮细胞的增殖、分化和蜕膜[65]。除了支持子宫内膜上皮细胞的生长，基质细胞还可能引起一些致病情况，如子宫内膜癌和子宫内膜异位症。一项研究利用从健康妇女和患有腺肌症的妇女收集的子宫内膜细胞开发了类器官，以研究不孕症，并利用病理组织生成的有机体保持其疾病表型[66]。另一个小组分别从正常子宫内膜细胞和子宫内膜异位症患者的子宫内膜细胞生成了类器官，以评估HOX基因及其辅助因子的表观遗传甲基化，并发现用子宫内膜异位症组织生成的类器官在大多数被评估的位点上保持了表观遗传模式[67]。因此，子宫内膜类器官可能是研究子宫内膜异位症的一个合适的体外模型。此外，还有小组利用具有几种类型的病理状况的组织制作了类器官，包括子宫内膜异位症、肿瘤亚型、子宫内膜增生症和林奇综合征，这些组织保持了其相关的基因组和转录组[68]。

子宫内膜类器官还可进一步用作胚胎植入的模型[69]。研究人员通过将子宫内膜类器官与从生长中的胚胎培养物中收集的条件培养基共同培养，发现与对照组相比，经处理的类器官中GdA有所增加。这一数据随后应用在体内试验中，发现在胚胎移植过程中，加入从生长中的胚胎收集的条件培养基时,临床妊娠率提高[70]。这些研究表明,子宫内膜类器官是一个相关的体外模型,可以评估各种病症和正常的子宫内膜生理学,促进疾病的预防和/或治疗,并提高妊娠率。

7.4.6　宫颈类器官

宫颈可分为三个部分:宫颈内口、鳞柱交界处(SCJ)和宫颈外口。宫颈有两种不同的上皮衬里,柱状上皮位于宫颈内口,而鳞状上皮与非角质细胞位于宫颈外口。宫颈的 SCJ 区域是 HPV 感染宫颈后出现宫颈癌的区域。因此,创建宫颈或 SCJ 类器官将有助于研究人员更好地了解疾病机制,并开发新的有效治疗方法。由于获取人类宫颈组织的限制,Jackson 等[71]通过对商业宫颈角质细胞、成纤维细胞和骨髓细胞系进行培养,然后成熟并纯化为朗格汉斯细胞(Langerhans cell),替代性地开发了人类宫颈类器官。尽管这种人类宫颈类器官有助于更好地理解 HPV 感染微环境,但它并不是直接来自患者。Maru 等[72]首次证明了正常 SCJ 样本可以产生类器官。在合适的三维培养条件下,类器官表现为立方体 SCJ 细胞,能够表达 SCJ 标志物,并且这种类器官培养条件可以在没有任何基因修改的情况下延长培养时间。

区分宫颈内膜与宫颈外膜的特定上皮细胞的具体相关标志物是非常重要的。宫颈内膜类器官表达 KRT7,而宫颈外膜类器官表达 KRT5 和 TP63,即基础标志物。此外,宫颈 SCJ 器官的体外生长取决于培养基中补充 EGF、Noggin、Y-27632、RSPO1 和 Jagged-1[67]。人和小鼠宫颈类器官的体外再现取决于 EGF、FGF10、氢化可的松、活跃的 BMP 信号以及 TGF-β 和 ROCK 的抑制。Wnt 信号激动剂(Wnt3a 和 Rspondin-1)的存在对人类宫颈器官的发育有抑制作用[73]。此外,福斯克林,一种环状腺苷 3',5'-环状单磷酸(AMP)的诱导剂,进一步支持这些类器官的长期繁殖。

Maru 等[72]通过使用 Matrigel 双层培养法产生宫颈透明细胞癌(cCCC)的类器官,这是一种罕见的宫颈癌亚型。基因组分析在 cCCC 类器官和 cCCC 区块中都检测到了突变。值得注意的是,这些 cCCC 类器官显示出对抗癌药物的敏感性,包括紫杉醇、顺铂和吉西他滨。这些结果表明,cCCC 类器官可能有助于对 cCCC 患者的治疗发现。

7.5　本章小结

生殖类器官的目标和最大的优势是能够模仿干细胞来源器官的形态和某些生理方面,以便开发一个模型来研究单一干细胞分化为由几种分化的细胞类型组成的结构所涉及的因素[74]。生殖类器官对毒理学研究来说是一个巨大的优势,这种方法可以调查毒物改变细胞分化的机制,并减少这些研究所需的动物数量和评估/预测发育影响所需的时间[75]。此外,由于可以用相对较少的细胞建立细胞培养物,来自人类活体组织的细胞可以用来生成器官模型,从而评估毒物对人类细胞分化的影响。

生殖类器官影响的另一个精准医疗领域是辅助生殖技术。尽管自 1988 年第一个体外受精婴儿诞生以来，已经取得了巨大的进步，但目前 60%—90% 的体外受精尝试都没有成功，导致植入失败或流产（在 20 周内丧失妊娠）[76,77]。导致试管婴儿失败的一个重要潜在问题是需要使胚胎发育与胚胎的接受能力同步[78]。精准医疗是一种专门针对个体患者和疾病的独特基因组和路径特征的治疗策略[79]。FRT 的许多疾病是异质性的，"一刀切"的方法并不总是有效。类器官技术可以克服这些限制，而最近的进展显示出精准医疗在临床应用上的巨大前景。生物打印和芯片方面的类器官技术为干细胞衍生的类器官提供了更具体的三维生物模拟结构，这些领先的工程方法允许对培养系统进行精确控制，使其更类似于人类的生理结构。此外，类器官技术可以帮助实现多器官共培养，以制造器官环境[80]。利用 3D 生物打印和芯片方面的类器官技术生成人类女性生殖系统类器官具有重大意义。

生殖类器官能够再现组织的关键解剖学、分子和功能特征，并可用于许多下游应用，这使其成为强大的模型系统[81]。目前的生殖类器官培养面临着一些挑战，其中类器官培养方案的一个限制是需要动物来源的和化学上不确定的细胞外基质，如 Matrigel。这可能限制高通量筛选，并由于医疗立法而阻碍类器官直接移植。此外，目前类器官研究的另一个障碍是缺乏基质、血管、神经和免疫细胞，尚不能开发具有神经系统的功能性类器官[82]。与前列腺基质细胞共同培养的人类前列腺类器官是开发更复杂类器官结构的一个很好的例子[83]，尽管目前仍有局限性。类器官作为生殖系统的体外模型，可促进生殖生物学研究、生殖器官的精确建模、临床决策，以及对妇科癌症和子宫内膜异位症等疾病的直观医疗（图 7-7）。此外，生物库的生殖类器官可用于药物筛选或体外试验，以预测个别患者的药物反应。尖端技术的进步无疑将推动这一新型工具的临床应用。

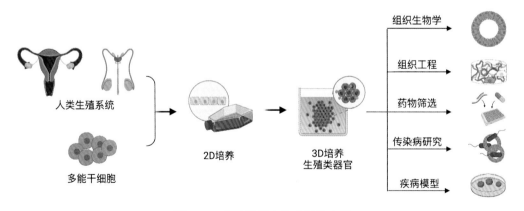

图 7-7 生殖类器官技术及其应用

（李蒙蒙）

参考文献

[1] Rosner J.，T. S.，Sarao M. S. Physiology, female reproduction. StatPearls Publishing, Treasure

Island，2020.

［2］Liu L.，Yu L.，Li Z.，et al. Patient-derived organoid（PDO）platforms to facilitate clinical decision making. J Transl Med，2021，19(1)：40－44.

［3］Semertzidou A.，Brosens J. J.，McNeish I.，et al. Organoid models in gynaecological oncology research. Cancer Treat Rev，2020，90：102103.

［4］Gu Z. Y.，Jia S. Z.，Liu S.，et al. Endometrial organoids：a new model for the research of endometrial-related diseases. Biol Reprod，2020，103(5)：918－926.

［5］Lancaster M. A.，Knoblich J. A. Organogenesis in a dish：modeling development and disease using organoid technologies. Science，2014，345(6194)：1247125.

［6］Clevers H. Modeling development and disease with organoids. Cell，2016，165(7)：1586－1597.

［7］Chen H. I.，Wolf J. A.，Blue R.，et al. Transplantation of human brain organoids：revisiting the science and ethics of brain chimeras. Cell Stem Cell，2019，25(4)：462－472.

［8］Boretto M.，Cox B.，Noben M.，et al. Development of organoids from mouse and human endometrium showing endometrial epithelium physiology and long-term expandability. Development，2017，144(10)：1775－1786.

［9］Rinehart C. A.，Lyn-Cook B. D.，Kaufman D. G. Gland formation from human endometrial epithelial cells in vitro. In Vitro Cell Dev Biol，1988，24，1037－1041.

［10］Heidari-Khoei H.，Esfandiari F.，Hajari M. A.，et al. Organoid technology in female reproductive biomedicine. Reprod Bio Endocrin，2020，18(1)：64－75.

［11］Horii M.，Touma O.，Bui T.，et al. Modeling human trophoblast，the placental epithelium at the maternal fetal interface. Reproduction，2020，160(1)：98－112.

［12］Zambuto S. G.，Clancy K. B. H.，Harley B. A. C. A gelatin hydrogel to study endometrial angiogenesis and trophoblast invasion. Interface Focus，2019，9，20190016.

［13］Barros F. S. V. Characterization of human endometrial glandular epithelium in vitro and in vivo. Warwick：Division of Biomedical Sciences Warwick Medical School University of Warwick，2017.

［14］Lawrenson K.，Notaridou M.，Lee N.，et al. In vitro three-dimensional modeling of fallopian tube secretory epithelial cells. BMC Cell Biol，2013，14，43.

［15］Epstein J. I.，Zelefsky M. J.，Sjoberg D. D.，et al. A contemporary prostate cancer grading system：a validated alternative to the gleason score. Eur Urol，2016，69(3)：428－435.

［16］Aaron L.，Franco O. E.，Hayward S. W. Review of prostate anatomy and embryology and the etiology of benign prostatic hyperplasia. Urol Clin North Am，2016，43(3)：279－288.

［17］Hepburn A. C.，Sims C. H. C.，Buskin A.，et al. Engineering prostate cancer from induced pluripotent stem cells-new opportunities to develop preclinical tools in prostate and prostate cancer studies. Int J Mol Sci，2020，21(3)：38－51.

［18］Gleave A. M.，Ci X.，Lin D.，et al. A synopsis of prostate organoid methodologies，applications，and limitations. Prostate，2020，80(6)：518－526.

［19］Calderon-Gierszal E. L.，Prins G. S. Directed differentiation of human embryonic stem cells into prostate organoids in vitro and its perturbation by low-dose bisphenol a exposure. PLoS ONE，2015，10(7)：e0133238.

［20］Drost J.，Karthaus W. R.，Gao D.，et al. Organoid culture systems for prostate epithelial and cancer tissue. Nat Protoc，2016，11(2)：347－358.

［21］Gstraunthaler G.，Lindl T.，van der Valk J.. A plea to reduce or replace fetal bovine serum in cell culture media. Cytotechnology，2013，65(5)：791－793.

［22］Gao D．，Vela I．，Sboner A．，et al．Organoid cultures derived from patients with advanced prostate cancer．Cell，2014，159(1)：176 - 187．

［23］Puca L．，Bareja R．，Prandi D．，et al．Patient derived organoids to model rare prostate cancer phenotypes．Nat Commun，2018，9(1)：2404．

［24］Cyr D．G．，Pinel L．Emerging organoid models to study the epididymis in male reproductive toxicology．Reprod Toxicol，2022，112：88 - 99．

［25］Pinel L．，Cyr D．G．Self-renewal and differentiation of rat epididymal basal cells using a novel in vitro organoid model．Biol Reprod，2021，105(4)：45 - 61．

［26］Domeniconi R．F．，Souza A．C．F．，Xu B．，et al．Is the epididymis a series of organs placed side by side? Biol Reprod，2016，95(1)：10 - 21．

［27］Browne J．A．，Leir S．H．，Yin S．，et al．Transcriptional networks in the human epididymis．Andrology，2019，7(5)：741 - 747．

［28］Clermont Y．Kinetics of spermatogenesis in mammals：seminiferous epithelium cycle and spermatogonial renewal．Physiol Rev，1972，52(1)：198 - 236．

［29］Smith L．B．，Walker W．H．The regulation of spermatogenesis by androgens．Semin Cell Dev Biol，2014，30：63 - 87．

［30］O'Shaughnessy P．J．Hormonal control of germ cell development and spermatogenesis．Semin Cell Dev Biol，2014，29：55 - 65．

［31］Baert Y．，De Kock J．，Alves-Lopes J．P．，et al．Primary human testicular cells self-organize into organoids with testicular properties．Stem Cell Rep，2017，8(1)：30 - 38．

［32］Alves-Lopes J．P．，Söder O．，Stukenborg J.-B．Testicular organoid generation by a novel in vitro three-layer gradient system．Biomaterials，2017，130：76 - 89．

［33］Richer G．，Baert Y．，Goossens E．In-vitro spermatogenesis through testis modelling：toward the generation of testicular organoids．Andrology，2020，8(4)：879 - 891．

［34］Alves-Lopes J．P．，Stukenborg J．B．Testicular organoids：a new model to study the testicular microenvironment in vitro? Hum Reprod Update，2018，24(2)：176 - 191．

［35］Kanbar M．，M．Vermeulen，C．Wyns．Organoids as tools to investigate the molecular mechanisms of male infertility and its treatments．Reproduction，2021，161(5)：103 - 112．

［36］Sakib S．，A．Uchida，P．Valenzuela-Leon，et al．Formation of organotypic testicular organoids in microwell culture．Biol Reprod，2019，100(6)：1648 - 1660．

［37］Strange D．P．，Zarandi N．P．，Trivedi G．，et al．Human testicular organoid system as a novel tool to study Zika virus pathogenesis．Emerg Microbes Infec，2018，7(1)：82 - 98．

［38］Thompson R．E．，Bouma G．J．，Hollinshead F．K．The roles of extracellular vesicles and organoid models in female reproductive physiology．Int J Mol Sci，2022，23(6)：76 - 89．

［39］Sheridan M．A．，Fernando R．C．，Gardner L．，et al．Establishment and differentiation of long-term trophoblast organoid cultures from the human placenta．Nat Protoc，2020，15 (10)：3441 - 3463．

［40］Yucer N．，Ahdoot R．，Workman M．J．，et al．Human iPSC-derived fallopian tube organoids with BRCA1 mutation recapitulate early-stage carcinogenesis．Cell Rep，2021，37(13)：110146．

［41］Cui K．，Chen T．，Zhu Y．，et al．Engineering placenta-like organoids containing endogenous vascular cells from human-induced pluripotent stem cells．Bioeng Transl Med，2022，https：//doi．org/10．1002/btm2．10390．

［42］Turco M．Y．，Gardner L．，Kay R．G．，et al．Trophoblast organoids as a model for maternal-fetal interactions during human placentation. Nature，2018，564(7735)：263 – 267.

[43] Salvador S.，Gilks B.，Köbel M.，et al. The fallopian tube：primary site of most pelvic high-grade serous carcinomas. Int J Gynecol Cancer，2009，19(1)：58 – 64.

[44] Price M. J.，Ades A. E.，Welton N. J.，et al. Pelvic inflammatory disease and salpingitis：incidence of primary and repeat episodes in England. Epidemiol Infect，2017，145(1)：208 – 215.

[45] Kessler M.，Hoffmann K.，Brinkmann V.，et al. The Notch and Wnt pathways regulate stemness and differentiation in human fallopian tube organoids. Nat Commun，2015，6：8989.

[46] Xie Y.，Park E. S.，Xiang D.，et al. Long-term organoid culture reveals enrichment of organoid-forming epithelial cells in the fimbrial portion of mouse fallopian tube. Stem Cell Res，2018，32：51 – 60.

[47] Ford M. J.，Harwalkar K.，Pacis A. S.，et al. Oviduct epithelial cells constitute two developmentally distinct lineages that are spatially separated along the distal-proximal axis. Cell Rep，2021，36(10)：109677.

[48] Yucer N.，Ahdoot R.，Workman M. J.，et al. Human iPSC-derived fallopian tube organoids with BRCA1 mutation recapitulate early-stage carcinogenesis. Cell Rep，2021，37(13)：110146.

[49] Ali A.，Syed S. M.，Jamaluddin M. F. B.，et al. Cell lineage tracing identifies hormone-regulated and Wnt-responsive vaginal epithelial stem cells. Cell Rep，2020，30(5)：321 – 342.

[50] Goney M. P.，Wilce M. C. J.，Wilce J. A.，et al. Engineering the ovarian hormones inhibin A and inhibin B to enhance synthesis and activity. Endocrinology，2020，161(8)：67 – 83.

[51] Torre L. A.，Trabert B.，DeSantis C. E.，et al. Ovarian cancer statistics，2018. CA-Cancer J Clin，2018，68(4)：284 – 296.

[52] Kopper O.，de Witte C. J.，Lõhmussaar K.，et al. An organoid platform for ovarian cancer captures intra-and interpatient heterogeneity. Nat Med，2019，25(5)：838 – 849.

[53] Maenhoudt N.，Defraye C.，Boretto M.，et al. Developing organoids from ovarian cancer as experimental and preclinical models. Stem Cell Rep，2020，14(4)：717 – 729.

[54] Hill S. J.，Decker B.，Roberts E. A.，et al. Prediction of DNA repair inhibitor response in short-term patient-derived ovarian cancer organoids. Cancer Discov，2018，8(11)：1404 – 1421.

[55] Nanki Y.，Chiyoda T.，Hirasawa A.，et al. Patient-derived ovarian cancer organoids capture the genomic profiles of primary tumours applicable for drug sensitivity and resistance testing. Sci Rep-UK 2020，10(1)：12581.

[56] Kwong J.，Chan F. L.，Wong K. K.，et al. Inflammatory cytokine tumor necrosis factor alpha confers precancerous phenotype in an organoid model of normal human ovarian surface epithelial cells. Neoplasia，2009，11(6)：529 – 541.

[57] Wiwatpanit T.，Murphy A. R.，Lu Z.，et al. Scaffold-free endometrial organoids respond to excess androgens associated with polycystic ovarian syndrome. J Clin Endoc Metab，2020，105(3)：163 – 178.

[58] Gellersen B.，Brosens J. J. Cyclic decidualization of the human endometrium in reproductive health and failure. Endocr Rev，2014，35(6)：851 – 905.

[59] Alzamil L.，Nikolakopoulou K.，Turco M. Y. Organoid systems to study the human female reproductive tract and pregnancy. Cell Death Differ，2021，28(1)：35 – 51.

[60] Turco M. Y.，Gardner L.，Hughes J.，et al. Long-term，hormone-responsive organoid cultures of human endometrium in a chemically defined medium. Nat Cell Biol，2017，19(5)：568 – 577.

[61] Miyazaki K.，Dyson M. T.，Coon V. J. S.，et al. Generation of progesterone-responsive

endometrial stromal fibroblasts from human induced pluripotent stem cells: role of the WNT/CTNNB1 pathway. Stem Cell Rep, 2018, 11(5): 1136 - 1155.

[62] Campo H., Murphy A., Yildiz S., et al. Microphysiological modeling of the human endometrium. Tissue Eng Part A, 2020, 26(13): 759 - 768.

[63] Zhang H., Xu D., Li Y., et al. Organoid transplantation can improve reproductive prognosis by promoting endometrial repair in mice. Int J Biol Sci, 2022, 18(6): 2627 - 2638.

[64] Senol S., Sayar I., Ceyran A. B., et al. Stromal clues in endometrial carcinoma: loss of expression of β-catenin, epithelial-mesenchymal transition regulators, and estrogen-progesterone receptor. Int J Gynecol Pathol, 2016, 35(3): 238 - 248.

[65] Gargett C. E., Schwab K. E., Deane J. A. Endometrial stem/progenitor cells: the first 10 years. Hum Reprod Update, 2016, 22(2): 137 - 163.

[66] Juárez-Barber E., Francés-Herrero E., Corachán A., et al. Establishment of adenomyosis organoids as a preclinical model to study infertility. J Pers Med, 2022, 12(2): 137 - 152.

[67] Esfandiari F., Favaedi R., Heidari-Khoei H., et al. Insight into epigenetics of human endometriosis organoids: DNA methylation analysis of HOX genes and their cofactors. Fertil Steril, 2021, 115(1): 125 - 137.

[68] Boretto M., Maenhoudt N., Luo X., et al. Patient-derived organoids from endometrial disease capture clinical heterogeneity and are amenable to drug screening. Nat Cell Biol, 2019, 21(8): 1041 - 1051.

[69] Luddi A., Pavone V., Semplici B., et al. Organoids of human endometrium: a powerful in vitro model for the endometrium-embryo cross-talk at the implantation site. Cells, 2020, 9(5): 24 - 39.

[70] Luddi A., Pavone V., Governini L., et al. Emerging role of embryo secretome in the paracrine communication at the implantation site: a proof of concept. Fertil Steril, 2021, 115(4): 1054 - 1062.

[71] Jackson R., Lukacs J. D., Zehbe I. The potentials and pitfalls of a human cervical organoid model including langerhans cells. Viruses, 2020, 12(12): 71 - 89.

[72] Maru Y., Tanaka N., Ebisawa K., et al. Establishment and characterization of patient-derived organoids from a young patient with cervical clear cell carcinoma. Cancer Sci, 2019, 110(9): 2992 - 3005.

[73] Chumduri C., Gurumurthy R. K., Berger H., et al. Opposing Wnt signals regulate cervical squamocolumnar homeostasis and emergence of metaplasia. Nat Cell Biol, 2021, 23(2): 184 - 197.

[74] Huch M., Knoblich J. A., Lutolf M. P., et al. The hope and the hype of organoid research. Development, 2017, 144(6): 938 - 941.

[75] Ogo F. M., de Lion Siervo G. E. M., Staurengo-Ferrari L., et al. Bisphenol a exposure impairs epididymal development during the peripubertal period of rats: inflammatory profile and tissue changes. Basic Clin Pharmacol, 2018, 122(2): 262 - 270.

[76] Sadeghi M. R. The 40th anniversary of IVF: has ART's success reached its peak? J Reprod Infertil, 2018, 19(2): 67 - 68.

[77] Kushnir V. A., Barad D. H., Albertini D. F., et al. Systematic review of worldwide trends in assisted reproductive technology 2004 - 2013. Reprod Biol Endocrin, 2017, 15(1): 6 - 13.

[78] Navot D., Scott R. T., Droesch K., et al. The window of embryo transfer and the efficiency of human conception in vitro. Fertil Steril, 1991, 55(1): 114 - 118.

[79] Aboulkheyr Es H., Montazeri L., Aref A. R., et al. Personalized cancer medicine: an organoid

approach. Trends Biotechnol，2018，36(4)：358 - 371.

［80］Mittal R.，Woo F. W.，Castro C. S.，et al. Organ-on-chip models：implications in drug discovery and clinical applications. J Cell Physiol，2019，234(6)：8352 - 8380.

［81］Chumduri C.，Turco M. Y. Organoids of the female reproductive tract. J Mol Med，2021，99(4)：531 - 553.

［82］Workman M. J.，Mahe M. M.，Trisno S.，et al. Engineered human pluripotent-stem-cell-derived intestinal tissues with a functional enteric nervous system. Nat Med，2017，23(1)：49 - 59.

［83］Richards Z.，McCray T.，Marsili J.，et al. Prostate stroma increases the viability and maintains the branching phenotype of human prostate organoids. IScience，2019，12：304 - 317.

第 8 章

内分泌系统类器官

8.1 内分泌系统类器官简介

内分泌系统功能极为全面,参与从胚胎形成、生长发育到新陈代谢和体内稳态维持的诸多生理活动,其疾病发生率相对较高,对生活、健康影响较大。广义的内分泌系统由内分泌腺体、广泛分布于各组织器官中的激素分泌细胞及其分泌的激素共同组成。

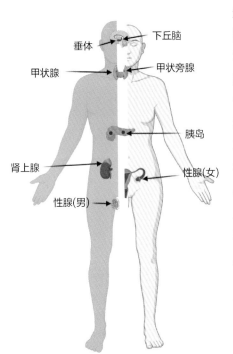

图 8-1 内分泌系统基本组成

经典的内分泌腺体指具有特定功能形态、能够分泌特定激素并经血循环调控靶器官、组织或细胞功能的腺体,主要包括下丘脑、垂体、松果体、甲状腺、甲状旁腺、肾上腺和性腺等(图 8-1)。弥散性神经内分泌细胞系统指的是分布于脑、胃肠道和神经组织内的神经内分泌系统,该系统通过摄取胺前体物,合成和分泌肽类或胺类激素,因而也被称为胺前体摄取及脱羧(amine precursor uptake and decarboxylation,APUD)细胞。此外,非分泌腺体的部分特殊细胞也具有激素和细胞因子分泌功能,如心房肌细胞、脂肪细胞和血管内皮细胞等。

内分泌系统器官参与体内重要生命活动的调节与机体稳态的维护,类器官开发能够有效助力疾病基础机制探究与药物研发,近年来也取得了较多进展。当前已有报道的内分泌系统类器官主要包括丘脑-垂体类器官、甲状腺类器官、肾上腺类器官、胰岛类器官和性腺类器官等(图 8-2)。

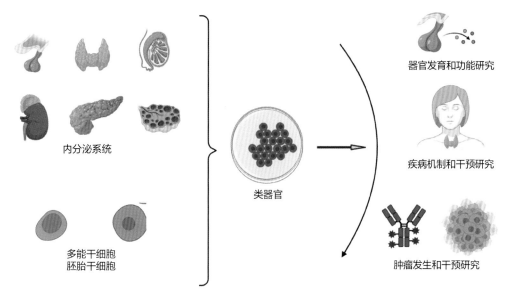

图 8‑2 类器官模型在内分泌系统中的应用

8.2 内分泌系统类器官发展历程

几十年来,研究人员对于内分泌系统类器官研发进行了不同方向的探索,取得了一系列成果(图 8‑3)。丘脑-垂体类器官一般由胚胎干细胞(embryonic stem cells,ESC)或成体诱导多能干细胞(induced pluripotent stem cells,iPSC)诱导分化而来。早在 2015年,有学者建立了在二维培养体系中诱导分化人类下丘脑神经元细胞的方法[1],但此类方

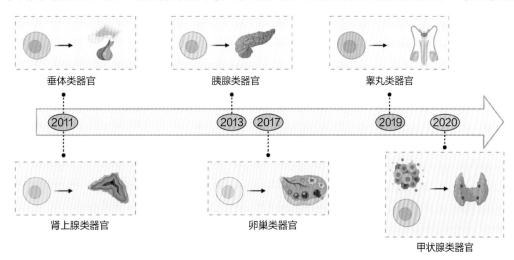

图 8‑3 内分泌系统类器官的发展历史

法诱导而成的神经元细胞不存在抗利尿激素(antidiuretic hormone,ADH)分泌功能。Ogawa 等[2]在前人研究基础之上通过三维培养体系将人胚胎干细胞诱导为下丘脑神经元类器官,合用 Akt 信号通路抑制剂后,这些神经元细胞能够自行分泌 ADH 并释放到培养基中,为 ADH 替代疗法提供了新方法。

2015 年,Kurmann 等[3]发现 BMP4 和 FGF2 信号通路的有效结合导致诱导多能干细胞向甲状腺分化。通过分离这些甲状腺祖细胞并在基质胶中培养,成功地产生了由单层 T4/T3 甲状腺细胞组成的滤泡类器官。这些类器官在异种移植后,成功恢复了甲状腺功能减退小鼠模型中的甲状腺激素水平。现在已经清楚的是,在内胚层环境中诱导 NKX2.1 和 PAX8 的方案能够在体内促进三维功能性甲状腺组织的细胞发育。Antonica 等[4]开发了第一个基于小鼠胚胎神经干细胞的 3D 培养系统。

肾上腺皮质类器官一般通过胚胎组织碎片或原代干细胞诱导两大方向实现。胚胎组织碎片培养法优点在于保存原有组织形态和激素分泌能力,但细胞团容易因缺氧和营养供应问题死亡,难以大批量生产。Yazawa 等[5]证明间充质干细胞可以通过诱导因子类固醇生成因子 1 和 8 - bromo - cAMP 分化为类固醇生成细胞,肝脏受体同源物-1 与 8 - bromo - cAMP 的联合使用也可诱导人间充质干细胞分化为类固醇激素分泌细胞。

早在 2001 年,以色列理工学院的 Tzukerman 团队[6]就报道了人胚胎干细胞自主分化的细胞群中有一群类似胰岛 B 细胞的细胞群,其免疫标志物和分泌表型与原代胰岛 B 细胞基本类似,为干细胞诱导胰岛类器官提供了理论和实验基础。2006 年,权威杂志 *Nature Biotechnology* 发表的一篇论文中,将人胚胎干细胞诱导分化成为具有合成胰岛素、胰高血糖素、生长抑素、胰腺多肽和胃饥饿素功能的内分泌细胞[7]。这一过程模拟了体内胰腺器官的发生,引导细胞通过类似最终内胚层、肠管内胚层、胰腺内胚层和内分泌前体的阶段,最终分化成为内分泌功能细胞。该研究中胚胎干细胞衍生的功能细胞胰岛素含量接近成人胰岛。这些内分泌细胞诱导类器官可能是发展可再生细胞来源糖尿病细胞治疗的关键一步。

8.3　丘脑-垂体类器官

8.3.1　丘脑-垂体疾病需求

丘脑-垂体系统通过几种重要激素的分泌和释放参与生理稳态的调控,但其损伤与再生一直是临床面临的棘手问题。丘脑-垂体系统主要分泌包括抗利尿激素、催产素、生长激素在内的一系列重要激素,直接参与机体生长、发育、新陈代谢等重要过程。下丘脑功能障碍导致的尿崩症是一种以异常大量排尿为特征的代谢性疾病,严重时可导致水电解质紊乱危及生命,分泌抗利尿激素的 ADH 神经元移植是解决此类疾病最具潜力的前沿策略。垂体功能低下是最严重的垂体功能障碍之一,可引起糖皮质激素功能不足、肾上腺危象等危及生命的并发症。垂体功能低下可分为先天性疾病和获得性疾病,术后垂体功能低下是目前最常见的获得性疾病之一。由于分泌激素的细胞和组织很难直接干预,患者需要终生补充他们缺乏的激素。激素替代疗法是目前唯一有效的治疗方法,但它有较大局限性。例如,外源性激素替代不能模拟内源性激素分泌对各种生理和心理压力源的剧烈生理变化。一项临床研究表明,即使是受过充分宣教的慢性肾上腺功能不全患者也有很高的肾上腺危象发生率,肾上腺危象患者死亡率高达 6%[8]。人多能干细胞来源的垂体细胞具有对释放和反馈信号的反应能力,因此有助于开发更好的替代治疗。

8.3.2 丘脑-垂体类器官细胞来源

下丘脑第三脑室底面和外侧壁存在神经干细胞/祖细胞,也被称作下丘脑伸展细胞,表达特异性细胞标志物 Rax。Kano 等[9]用小鼠胚胎干细胞诱导所获 Rax$^+$ 伸展细胞在外源性 FGF2 条件下培养成细胞球。此细胞球能够分化为三个神经元谱系(神经元、星形胶质细胞和少突胶质细胞),并在多次传代以后保持高 Sox2 表达,具有自我更新能力。这些伸展细胞可能在治疗疾病和衰老引起的下丘脑相关能量代谢或稳态维持机制紊乱研究中提供新思路。

8.3.3 丘脑-垂体类器官前沿进展

作为分泌机体重要激素如促肾上腺皮质激素(ACTH)的腺体,腺垂体类器官已经在体外和动物模型中验证了接受外界刺激负反馈调节的重要能力。2011 年就有研究人员建立了从小鼠胚胎干细胞分化到垂体前叶细胞的培养体系,并确立了以 BMP4 和 SAG 为核心的诱导培养体系。这种培养体系构建的 Lhx3$^+$ 祖细胞能够在不同条件下向多种谱系分化,分别分泌 ACTH、生长激素(GH)、催乳素(PRL)等重要激素。其中 Tbx19$^+$ 促肾上腺皮质激素谱系在促肾上腺皮质激素释放激素(CRH)刺激下,能够合成并分泌高水平 ACTH。动物实验中,肾包膜移植的 Tbx19$^+$ 祖细胞分泌的 ACTH 在腺垂体切除小鼠体内显著提升 ACTH 和皮质激素水平,高水平糖皮质激素能够负反馈调节 ACTH 分泌,实现负反馈调节环的人工干预[10]。

胚胎发育是丘脑-垂体内分泌器官的重要形成时期,其发育异常带来侏儒症、肾上腺功能不全等严重后果,类器官研究为胚胎分化时期丘脑-垂体的发生机制及其干预提供了新思路。研究人员在该领域做了深入研究,于 2020 年报道了基于 3D 培养策略的"下丘脑-垂体单元"[11]。该研究基于无血清漂浮培养方法,诱导高质量的外胚层细胞团,并在同一悬浮培养体系中实现了 CRH$^+$ 细胞对 ACTH$^+$ 细胞的控制。实验结果显示,该培养体系能够通过 CRH - ACTH -糖皮质激素轴响应低血糖环境,并能够受 CRH 抑制剂的控制。此类混合培养体系更加鲜明地模拟了器官组织中多细胞共处、相互调节维持稳态的生理状态和功能,有利于揭示和研究生理和病理条件下的多细胞复杂关系。

在正常组织器官以外,基于基因突变的疾病组织类器官研究也取得了一定进展。腺垂体由口腔外胚层与腹侧下丘脑接触后发生,这一过程的异常将导致垂体发育不全。

Matsumoto 等[12]在 2019 年报道了基于基因突变患者 iPSC 的垂体发育不良类器官模型，细胞来源是一名 OTX2 杂合子突变的先天性垂体功能不全患者。基于此种疾病突变类器官的研究表明，下丘脑来源的 OTX2 通过对 FGF10 的表达调控，调节口腔外胚层 LHX3 表达，外源性纠正 OTX2 突变能够扭转垂体发育不良动物表型。此类基于基因突变患者来源干细胞的类器官构建，为器官发育突变疾病的研究提供了新的研究思路和验证手段。

8.4 甲状腺类器官

甲状腺滤泡是能够发挥甲状腺正常功能的 3D 结构单位，传统的单层细胞培养体系在体外无法模拟甲状腺滤泡三维结构并发挥功能。当前已有不少文献报道了甲状腺相关细胞的体外三维培养体系，探讨了新型类器官与甲状腺滤泡在组织学、形态学和功能上的相似程度[13]。

8.4.1 甲状腺滤泡与类器官构建基本需求

甲状腺滤泡是甲状腺的基本功能单位，负责合成、储存甲状腺激素等重要生理功能，因而也是类器官模拟的基本结构。甲状腺激素由甲状腺滤泡上皮细胞合成，以甲状腺球蛋白结合的形式在甲状腺滤泡中储存。感应到环境促甲状腺激素（TSH）变化后，滤泡上皮细胞伸出伪足，胞吞后水解甲状腺球蛋白，释放出成熟 T3、T4 入血，促进物质和能量代谢、促进生长发育过程。甲状腺功能异常亢进或减退会引发相应疾病，严重危害患者代谢和免疫活动，以甲状腺功能亢进（GD 型）和甲状腺肿瘤为代表性疾病。甲状腺结节和甲状腺肿瘤是人群常见病，普通人群中通过触诊检出的甲状腺结节发病率为 4%—8%，超声检出的发病率高达 18%—67%，甲状腺结节患者中甲状腺癌比例可达 5%—10%。当前针对甲状腺癌的治疗方式主要包括手术、放射性碘－131 或甲状腺激素治疗，尽管 5 年生存率等预后指标相对其他肿瘤较好，但其复发比例仍然居高不下。甲状腺肿瘤和 GD 型甲亢的发病因素均不完全明确，涉及放射暴露、碘摄入、基因突变与免疫等。为进一步了解疾病发生机制、筛选干预策略，研究人员近年来建立了若干针对疾病或生理状态下甲状腺滤泡上皮细胞的类器官模型（图 8-4）。

8.4.2 关键转录因子

干细胞诱导过程中的转录因子及其组合是类器官构建的核心技术难题，在过去二十年的研究中，甲状腺发育的必要转录因子已陆续报道。两种基因结合促甲状腺激素的短暂过表达诱导甲状腺细胞自组装成 3D 基质中的滤泡结构。随后将这些 ESC 来源类器官注入甲状腺切除的小鼠，机体甲状腺激素水平获得恢复，这项研究为甲状腺功能减退提供了新的治疗思路和研究方向。研究人员提取人类胚胎干细胞（hESCs）并过表达 PAX8 和

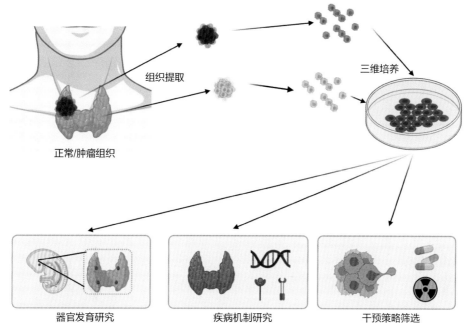

组织提取

三维培养

正常/肿瘤组织

器官发育研究

疾病机制研究

干预策略筛选

图 8-4 甲状腺类器官构建

NKX2.1,随后添加激活剂 Activin A 和 TSH,诱导生成功能性甲状腺滤泡类器官[14]。但 Antonica 等[15]在小鼠多能干细胞(mPSCs)中鉴定的关键调控因子为骨形态发生蛋白 4 (BMP4)和成纤维细胞生长因子-2(FGF2),认为这些因子是在胚胎发育的早期阶段将内胚层细胞导向甲状腺特异性谱系所必需的。

尽管人体不同器官来源干细胞诱导生成的甲状腺类器官已经有诸多报道,但这些类器官内部血管网络的形成不尽如人意。参考肾脏类器官,有研究人员提出了在体外预处理类器官,诱导血管网络初步形成后植入体内的研究思路。在体外将甲状腺类器官与血管内皮细胞共培养,在合适的诱导环境下使类器官与血管网络结合,形成组织工程化血管化甲状腺类器官。一般认为 250 μm 是自然状态下氧气在组织间扩散的极限距离,上述预血管化的甲状腺类器官能够打破这一限制,同时实现代谢产物、激素和营养物质的运送。

8.4.3 甲状腺肿瘤类器官

除了正常组织来源干细胞诱导的类器官,甲状腺癌来源的类器官研究同样对肿瘤发生、发展、转移和干预策略提供手段。Chen 等[16]使用甲状腺乳头状癌(PTC)患者来源细胞,体外培养成甲状腺癌类器官。PTC 类器官保留了原始肿瘤的组织病理学特征和基因组异质性,且 PTC 类器官的药敏试验与患者标本一致。雌激素受体 α 存在时,雌二醇可促进 PTC 类器官的细胞增殖。

分化良好的 PTC 患者一般接受甲状腺手术切除治疗与术后碘[131](I[131])放疗。然而,约 15%—33% 的 PTC 患者对 I[131] 耐受,限制了进一步的治疗选择。荷兰格罗尼根大学

Kruijff 团队从三名患者的抗 I^{131} PTC 标本中分离至少稳定传代 5 代的肿瘤干细胞,并基于此培养耐 I^{131} 的 PTC 类器官[17]。当将 PTC 类器官与放射性碘(RAI)难治性疾病(RAIRD)类器官进行比较时,研究人员观察到蛋白质和基因表达水平的显著不一致,这表明 PTC 类器官有治疗预测潜力。患者特异性 PTC 类器官可能有助于早期识别 I^{131} 耐药患者,以减少过度放射治疗及其对甲状腺癌患者的诸多副作用。

以上数据表明,这些新开发的甲状腺癌衍生类器官可能是一个很好的临床前模型,为肿瘤发生发展过程的基础机制研究提供平台,并为开发特异性拮抗剂、预防和治疗甲状腺癌提供了潜在策略。

8.4.4 甲状腺功能亢进类器官

Graves 病(GD)是一种常见的器官特异性自身免疫性甲状腺疾病,约占甲状腺功能亢进患者比例的 70%。荷兰皇家艺术和科学院 Clevers 团队[18]于 2021 年报道了从成人和小鼠甲状腺组织中建立的三维类器官,模拟甲状腺滤泡细胞(TFCs)结构和功能。TFC类器官(TFCOs)拥有完整的激素生产机制,都表达典型的甲状腺标记物 PAX8 和NKX2.1,而甲状腺激素前体重要结构组分甲状腺球蛋白的表达水平与组织相当。单细胞 RNA 测序和透射电镜证实,TFCOs 表型与机体甲状腺组织类似。甲状腺激素在人TFCOs 的条件培养基中很容易被检测到,而 GD 患者血清处理类器官后,类器官表现出与临床相类似的相关反应,如增殖和激素分泌增加,证明类器官可以模拟人类自身免疫疾病。基于此种疾病血清诱导的类器官模型,有助于进一步加深对组织器官在疾病模式下的反应类型和干预措施的理解。

8.5　肾上腺类器官

肾上腺皮质和髓质均分泌影响机体代谢的重要激素,包括糖皮质激素和肾上腺素等。皮质与髓质的组织来源、空间结构和分泌功能各不相同,这为类器官的构建和设计造成巨大困难,一般将皮质与髓质细胞分别讨论。

8.5.1 肾上腺皮质类器官

原代干细胞诱导法的培养条件相对开放,能够实现长期、多代扩增,但其分化过程的精准调控直接影响类器官的激素分泌效果、负反馈调节响应行为等属性。Yazawa 等[5]证明间充质干细胞可以通过诱导因子类固醇生成因子 1 和 8‐bromo‐cAMP 分化为类固醇生成细胞,肝脏受体同源物‐1 与 8‐bromo‐cAMP 的联合使用也可诱导人间充质干细胞分化为类固醇激素分泌细胞。在 ROSA26 位点建立了携带四环素调节类固醇生成因子‐1 基因的胚胎干细胞,诱导后的器官细胞表现出肾上腺皮质样细胞的特征,并产生大量皮质酮,为类固醇生成缺陷的基因治疗提供潜在细胞来源。广西医科大学蒋永华团队于 2022 年报道了基于 Matrigel 三维培养骨架和胚胎肾上腺组织的类器官培养体系[19]。研究获得了典型外层致密、内层疏松的肾上腺复合结构，表达 SF-1、CYP11A1 等类固醇表达标志物，并能够在 ACTH 刺激下加速分泌皮质醇，为肾上腺皮质生理和病理条件下的行为研究奠定细胞生物学基础。

8.5.2　肾上腺髓质类器官

肾上腺髓质嗜铬细胞是产生儿茶酚胺类激素的细胞，由躯干神经嵴干细胞（trunk neural crest stem cell，TNCSC）通过交感肾上腺祖细胞（SAPs）分化产生。2018 年，Kwaku 等[20]通过 BMP2/FGF2 生物因子，从人胚胎干细胞（ESCs）和诱导多能干细胞（iPSCs）体外生成 TNCSC 和 SAPs。在体外维持 BMP4 并逐步减少 FGF2、用皮质类固醇模拟物辅助的条件下，这些细胞表达肾上腺髓质嗜铬细胞特异性标志物 PNMT，并向培养环境大量释放去甲肾上腺素和肾上腺素。将这些类器官细胞移植到家禽胚胎和绒毛膜尿囊膜中，观察到与人肾上腺髓质嗜铬细胞类似的分化和分泌行为。

8.5.3　多细胞复合肾上腺类器官

肾上腺是一种内分泌器官，皮质和髓质的不同功能在胚胎发育过程中逐步形成，阐明这些复杂的过程对于理解功能性内分泌紊乱和腺体肿瘤的基础机制至关重要。2018 年，Poli 等[21]基于不同胎龄胎儿肾上腺标本开发出一种体外人肾上腺细胞模型，同时具有神经内分泌细胞和类固醇激素生成细胞，这些皮质细胞和神经内分泌祖细胞在体外保留了固有的与胎龄相关的分化和功能程序。这些细胞团在体外自我组装为类似于胎儿肾上腺组成和空间分布的三维结构。此种类器官表现出除在形态功能特征上模拟肾上腺器官，不同细胞来源特异性标志物同样得以体现。体外构建的肾上腺类器官对于肾上腺发育疾病和肿瘤病理改变的相关研究具有重要意义。值得注意的是，由于氧分子扩散受限和细胞团营养供应问题，当前现有的培养条件下体外维持类器官时间仅有 10 天左右。复合肾上腺类器官在当前背景下尚属前沿领域，尚未实现针对疾病的体内疗效测试，但随着基因工程和肾上腺组织生理机制研究的深入，未来更完善、更系统的肾上腺组织有望实际进入临床。

8.6　胰岛类器官

糖尿病是危害人群健康的重大社会卫生问题，新型研究模型、工具和药物对糖尿病诊疗尤为重要。胰岛素是机体内唯一一种能够降低血糖的激素，而胰岛 B 细胞相关研究更是糖尿病研究中的重中之重。胰岛类器官的研究一般集中在基于胰岛 B 细胞的诱导、培养与细胞替代治疗等前沿方向（图 8-5）。

8.6.1　干细胞来源

诱导干细胞分化的细胞因子是类器官构建的关键因素，在近二十年的探索过程中，各

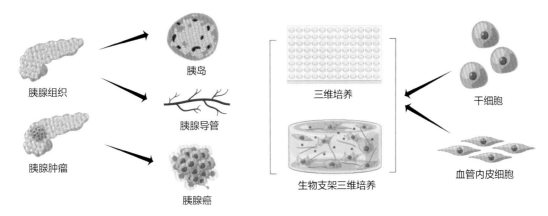

图 8-5　胰岛、胰腺导管与胰腺癌类器官理念(本图由 Figdraw 绘制)

国学者报道了不同类型与组合的生长因子以构建胰岛类器官。当前报道的在一线祖细胞分化过程起到关键作用的细胞因子包括 FGF、TGF-β、Notch、Wnt、Shh 等。2014 年，Pagliuca 等[22]针对胰腺祖细胞进行分化诱导，其设计的内分泌细胞能够在糖刺激下快速响应并分泌胰岛素。在 Akita 小鼠(基因缺陷 1 型糖尿病模型)体内移植该细胞后能够有效阻止血糖水平的快速提升，并在 12 周后将其降至正常水平。高通量筛选是诱导干细胞分化小分子的有效获取途径，Chen 等[23]测试了数千种化合物在诱导 hESCs 形成胰腺细胞过程中的作用，发现吲哚内酰胺 V(一种 PKC 激活剂)可以有效诱导 PDX1+ 胰腺祖细胞的产生。这些 PDX1+ 祖细胞在体外和体内实验中，表达其他胰腺标志物，并参与内分泌、外分泌和导管细胞分化。进一步研究表明，吲哚内酰胺 V 只在内胚层分化至胰腺祖细胞的过程中起作用。该研究基于化学平台研究 ESC 分化，这是制造胰岛 B 细胞道路上的一个关键里程碑。

8.6.2　胚胎或成体组织来源

从胚胎发育延续到成年，胰腺上皮中存在多能干细胞。研究表明，在谱系示踪研究中 Pdx1、Ptf1α、Sox9 标记的多能干细胞与内分泌细胞、导管细胞和腺泡细胞三种功能细胞直接相关，国内外多位学者报道了从胚胎或成体胰腺组织中提取具有形成类器官潜能的干细胞相关研究。斯坦福大学的 Sugiyama[24]于 2013 年从小鼠 E10.5 胚胎中提取胰腺祖细胞，在 Matrigel 上培养扩增形成了类似体内胰腺的结构，描述了从单个胎儿祖细胞重建胰腺发育的系统，包括胰岛 B 细胞和 A 细胞分化。对体内胰腺发育的原生基因调控因子如 Ngn3、Arx 和 PAX4 的严格调控操纵了胰岛细胞的定向发生，丰富了糖尿病胰岛再生的细胞策略。2018 年，荷兰莱顿大学 Loomans 等[25]报道了基于成人胰腺组织的 3D 培养系统，这些组织来源的胰腺细胞表现出高醛脱氢酶活性(ALDH[hi])，表达胰腺祖细胞标志物(PDX1、PTF1A、CPA1 和 MYC)，并能形成新的类器官。并且，基因表达谱显示，与成体胰腺组织相比，ALDH[hi] 细胞更接近人类胎儿胰腺组织，体外分化时表达内分泌谱系标志物。小鼠体内移植后 1 个月,移植的类器官分化为胰岛素阳性(INS^+)细胞,在葡萄糖刺激下检测到循环的人 C 肽。该研究表明成体胰腺组织有潜力扩展成三维结构,含有具有内分泌分化潜力的祖细胞,但美中不足的是内分泌细胞比例和胰岛素分泌效率相对较低。

先前研究发现,胰腺细胞在受损时具有自我修复潜能。当胰岛 B 细胞大量损失时,部分胰岛 A 细胞会自发转化成为胰岛素分泌细胞,以补偿机体对胰岛素的需要[26]。2008年,哈佛大学干细胞研究中心的 Melton 团队在 *Nature* 发文[27],使用三个特定转录因子 Ngn3、Pdx1 和 Mafa 特定表达,将成年小鼠的分化胰腺外分泌细胞重编程为与 B 细胞功能、形态非常相似的细胞。诱导的 B 细胞在大小、形状和超微结构上与内源性胰岛 B 细胞难以区分。它们表达 B 细胞功能所必需的基因,并通过重塑局部血管和分泌胰岛素来改善高血糖。同年,比利时学者 Heimberg 在 *Cell* 发文[28],在胚胎发育过程中最早的胰岛细胞特异性转录因子 Ngn3 的调控下,具有 B 细胞分化潜能的胰腺祖细胞可以在胰腺导管结扎的成年小鼠胰腺导管衬里中分离出。成年祖细胞的分化依赖于 Ngn3,并产生所有胰岛细胞类型,包括葡萄糖反应性 B 细胞。因此,多能祖细胞存在于成年小鼠的胰腺中,并可被激活,细胞通过分化和增殖,而非仅通过原有 B 细胞的自我复制来扩增细胞群。

8.6.3　血管化胰岛类器官

血管内皮细胞与胰岛细胞在体外培养时会表现自发聚集行为。Dafoe 等[29]研究表明,在血管内皮细胞存在的情况下,iPSC 诱导得到的胰腺类器官具有更强的血糖响应能力和更高的胰岛素分泌水平。与对照组相比,血管内皮细胞联合培养的类器官在体外有更高的成熟 B 细胞标志物表达和胰岛素分泌。在小鼠体内实验中,移植的实验组类器官有更高水平的人 C 肽分泌,在选择性破坏原生胰腺 B 细胞后高血糖症状显著减少。此外,与对照组相比,共培养细胞中骨形态发生蛋白 2 和 4 水平显著上调。

外周微血管病变是糖尿病最显著的并发症之一,高血糖水平带来外周毛细血管基底增厚、内皮受损等病理变化,进一步提示了胰岛素和血管内皮细胞的相关关系。在类器官培养策略中,长期培养的胰岛 B 细胞会因为缺乏氧气和营养物质发生自发坏死,与血管内皮细胞共培养被认为是有效改善类器官构建效率的优选方案。Takahashi 等[30]设计的体外类器官培养体系,将类器官与脐静脉内皮细胞共同培养成血管化的细胞团,该混合基团在小鼠体内移植后能够迅速重建血液循环,而纯胰腺类器官对照组中的细胞总数增长缓慢,且无明显血管浸润。

8.7　性腺类器官

8.7.1　女性性腺类器官

卵巢的基本功能单元是卵泡,但直到 2017 年,由人胚胎干细胞体外诱导分化而成的卵泡类器官才首次被报道。来自清华大学的 Jung 等[31] 报道了人胚胎干细胞在体外可诱导分化为卵泡样细胞(FLCs)。研究人员发现在生殖细胞中特异性表达的两种 RNA 结合蛋白 DAZL 和 BOULE 调节细胞干性的退出并启动减数分裂。通过重组人 GDF9 和 BMP15 表达 DAZL 和 BOULE,进一步诱导这些减数分裂生殖细胞形成卵巢 FLCs,包括卵母细胞和颗粒细胞。这种强大的体外分化系统将有助于研究人多能干细胞分化为晚期原始生殖细胞、减数分裂生殖细胞和卵泡的独特分子机制。

卵巢癌是严重危害女性健康的恶性肿瘤之一,当前临床多手段综合治疗下 5 年生存率仅有不到 40%。卵巢癌类器官是基于肿瘤组织的细胞提取与培养体系,能够在有效保存肿瘤异质性的同时模拟肿瘤微环境、肿瘤发生与转移行为,并有助于个性化筛选药物和基因工程策略。哈佛大学陈曾熙公共卫生学院的 Wan 等[32] 对独特的双特异性抗程序性细胞死亡蛋白 1(PD‑1)/程序性细胞死亡配体 1(PD‑L1)抗体处理的新型高级别浆液性卵巢癌(HGSC)类器官/免疫细胞共培养物进行免疫功能和单细胞 RNA 测序转录谱分析,并与单特异性抗 PD‑1 或抗 PD‑L1 对照进行比较。研究结果表明,NK 细胞和 T 细胞亚群的状态变化可能对诱导有效的抗肿瘤免疫反应至关重要,并提示能够诱导这种细胞状态变化的免疫疗法,如 BRD1 抑制剂,可能会增大对 HGSC 的疗效。该研究同时表明,卵巢癌免疫疗法疗效的提高是由 NK 和 CD8$^+$ T 细胞小亚群进入活性和细胞毒性状态的状态改变所驱动的。

基因工程手段是卵巢癌诊疗的重要前沿方向,而类器官为卵巢癌筛查、基因诊断与早期干预提供了细胞平台基础。哈佛大学医学院的 Hill[33] 设计了一个用于短期患者来源 HGSC 类器官 DNA 修复功能的分析平台。研究检测了来自 22 名 HGSC 患者的 33 个类器官培养物的同源重组(HR)和复制叉保护缺陷。无论 DNA 修复基因突变状态如何,类器官 HR 的功能缺陷与 PARP 抑制剂敏感性相关。患者源性卵巢肿瘤的类器官生长迅速,在基因和功能上与其来源的肿瘤相匹配。这些肿瘤类器官可用于 DNA 修复分析和治疗敏感性测试,并提供了一种快速评估来源肿瘤靶向缺陷的方法,给出了更合适的治疗选择。

8.7.2 男性性腺类器官

在体外环境中,模拟睾丸微环境从而研究睾丸的发生和生精过程、放射和化学药品对生育能力的影响已经成为当前研究热点。3D 类器官可以作为研究细胞-细胞相互作用、组织发育和毒理学的体外平台,在体外开发组织结构类似于睾丸的类器官仍然是一个挑战。加拿大卡尔加里大学的 Sakib 等[34] 从猪、小鼠、猕猴和人类组织细胞来源建立多细胞三维睾丸类器官,器官由生殖细胞、支持细胞、间质细胞和管周肌样细胞组成,形成明显的生精上皮和被基底膜隔开的间质室。类器官支持细胞表达紧密连接蛋白 claudin 11 和 occludin。与二维培养中的生殖细胞相比,类器官中的生殖细胞对维甲酸的反应减弱,表明类器官的组织结构调节对维甲酸的反应与体内类似。类器官中维持生理细胞-细胞相互作用的生殖细胞也有较低水平的自噬,这表明细胞应激水平较低。当类器官被邻苯二甲酸单(2-乙基己基)酯(MEHP)处理时,生殖细胞自噬水平以剂量依赖性的方式增加,表明类器官可用于毒性筛选。睾丸体细胞上初级纤毛的消融抑制了类器官的形成,证明了在筛选影响睾丸形态发生的因素方面的应用。类器官可以从低温保存的睾丸细胞中产生,并通过玻璃化保存。睾丸类器官系统再现了哺乳动物睾丸的三维组织,并为研究生殖细胞功能、睾丸发育和体内睾丸环境中的药物毒性提供了一个体外平台。

体外精子发生(IVS)已经通过有机型和软基质培养系统在啮齿类动物中成功实现。然而,前者不允许单个细胞扩增,而后者表现为一个简单的厚层。Baert 等[35]利用基于海藻酸盐的水凝胶和 3D 生物打印技术,在小鼠模型上探索了一种新的培养系统,以控制支架设计和细胞沉积。通过在间质细胞负载支架(CD49f$^+$/CLS)的孔隙中培养上皮细胞来实现双细胞室睾丸结构。在 CFS 和 CLS 上播种细胞后的数周内形成了细胞球,虽然未观察到管状结构的恢复,但在 66% 的 TC/CFS 中发现了包括细长精子细胞在内的减数分裂后细胞斑块。这是第一项将 3D 生物打印方法应用于 IVS 的相关研究,支架设计和播种参数的进一步优化可能实现管状结构的再造,从而提高 IVS 在打印睾丸结构中的效率,对睾丸生理学研究和疾病药物筛选领域具有重大潜能。

8.8　本章小结

内分泌系统参与机体重要激素的分泌与诸多关键生命活动的调节,其发育异常与疾病紊乱对机体稳态造成巨大干扰,类器官研究为内分泌发育异常与相关疾病的机制、药物研究提供平台。近 20 年来,类器官与细胞三维培养体系在内分泌疾病的机制与干预研究中表现出独特的优势与极大的发展空间,为研究人员在体外模拟腺体体内生命活动提供了平台。当然,目前类器官研究尚存在巨大不足,包括类器官的稳定扩增、干细胞诱导体系的不断优化、细胞或组织块的血管神经浸润等。值得注意的是,随着生物材料学的飞速发展,新型生物材料诸如水凝胶支架等在组织器官三维构建和血管化方面创造了更大空间。此外,基于高通量分析和筛选的基因与药物平台同样为类器官的疾病和药物研究提供了条件。在未来,类器官研究不仅扩展细胞种类、诱导和培养条件,同样与生物材料学、生物组学等交叉学科齐头并进,不断优化构建策略的同时拓展类器官在疾病机制、预防和治疗领域的独特优势。

（胡　衍）

参考文献

[1] Wang L,Meece K,Williams DJ,et al. Differentiation of hypothalamic-like neurons from human pluripotent stem cells. J Clin Invest,2015,125(2):796-808.

[2] Ogawa K,Suga H,Ozone C,et al. Vasopressin-secreting neurons derived from human embryonic stem cells through specific induction of dorsal hypothalamic progenitors. Sci Rep-Uk,2018,8(1):3615.

［3］ Kurmann AA，Serra M，Hawkins F，et al． Regeneration of thyroid function by transplantation of differentiated pluripotent stem cells． Cell Stem Cell，2015，17(5)：527 - 542．

［4］ Antonica F，Kasprzyk DF，Opitz R，et al． Generation of functional thyroid from embryonic stem cells． Nature，2012，491(7422)：66 - 71．

［5］ Yazawa T，Kawabe S，Inaoka Y，et al． Differentiation of mesenchymal stem cells and embryonic stem cells into steroidogenic cells using steroidogenic factor - 1 and liver receptor homolog - 1． Mol Cell Endocrinol，2011，336(1 - 2)：127 - 132．

［6］ Assady S，Maor G，Amit M，et al． Insulin production by human embryonic stem cells． Diabetes，2001，50(8)：1691 - 1697．

［7］ D'Amour KA，Bang AG，Eliazer S，et al． Production of pancreatic hormone-expressing endocrine cells from human embryonic stem cells． Nature Biotechnology，2006，24(11)：1392 - 1401．

［8］ Hahner S，Spinnler C，Fassnacht M，et al． High incidence of adrenal crisis in educated patients with chronic adrenal insufficiency：a prospective study． J Clin Endocr Metab，2015，100(2)：407 - 416．

［9］ Kano M，Suga H，Ishihara T，et al． Tanycyte-like cells derived from mouse embryonic stem culture show hypothalamic neural stem/progenitor cell functions． Endocrinology，2019，160(7)：1701 - 1718．

［10］ Ozone C，Suga H，Eiraku M，et al． Functional anterior pituitary generated in self-organizing culture of human embryonic stem cells． Nat Commun，2016，710351．

［11］ Kasai T，Suga H，Sakakibara M，et al． Hypothalamic contribution to pituitary functions is recapitulated in vitro using 3D - cultured human iPS cells． Cell Rep，2020，30(1)：18 - 24．

［12］ Matsumoto R，Suga H，Aoi T，et al． Congenital pituitary hypoplasia model demonstrates hypothalamic OTX2 regulation of pituitary progenitor cells． J Clin Inves，2020，130(2)：641 - 654．

［13］ Samimi H，Atlasi R，Parichehreh-Dizaji S，et al． A systematic review on thyroid organoid models：time-trend and its achievements． Am J Physiol Endocrinol Metab，2021，320(3)：E581 - E590．

［14］ Ma R，Latif R，Davies TF． Human embryonic stem cells form functional thyroid follicles． Thyroid，2015，25(4)：455 - 461．

［15］ Antonica F，Kasprzyk DF，Opitz R，et al． Generation of functional thyroid from embryonic stem cells． Nature，2012，491(7422)：66 - 71．

［16］ Chen D，Tan Y，Li Z，et al． Organoid Cultures Derived From Patients With Papillary Thyroid Cancer． J Clin Endocr Metab，2021，106(5)：1410 - 1426．

［17］ Sondorp LHJ，Ogundipe VML，Groen AH，et al． Patient-Derived papillary thyroid cancer organoids for radioactive iodine refractory screening． Cancers，2020，12(11)．

［18］ van der Vaart J，Bosmans L，Sijbesma SF，et al． Adult mouse and human organoids derived from thyroid follicular cells and modeling of Graves' hyperthyroidism． Proc Natl Acad Sci U S A，2021，118(51)．

［19］ 郭雅婕，王逸夫，郭冰倩，等. 类固醇激素分泌功能的肾上腺三维培养体系的建立. 广西医科大学学报，2022，(039 - 002)．

［20］ Abu-Bonsrah KD，Zhang D，Bjorksten AR，et al． Generation of adrenal chromaffin-like cells from human pluripotent stem cells． Stem Cell Rep，2018，10(1)：134 - 150．

［21］ Poli G，Sarchielli E，Guasti D，et al． Human fetal adrenal cells retain age-related stem-and endocrine-differentiation potential in culture． FASEB J，2019，33(2)：2263 - 2277．

［22］ Pagliuca FW，Millman JR，Gürtler M，et al． Generation of functional human pancreatic β cells in vitro. Cell，2014，159(2)：428 - 439.

[23] Chen S，Borowiak M，Fox JL，et al. A small molecule that directs differentiation of human ESCs into the pancreatic lineage. Nat Chem Biol，2009，5(4)：258 - 265.

[24] Sugiyama T，Benitez CM，Ghodasara A，et al. Reconstituting pancreas development from purified progenitor cells reveals genes essential for islet differentiation. P Natl Acad Sci USA，2013，110 (31)：12691 - 12696.

[25] Loomans CJM，Williams Giuliani N，et al. Expansion of adult human pancreatic tissue yields organoids harboring progenitor cells with endocrine differentiation potential. Stem Cell Rep，2018，10(3)：712 - 724.

[26] Thorel F，Népote V，Avril I，et al. Conversion of adult pancreatic alpha-cells to beta-cells after extreme beta-cell loss. Nature，2010，464(7292)：1149 - 1154.

[27] Zhou Q，Brown J，Kanarek A，et al. In vivo reprogramming of adult pancreatic exocrine cells to beta-cells. Nature，2008，455(7213)：627 - 632.

[28] Xu X，D'Hoker J，Stangé G，et al. Beta cells can be generated from endogenous progenitors in injured adult mouse pancreas. Cell，2008，132(2)：197 - 207.

[29] Talavera-Adame D，Woolcott OO，Ignatius-Irudayam J，et al. Effective endothelial cell and human pluripotent stem cell interactions generate functional insulin-producing beta cells. Diabetologia，2016，59(11)：2378 - 2386.

[30] Takahashi Y，Sekine K，Kin T，et al. Self-condensation culture enables vascularization of tissue fragments for efficient therapeutic transplantation. Cell Rep，2018，23(6)：1620 - 1629.

[31] Jung D，Xiong J，Ye M，et al. In vitro differentiation of human embryonic stem cells into ovarian follicle-like cells. Nat Commun，2017，815680.

[32] Wan C，Keany MP，Dong H，et al. Enhanced efficacy of simultaneous PD - 1 and PD - L1 immune checkpoint blockade in high-grade serous ovarian cancer. Cancer Res，2021，81(1)：158 - 173.

[33] Hill SJ，Decker B，Roberts EA，et al. Prediction of DNA Repair Inhibitor Response in Short-Term Patient-Derived Ovarian Cancer Organoids. Cancer Discovery，2018，8(11)：1404 - 1421.

[34] Sakib S，Uchida A，Valenzuela-Leon P，et al. Formation of organotypic testicular organoids in microwell culture. Biol Reprod，2019，100(6)：1648 - 1660.

[35] Baert Y，Dvorakova-Hortova K，Margaryan H，et al. Mouse in vitro spermatogenesis on alginate-based 3D bioprinted scaffolds. Biofabrication，2019，11(3)：35011.

第9章

神经系统类器官

9.1 神经系统类器官简介

神经系统分为中枢神经系统和周围神经系统两大部分(图9-1)。中枢神经系统包括脑和脊髓。脑和脊髓位于人体的中轴位,周围有头颅骨和脊椎骨包绕。这些骨头质地很硬,因此可以使脑和脊髓得到很好的保护。脑分为端脑、间脑、小脑和脑干四部分。大脑又分为左右两个半球,分别管理人体不同的部位,脊髓主要是传导通路,能把外界的刺激及时传送到脑,然后再把脑发出的命令及时传送到周围器官,起到上通下达的桥梁作用。周围神经系统包括脑神经、脊神经和植物神经。脑神经共有12对,主要支配头面部器官的感觉和运动。人能看到周围事物,听见声音,闻出香臭,尝出滋味,以及有喜怒哀乐的表情等,都必须依靠这12对脑神经的功能。脊神经共有31对,其中包括颈神经8对、胸神经12对、腰神经5对、骶神经5对、尾神经1对。脊神经由脊髓发出,主要支配身体和四肢的感觉、运动和反射。植物神经也称为内脏神经,主要分布于内脏、心血管和腺体,心跳、呼吸和消化活动都受其调节。植物神经分为交感神经和副交感神经两类,两者之间相互拮抗又相互协调,组成一个配合默契的有机整体,使内脏活动能适应内外环境的需要。

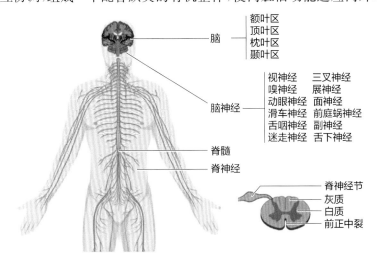

图9-1 神经系统

脑是按对侧支配的原则来发挥功能的,此外,左、右侧脑还有各自侧重的分工,如左脑主要负责语言和逻辑思维,右脑负责艺术思维等[1]。

神经系统类器官主要是用成体干细胞或多能干细胞进行体外三维(3D)培养而形成的具有一定空间结构的组织类似物[2]。尽管神经系统类器官仍无法完全模拟真正意义上的人体器官,但其在结构和功能上能够最大程度地模拟体内神经系统组织结构及功能并能够长期稳定传代培养。目前神经系统类器官分为两类:神经组织来源类器官和多能干细胞来源类器官[3]。

相比既往传统的二维体外细胞培养模型,神经系统类器官技术具有更接近生理状况下神经系统的细胞组成和行为、更稳定的基因组、更适合于生物转染和高通量筛选等优势[4,5]。与传统动物神经疾病模型相比,利用神经系统类器官模型的实验操作更简单,还能用于研究疾病发生和发展等机理。因而在神经系统发育、神经系统肿瘤治疗、神经再生医学、神经系统疾病建模等领域都有广泛的应用前景(图9-2)。2017年,类器官技术被《科学》杂志评为年度十大技术[6]。2018年初,神经系统类器官技术又被《自然·方法》杂志评为2017年度方法[7]。

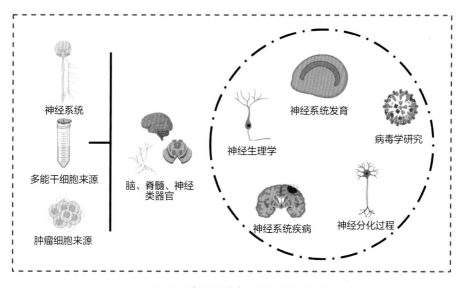

图9-2 神经系统类器官的应用方向

近年来,火热的干细胞研究为神经系统类器官技术的发展奠定了基础。绝大多数类型的非肿瘤来源的人源神经系统类器官均可由 MSC 或 iPSC 发育或诱导而来,可以说,干细胞研究的飞速进展为类器官研究带来新的活力[8-10]。虽然这些方法仍无法完全复现人类大脑复杂的生理学、解剖学特征和功能,但其在模拟体内功能和发病机理,揭示现有体外模型无法发现的生理互作方面展示了光明前景,为正在考虑采用器官/类器官芯片技术的研究人员提供参考。

9.2 神经系统类器官发展历程

一般而言,合格的中枢神经系统体外模型必须满足以下两个条件:

(1) 包含所有的功能细胞类型。中枢神经系统是一个复杂的细胞网络,由神经元、星形胶质细胞、少突胶质细胞、周细胞、免疫细胞和血管内皮细胞组成,并生长在组织特异性的细胞外微环境中[11,12]。了解中枢神经系统的机理对于识别潜在的药物靶点,预测药物副作用,了解神经系统疾病的发病机制至关重要。

(2) 可充分模拟细胞外环境。除了包含不同的细胞亚型外,合格的中枢神经系统体外模型还必须重现细胞外环境,包括特殊的细胞组织形式和细胞间的相互联系[13-15]。因此,在构建模型时,必须尽可能重现细胞外基质(ECM)的物理、化学和机械特性。

大脑组织细胞外基质由三个基本的结构组成:基底膜、神经元周网和间质基质[16]。基底膜主要由Ⅳ型胶原、层粘连蛋白-核原复合物、纤维连接蛋白、硫酸肝素蛋白聚糖和大量的生长因子组成。神经元周网主要由透明质酸、蛋白聚糖组成。间质基质则由蛋白多糖、透明质酸、肌腱蛋白和纤维蛋白组成[17]。大脑ECM外环境是细胞迁移的物理支持,也传递影响细胞生长和分化的机械和生化刺激。目前广泛使用的中枢神经系统体外模型包括二维和三维细胞培养模型。原代细胞或组织培养模型保留了大多数细胞原位特征,比较如实地反映细胞形态和功能信息。但是,它们仍存在长期保存后活性降低、传代能力的缺陷以及细胞成熟后多样性的问题,另外由于这些模型通常是动物来源的,因此缺乏人类大脑的复杂环路和结构[18,19]。人类来源的干细胞和hiPSCs[20]为开发可规模化复制的人类中枢神经系统模型创造了机会。此外,3D体外培养系统可以再现复杂的细胞间相互作用,更加逼真地重现体内细胞微环境。新的3D中枢神经系统模型,如神经球和类器官,主要以干细胞技术为基础开发。神经球是自组装的致密结构,主要由神经干细胞、神经元和胶质限制性祖细胞、有丝分裂后的神经元细胞和死亡(濒亡)的细胞组成[21,22]。神经球是研究神经发生和神经发育的有价值的系统,也是一个近乎无限的神经元和祖细胞的来源。神经球的一个主要问题是:由于对氧气和营养物质的获取能力有限,生长在神经球中心的细胞会死亡。其他缺点包括:神经细胞经过几轮传代后会丧失干细胞潜能,不同实验室之间培养的神经球实验结果重复性较差。Lancaster 和 Knoblich[23]于2014年首次引入了人类大脑类器官的概念。人类大脑类器官是一种来源于多能干细胞的自组装细胞群,具有早期胚胎中枢神经系统的谱系和结构。目前,大脑类器官的使用已经呈指数级增长,鉴于类器官可使用基因组编辑技术,因此它对识别和测试新的治疗方法具有重要意义[24,25]。最近发表的一些体外类器官模型展示了人类脉络膜丛的关键功能、屏障形成和脑脊液分泌,体现了类器官模型的巨大潜力。类器官也有其局限性,主要包括:类器官自发形成的特性使得类器官在细胞类型和组织方面的可重复性较差。除此之外,类器官也缺乏许多对器官生理功能至关重要的特征,如血管灌注、机械刺激和循环免疫细胞的存在等。

由于人体来源器官、组织获取相对困难，对于神经系统发育和疾病病理生理学的生物医学研究一般仅采用动物模型或基于细胞的体外试验。动物模型，尤其是小鼠模型，对深入了解人类神经系统发育和病理生理学的变化具有重要意义。但小鼠动物模型和人类在遗传、解剖学和生理学方面差异较大，这使得现有的动物模型无法有效地模拟人体神经系统病理、生理特点[26]。鉴于临床试验是对具体疾病进行治疗的前提条件，通过体外干细胞模型建立的类器官系统相对传统的动物或体外模型而言，能够大大增强从基础科研到临床试验转化的效率(图9-3)。

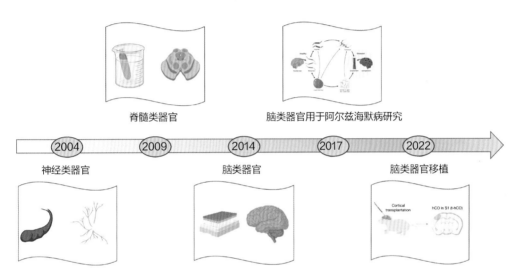

图9-3 神经系统类器官发展历程

尽管类器官是体外生成的器官的简化模型，却囊括了人体器官发育的关键特征。因此，类器官技术为人类神经系统疾病的体外研究开辟了一条新途径。目前，人体类器官模型主要应用于药物筛选，并已取得了诸多的成效。新药研发被认为是推进临床治疗的关键，特别是针对诸如癌症、心脏病和神经系统疾病的相关药物。因此，开发一种高效的初筛操作系统，基于细胞功效从而建立一种快速可靠的药物筛选策略，对于评估化合物在体外和体内的毒理学机制具有重要意义[27]。

9.3 脑类器官

9.3.1 脑类器官的构建

早期2D的原代神经元模型主要为hPSC衍生的神经元模型，其重现脑组织复杂结构的能力较为有限，而啮齿类动物模型(包括小鼠、大鼠)与灵长类动物的大脑相比结构过于简单(不含有 OSVZ 区域)[28,29]。而 hPSC 衍生的脑类器官是一种 3D 体外培养系统，能够重现人脑发育过程和发育中的人脑结构。它们提供了一种模拟人体生理环境的体外模型，专门用于研究人神经系统特有的神经发育和疾病过程。脑类器官是胚胎干细胞(ESCs)或人诱导多能干细胞(hiPSCs)经人工培养分化而成的微型器官，其功能组织结构与大脑相似。脑类器官来源于人体细胞，可代替人体开展神经生理学和疾病研究。

研究人员希望使用从人类干细胞中生长出来的微小的大脑样结构——大脑类器官，研究人类的神经退行性和神经精神疾病。但到目前为止，类器官只是模仿了人类的大脑，它们不发育血管，因此无法获得营养，这意味着它们不会长时间茁壮成长。而且它们没有得到充分成长所需的营养成分：在人类婴儿的大脑中，神经元的生长和与其他神经元连接的发展部分来自感官的输入。

脑类器官的培育始于干细胞培养形成类胚体，类胚体具有与胚胎相同的三个发育层：内胚层、中胚层和外胚层。接下来是神经外胚层的分化和神经上皮的扩展。此操作方案最初由 Lancaster 等设计开发，此后经过改进，通过添加细胞外信号分子，生成可复现特定脑区的类器官。例如，成熟类器官包含表达海马神经元标志物的区域、视杯和皮质层。用 Ca^{2+} 指示染料进行成像，成熟类器官中的皮质神经元表现为自发性 Ca^{2+} 波和 Ca^{2+} 振荡，这两种信号都是功能性神经元信号传导的特征[30]。

脑类器官可用于研究神经生理学、神经发育以及模拟各种神经系统疾病。同时，脑类器官源自人体细胞，在体外模型与临床研究之间架起了一座桥梁。此外，研究人员能够使用患者的干细胞生成类器官，据此研究神经系统疾病发生发展的细胞机制[31,32]。

9.3.2　脑类器官的应用

由于小鼠与人类大脑发育方式和成熟皮层表面积的差异，人类神经系统发育的生理病理过程很难在啮齿类动物模型中体现。而体外脑类器官的发育过程与胎儿大脑发育相似，这有助于研究包括特定脑区的正常发育以及神经发育障碍的过程。

小头畸形是一种罕见的神经系统疾病，表现为大脑和头部发育异常，通常认为此病系发育过程中神经祖细胞(NPC)耗竭所致[33]。Lancaster 等(2013 年)和 Gabriel 等(2016 年)利用经小头畸形患者干细胞生成的脑类器官开展研究，结果表明，与健康捐赠者类器官中的 NPC 相比，小头畸形患者类器官中的 NPC 出现了不对称细胞分裂和过早分化[34]。

同样，脑类器官也被用于研究单基因孤独症谱系障碍，如 Timothy 综合征，该病是由 Cav1. x(L 型)钙通道基因 CACNA1C 的错义突变引起。培育源自 Timothy 综合征患者多能干细胞的背侧和腹侧前脑类器官，发现其在发育过程中存在 Ca^{2+} 信号传导缺陷，以及 γ-氨基丁酸(GABA)能中间神经元迁移异常的现象[35]。

阿尔茨海默病(AD)是一种进行性神经退行性疾病，其病理特征是蛋白质聚集和神经元丢失，导致认知功能损伤。尽管大多数 AD 病例是散发的，但有一小部分病例具有遗传性。研究发现，培育自早发性家族性 AD 患者细胞的脑类器官中既存在细胞内 β-淀粉样蛋白(Aβ)斑块,也存在细胞外神经原纤维缠结,这些是在动物模型中难以发现的病理学特征。Park 等[36]在微流控系统中将神经元、星形胶质细胞[由患者干细胞衍生的人神经祖细胞(hNPC)分化而来]与小胶质细胞系进行共培养,建立了 AD 脑类器官模型。这种类器官系统成功地模拟了 AD 的主要特征,包括 Aβ 聚集、磷酸化 Tau 累积和相关的神经炎症,并反映了 AD 中的小胶质细胞募集、神经毒性活动和一氧化氮(NO)释放,后者会损伤星形胶质细胞和神经元[37]。与大多数动物模型相比,这种类器官共培养为 AD 病理学研究提供了更加精确、全面的模型[38,39]。

脑类器官还被用于病毒学研究中。寨卡病毒是一种经由蚊虫传播的黄病毒属病毒,成人感染后症状轻微,但孕妇感染之后,会导致胎儿小头畸形和严重的胎儿脑缺陷。借助感染寨卡病毒的脑类器官,研究人员利用超分辨率显微镜进行观察,结果表明该病毒会导致宿主细胞内质网重组,从而促进病毒复制[41,42]。

此外,脑类器官也被用来研究 SARS-CoV-2 引起的新冠肺炎神经系统症状。严重病例的症状包括头痛、味觉和嗅觉丧失、意识混乱和癫痫发作。在死亡病例的脑组织活检中,发现了 SARS-CoV-2 病毒。研究人员发现,SARS-CoV-2 可感染脑类器官,其位置分布与神经元和 NPC 标志物一致,且病毒可在神经元中复制并主动释放病毒子代[42,43]。

多形性胶质母细胞瘤(GBM)仍然是所有脑癌中最难研究和治疗的,这主要是由于肿瘤的异质性。事实证明,外科手术、放射线和化学疗法等治疗方法以及更新的个性化细胞疗法可减缓肿瘤的生长并使患者在一段时间内保持无病状态。但是,GBM 目前仍然很难治愈。

实验室诱导培育的脑类器官来自人类多能干细胞或患者组织,可以概括重要的遗传组成、脑细胞类型的异质性和结构。这些模型使研究人员能够重现患者大脑的关键特征,更清晰地描绘出癌症,并探索最好的方法进行治疗。例如,运用患者自身的胶质母细胞瘤细胞培育而来的脑类器官为如何治疗 GBM 提供了参考。Penn Medicine 研究人员一项新研究表明,胶质母细胞瘤类器官可作为有效模型来快速测试个性化治疗策略。

9.4 脊髓类器官

9.4.1 脊髓类器官的构建

脊柱和脊髓任一节段的发育异常均可能导致疾病的发生,常见的包括脊柱裂、先天性脊柱侧凸。这些疾病的发病率高,致病机理较为复杂。目前的治疗手段疗效较为有限。针对脊柱脊髓的发育异常已有相关动物模型的报道,但这些模型由于物种间的差异,往往存在仿真度不足等问题。同时,脊柱脊髓发育异常导致的疾病往往是组织器官发生了三维结构上的改变,因而传统的贴壁细胞培养方式无法对其进行很好的模拟[44]。近些年来发展迅速的类器官技术能够对组织器官的发育进行三维层面上的模拟,运用微流控器官模型体系,促使体外神经突触血管形成,可以实现从神经祖细胞的分离培养到 3D 类器官组织,最终形成完整类器官模型(图 9-4)。

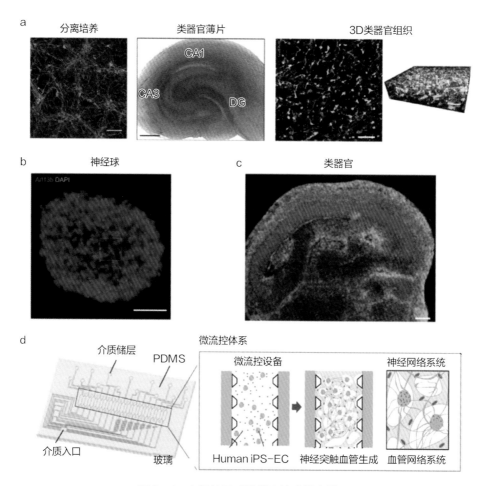

图 9-4 中枢神经系统微流控类器官模型

人类多能干细胞诱导的人类脊髓样组织通常不够成熟,不能模仿神经生成的形态学特征。基于此,研究人员开发了人脊髓样器官(hSCOs)的三维培养系统,概括了早期脊髓的神经样管状形态发生。hSCOs 表现出神经样管状形态发生,细胞分化为脊髓内神经元和胶质细胞,成熟的突触功能活动,以及脊髓发育的其他特征。研究人员用 hSCOs 来筛选能导致神经管缺陷的抗癫痫药物。同时研究表明,hSCOs 还可以促进对人类脊髓发育的研究和与神经管缺陷有关的疾病的建模[45]。

9.4.2 脊髓类器官的应用

建立有效的人类早期脊柱和脊髓的发育模型,对于阐明脊柱脊髓的正常发育机理,以及探索其相关疾病的发病机制和防治手段具有重要意义。3D 类器官近年来已成为疾病建模和治疗创新的有吸引力的工具。为探究边界帽神经嵴干细胞是否可以在基于明胶的3D 生物打印生物墨水支架中存活和分化,以建立在芯片上制造脊髓类器官的可行技术,研究人员开展了相关研究,证明了支持共同植入或共同培养细胞的存活和分化的能力,并支持兴奋性毒性脊髓切片培养物中运动神经元的存活。同时,研究人员测试了生物墨水和交联材料的不同组合,分析了边界帽神经脊干细胞在支架表面和内部的存活情况,然后测试是否可以使用相同的规则打印人类 iPSC 衍生的神经细胞(运动神经元前体和星形胶质细胞)。研究表明该方法适用于人体细胞打印。与打印结构的中心部分相比,外围的神经分化更为突出,这可能是更容易获得培养基中的分化促进因子引起的。这些发现表明,基于明胶的酶交联水凝胶是构建多细胞生物打印脊髓类器官的合适生物墨水,但仍需进一步的手段来实现均匀的神经分化[46]。

9.5 外周神经类器官

9.5.1 外周神经类器官的构建

在类器官被广泛应用于神经科学研究之前,动物实验模型的神经组织通常被用来探究神经系统的形态。虽然这种方法极大地促进了早期神经科学的发展,但具有其局限性,例如难以准确获取材料以及无法观察动态发育过程。胚胎干细胞和诱导多能干细胞的出现恰好弥补了这些不足,为研究人员提供了在体外探索特定细胞和组织分化能力的可能。在神经板到神经管的发育过程中,极性蛋白可以迁移到特定位置,而体外神经花环在极性方面就可以模仿这一过程。在二维培养中,神经上皮细胞的形态可以发生变化;在其内部,极性蛋白也可形成致密的管腔结构[47]。这些现象为研究神经管发育的极性发生提供了一个体外模型。二维系统拥有其简单的操作和成熟的培养方法,在早期的神经系统发育研究中非常适用。然而,要进一步研究神经管不同区域的发育变化,二维培养体系是不够的[48]。因此,自然产生了三维培养的概念,这个新颖的系统侧重于探索神经管发育三维结构。与二维体系相比,三维培养可以帮助研究人员模拟体内部分的动态过程。

9.5.2 外周神经类器官的应用

神经管缺陷(neural tube defects,NTDs)是一种严重的胚胎早期神经发育畸形,发病率高达 0.1%。目前的预防措施之一就是在怀孕前的 3 个月和孕期的前 3 个月服用适量的叶酸,该方法可预防约 70% 的 NTDs,但是仍有部分的病例发生。由于该疾病本身具有发病早、难发现且难干预的特性,使得研究人员在探索发病机制上面临着挑战。再加上环境因素和多基因突变致病的多因素变量干扰,使得该疾病的研究更加困难。而类器官给该疾病的研究带来一些曙光,类器官可以在体外模拟各种致病因素,例如单个或多个基因突变、不同发育环境等。这在一定程度上是符合研究神经管发育的特性的[49]，所以利用神经管类器官（neural tube organoids，NTOs）有望更好地理解 NTDs 的发病机制，体外构建神经管类器官如图 9-5 所示。

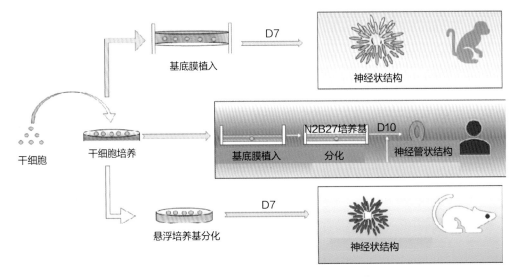

图 9-5 体外构建神经管类器官示意图[50]

9.6 本章小结

类器官可以被很好地用于研究 NTDs 的发病机制。研究表明，上百个单基因突变可导致 NTDs。目前备受关注的突变基因包括 Vangl2、Wnt5a、Shroom3 等。然而，由这些突变引起的 NTDs 的发病机制仍不清楚。利用动物模型研究这些突变的致病机制，面临着成本高、操作复杂等诸多问题，而类器官在这方面的研究具有突出的优势。突变干细胞可以通过基因敲除获得，然后进行定向培养和体外分化。这些可以进一步结合表型差异和基因表达差异的分析来探索发病机制。这是 NTOs 的重要应用场景之一。另外，NTOs 可以作为药物高通量筛选的有效平台，比如使用成熟的基因编辑系统（CRISPR/Cas9，单碱基编辑系统）获得具有特定突变的干细胞系，然后与 NTOs 的分化系统结合进行体外研究，并探究可能的治疗靶点或展开基因治疗。这也是个性化治疗的常用手段。在此基础上，可以筛选出对患者有效的药物。与动物模型相比，NTOs 具有更低的实验成本。这在药物毒性和有效性的早期测试中起着重要作用[51]。

从外胚层内陷到神经管的闭合是一个多组织、多因素调控的共同结果。这个阶段详细的发育机制尚未研究清楚。而类器官只是模拟神经上皮的一个单一因素的结果，这还不足以全面概括神经管发育的所有因素。此外，神经管的背侧和腹侧发育受各种因素的调节，这在体外是极难模拟的。解决这些问题，需要精细分析神经发育早期的生理环境

(如各类细胞因子的种类和具体浓度、周围环境的压力和温度等)和外界因素的干扰,这样才能使类器官更好地发挥作用。另外,哺乳动物的发育时间轴是相对固定的,这可能是长期进化导致的结果。因此,神经管发育的时间线也是相对固定的。体内神经管完全闭合的时间约为 4 周,在此期间还会产生神经元。然而,在当前的 NTOs 培养中,体外培养周期与体内发育所需的时间相差甚远,从而导致 NTOs 不足以反映体内的真实发育情况。且这种发育时间的差异是否会影响机制的研究,仍值得进一步讨论。进一步解决这些问题,仍需要对不同物种的发育时间线进行透彻的分析,同时尽可能真实地模拟体内的发育环境,从而解决上述挑战。

从发现海绵细胞的自组织现象开始,类器官研究从概念到应用经历了数十年的发展。逐渐成熟的培养体系和先进的分析技术加强了类器官在生物医学中的应用。尽管类器官研究中存在的问题有待解决,但其对未来生物医学研究的潜在价值是不可否认的。在未来的类器官研究中,组织工程技术与类器官的联合培养和多种类器官共培养的研究可能是很好的发展方向[52]。总而言之,应积极评价类器官研究在神经科学领域的有效应用,并用实际行动来解决目前存在的各种挑战,使类器官在生物医学中发挥更大的价值。

(李啸群)

参考文献

［1］Morelli K., W. Jin, S. Shathe, et al. MECP2-related pathways are dysregulated in a cortical organoid model of myotonic dystrophy. Sci Transl Med, 2022, 14(651): eabn2375.

［2］Hiratsuka K., T. Miyoshi, K. Kroll, et al. Organoid-on-a-chip model of human ARPKD reveals mechanosensing pathomechanisms for drug discovery. Sci Adv, 2022, 8(38): eabq0866.

［3］Gaudioso Á., T. Silva, M. Dolores Ledesma. Models to study basic and applied aspects of lysosomal storage disorders. Adv Drug Deliver Rev, 2022, 190: 114532.

［4］de Medeiros G., R. Ortiz, P. Strnad, et al. Challet Meylan, F. Maurer, P. Liberali. Multiscale light-sheet organoid imaging framework. Nat Commu, 2022, 13(1): 4864.

［5］He G., L. Lin, J. DeMartino, et al. Optimized human intestinal organoid model reveals interleukin-22-dependency of paneth cell formation. Cell stem cell, 2022, 29(9): 1333 - 1345. e1336.

［6］Sinha G. The organoid architect. Science, 2017, 357(6353): 746 - 749.

［7］Nawy T. Organoid hosts for parasitic infection. Nature methods, 2018, 15(9): 652.

［8］Naranjo S., C. Cabana, L. LaFave, et al. Modeling diverse genetic subtypes of lung adenocarcinoma with a next-generation alveolar type 2 organoid platform. Gene Dev, 2022, 36: 936 - 949.

［9］Sanjurjo-Soriano C., N. Erkilic, K. Damodar, et al. Retinoic acid delays initial photoreceptor differentiation and results in a highly structured mature retinal organoid. Stem Cell Res Ther, 2022, 13(1): 478.

［10］Keshara R., Y. Kim, A. Grapin-Botton. Organoid imaging: seeing development and function. Annu Rev Cell Dev Bi, 2022,

[11] Ao Z., S. Song, C. Tian, et al. Understanding immune-driven brain aging by human brain organoid microphysiological analysis platform. Adv Sci, 2022, 9(27): e2200475.

[12] Andrews M., A. Kriegstein. Challenges of organoid research. Annu Rev Neurosci, 2022, 45: 23-39.

[13] Cruceanu C., L. Dony, A. Krontira, et al. Cell-Type-Specific impact of glucocorticoid receptor activation on the developing brain: A cerebral organoid study. J Am Psychiat Nurses, 2022, 179 (5): 375-387.

[14] Kang Y., Y. Zhou, Y. Li, et al. A human forebrain organoid model of fragile X syndrome exhibits altered neurogenesis and highlights new treatment strategies. Nat Neurosci, 2021, 24(10): 1377-1391.

[15] Lee M., J. Thomas, Z. Su, et al. Epitope imprinting of alpha-synuclein for sensing in Parkinson's brain organoid culture medium. Biosens Bioelectron, 2021, 175: 112852.

[16] Tulin E., T. Yoshimura, C. Nakazawa, et al. Recombinant lectin Gg for brain imaging of glycan structure and formation in the CNS node of Ranvier. J Neurochem, 2022.

[17] Stephenson E., M. Mishra, D. Moussienko, et al. Chondroitin sulfate proteoglycans as novel drivers of leucocyte infiltration in multiple sclerosis. Brain, 2018, 141(4): 1094-1110.

[18] Nieuwenhuis B., B. Haenzi, M. Andrews, et al. Integrins promote axonal regeneration after injury of the nervous system. Biol Rev Cambr Philos Soci, 2018, 93(3): 1339-1362.

[19] Abbott N., M. Pizzo, J. Preston, et al. The role of brain barriers in fluid movement in the CNS: is there a 'glymphatic' system? J Acta Neuropathol, 2018, 135(3): 387-407.

[20] Tao T., P. Deng, Y. Wang, et al. Microengineered multi-organoid system from hiPSCs to recapitulate human liver-islet axis in normal and type 2 diabetes. Adv Sci, 2022, 9(5): e2103495.

[21] Wang Y., H. Liu, M. Zhang, et al. One-step synthesis of composite hydrogel capsules to support liver organoid generation from hiPSCs. Biomate Sci, 2020, 8(19): 5476-5488.

[22] Achberger K., C. Probst, J. Haderspeck, et al. Merging organoid and organ-on-a-chip technology to generate complex multi-layer tissue models in a human retina-on-a-chip platform. eLife, 2019, 8: e46188.

[23] Lancaster M., J. Knoblich. Generation of cerebral organoids from human pluripotent stem cells. Nat Protocols, 2014, 9(10): 2329-2340.

[24] Paşca S., P. Arlotta, H. Bateup, et al. A nomenclature consensus for nervous system organoids and assembloids. Nature, 2022, 609(7929): 907-910.

[25] Lancaster M., N. Corsini, S. Wolfinger, et al. Guided self-organization and cortical plate formation in human brain organoids. Nat Biotechnol, 2017, 35(7): 659-666.

[26] Xu R., A. Brawner, S. Li, et al. OLIG2 Drives Abnormal Neurodevelopmental Phenotypes in Human iPSC-Based Organoid and Chimeric Mouse Models of Down Syndrome. Cell stem cell, 2019, 24(6): 908-926. e908.

[27] Li Y., J. Muffat, A. Omer, et al. Induction of expansion and folding in human cerebral organoids. Cell stem cell, 2017, 20(3): 385-396. e383.

[28] Luo C., M. Lancaster, R. Castanon, et al. Cerebral organoids recapitulate epigenomic signatures of the human fetal brain. Cell Rep, 2016, 17(12): 3369-3384.

[29] Camp J., F. Badsha, M. Florio, et al. Human cerebral organoids recapitulate gene expression programs of fetal neocortex development. P Natl Acad Sci USA, 2015, 112(51): 15672-15677.

[30] Kuehner J., J. Chen, E. Bruggeman, et al. 5-hydroxymethylcytosine is dynamically regulated

during forebrain organoid development and aberrantly altered in Alzheimer's disease. Cell Rep，2021，35(4)：109042.

[31] Hou X.，D. Chang，A. Trecartin，et al. Short-term and long-term human or mouse organoid units generate tissue-engineered small intestine without added signalling molecules. Exp Physiol，2018，103(12)：1633 - 1644.

[32] Wang Y.，L. Wang，Y. Zhu，et al. Human brain organoid-on-a-chip to model prenatal nicotine exposure. Lab Chip，2018，18(6)：851 - 860.

[33] Antonucci J.，L. Gehrke. Cerebral organoid models for neurotropic viruses. ACS Infect Dis，2019，5(12)：1976 - 1979.

[34] Krenn V.，C. Bosone，T. Burkard，J. et al. Organoid modeling of Zika and herpes simplex virus 1 infections reveals virus-specific responses leading to microcephaly. Cell stem cell，2021，28(8)：1362 - 1379. e1367.

[35] Birey F.，M. Li，A. Gordon，et al. Dissecting the molecular basis of human interneuron migration in forebrain assembloids from Timothy syndrome. Cell stem cell，2022，29(2)：248 - 264. e247.

[36] Park G.，M. Shin，W. Lee，et al. Direct visualization of the transition status during neural differentiation by dual-fluorescent reporter human pluripotent stem cells. Stem cell reports，2022，17(9)：1903 - 1913.

[37] Huang S.，Z. Zhang，J. Cao，et al. Chimeric cerebral organoids reveal the essentials of neuronal and astrocytic APOE4 for Alzheimer's tau pathology. Signal Transduct Tar，2022，7(1)：176.

[38] Lipton S. Towards development of disease-modifying therapy for Alzheimer's disease using redox chemical biology pathways. Curr Opin Pharmacol，2022，66：102267.

[39] Li P.，Y. Chen. Progress in modeling neural tube development and defects by organoid reconstruction. Neurosci Bull，2022.

[40] Li Z.，J. Xu，Y. Lang，et al. In vitro and characterization of erythrosin B and derivatives against Zika virus. ACTA Pharm Sin B，2022，12(4)：1662 - 1670.

[41] Lee S.，H. Choi，N. Shin，et al. Zika virus infection accelerates Alzheimer's disease phenotypes in brain organoids. Cell Death Disc，2022，8(1)：153.

[42] Giannakopoulos S.，D. Strange，B. Jiyarom，et al. A nanomaterial targeting the spike protein captures SARS - CoV - 2 variants and promotes viral elimination. Nat Nanotechnol，2022，17(9)：993 - 1003.

[43] Iyer N.，R. Ashton. Bioengineering the human spinal cord. Front Cell Dev Biol，2022，10：942742.

[44] Lee J.，H. Shin，M. Shaker，et al. CNS Organoid Surpasses Cell-Laden Microgel Assembly to Promote Spinal Cord Injury Repair. Research，2022，2022：9832128.

[45] Wolujewicz P.，J. Steele，J. Kaltschmidt，et al. Unraveling the complex genetics of neural tube defects：From biological models to human genomics and back. Genesis，2021，59(11)：e23459.

[46] Zheng Y.，F. Zhang，S. Xu，et al. Advances in neural organoid systems and their application in neurotoxicity testing of environmental chemicals. Genes Environ，2021，43(1)：39.

[47] Rhinn M.，I. Zapata-Bodalo，A. Klein，et al. Aberrant induction of p19Arf-mediated cellular senescence contributes to neurodevelopmental defects. PLoS Biol，2022，20(6)：e3001664.

[48] Wu Y.，S. Peng，R. Finnell，et al. Organoids as a new model system to study neural tube defects. FASEB J，2021，35(4)：e21545.

［49］Fan W. ，K. Christian，H. Song，et al. Applications of brain organoids for infectious diseases. J Mol Biol，2022，434(3)：167243.

［50］Libby A. ，D. Joy，N. Elder，et al. Axial elongation of caudalized human organoids mimics aspects of neural tube development. Development，2021，148(12)：dev198275.

第 10 章

循环系统类器官

10.1 循环系统类器官简介

循环系统是分布于人体全身各部位的封闭管道系统,包括心血管系统和淋巴系统(图10-1)。心血管系统由心脏、动脉、静脉和毛细血管组成。淋巴系统由淋巴管、淋巴结和淋巴器官组成。循环系统的最主要功能是物质运输,以维持机体的新陈代谢,内分泌调节和免疫防御也是循环系统的主要功能之一。淋巴系统内驻留有大量的免疫细胞,在机体受到损伤和病原体入侵时可以通过循环系统尽快抵达病变部位,实现免疫防御功能。循环系统对维持机体内环境稳定具有重要作用,是维持人生存的主要系统。

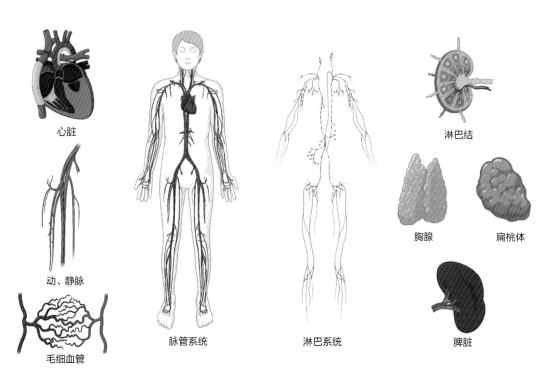

心脏

动、静脉

毛细血管

脉管系统

淋巴系统

淋巴结

胸腺

扁桃体

脾脏

图 10-1 循环系统示意图

循环系统疾病主要包括心血管疾病和免疫系统疾病。心血管系统常见疾病包括冠状动脉硬化性心脏病(简称冠心病)和高血压。高血压是最常见也是影响范围最广的慢性心血管疾病,根据中国卫生健康委员会 2018 年公布的数据,中国 18 岁以上人群中高血压发病率为 23%,约 2.4 亿人罹患高血压[1]。冠心病作为高血压的严重并发症之一,会导致急性的心肌缺血坏死,心脏搏出功能受损甚至心脏骤停导致患者死亡。近年来我国冠心病的死亡率逐年上升[2],因此开发循环系统类器官具有重要的科学和临床意义。

循环系统类器官主要包括心脏类器官、血管类器官和淋巴类器官(图 10-2),其中心脏类器官是报道数量最多、研究最为火热的方向。心脏作为人体泵血的器官,主要由心肌细胞和内皮细胞构成。心肌细胞作为心脏的主要组成细胞,具有在电刺激下响应并产生收缩的能力。根据类器官的定义,心脏类器官需要实现对心肌组织结构的模拟和实现心肌组织电刺激响应以及收缩的能力。心脏类器官的形成过程呈现出一个独特的挑战,部分原因是早期心脏的不同细胞群和复杂的细胞环境。目前心脏类器官已经实现对新生儿心脏的模仿。有研究报道构建出具有腔室结构的心脏类器官,并且可以实现心肌细胞的电传导和收缩功能。大尺寸的心肌类器官构成的心肌补片也在动物实验中得到应用,可有效恢复心脏搏出功能[3]。

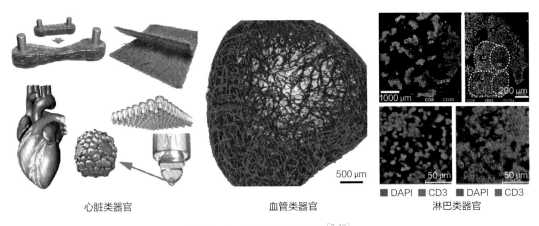

心脏类器官　　　　　　　　　　血管类器官

■ DAPI ■ CD3　■ DAPI ■ CD3
淋巴类器官

图 10-2　循环系统类器官[7-10]

血管主要由血管内皮、平滑肌细胞和基膜组成。动脉具有收缩功能,静脉作为容量血管可以有效容纳血液,毛细血管实现组织和血液间的物质交换。多能干细胞和血管内皮细胞构建的血管类器官的主要作用是实现对组织的供血。目前通过人多能干细胞的体外自组装分化,已经可以构建出具有三维网络的血管类器官[4]。除了部分自主装的血管类器官,大部分血管类器官是以和其他类器官形成血管化类器官为目的。血管化类器官能够提高组织灌注,是构建宏观类器官的关键点。

淋巴类器官主要以胸腺类器官、扁桃体类器官为主,也有脾脏类器官的报道。淋巴器官的主要作用是促进免疫细胞的分化和成熟、进行免疫应答和维持造血系统。有报道称多能干细胞来源的胸腺类器官可以促进 T 细胞的形成,脾脏类器官体内培育后可以实现造血功能恢复和免疫细胞增殖[5-7]。

10.2 循环系统类器官发展历程

相较于消化、呼吸和泌尿系统类器官,循环系统类器官发展缓慢,这与循环系统发育调控机制不明确以及干细胞来源受限有关。循环系统类器官主要以心脏类器官为主,血管及血管化的类器官为辅,以及少量淋巴类器官。

心脏类器官的发展经历了从简单到复杂,从胚胎干细胞(ESCs)来源到诱导多能干细胞(iPSCs)来源,从单一细胞补片到具有腔室结构的类器官,从简单细胞收缩功能到具有心电传导和收缩功能的发展过程。最早,研究人员通过 ESCs 或 iPSCs 在体外培养成胚胎小体(embryoid body,EB),EB 作为心脏类器官雏形,是 PSCs 自发组装的三维培养物,但主要用于心脏发育机制研究。这种细胞在体外经过因子调节而分化形成的方法叫自组装法。2013 年便有团队报道采用自组装方法构建了心脏类器官[11]。心脏的发育和成熟涉及多种信号通路,如 Wnt/β - catenin 通路、BMP 通路和 Notch 通路等,需要在干细胞体外培养中设计含有多种细胞因子的培养液以促进心脏类器官的形成。2015 年有研究报道通过调控体外培养的 PSCs 中的 Wnt 通路,采用自组装的方法成功诱导出具有与早期心脏类似的心脏类器官[12]。随后,研究人员利用组织工程技术将干细胞和前体细胞与各种生物材料构成的支架结合构建心脏类器官,增大了类器官的尺寸。将心肌细胞与生物活性水凝胶或其他基质材料结合,培育出不少环状、带状或片状的心肌组织补片,部分补片具有类似心肌的结构和收缩能力。2020 年已有研究利用 3D 打印技术构建大尺寸、高仿真的心脏类器官,3D 打印技术是构建复杂心脏类器官的前沿技术[13,14]。

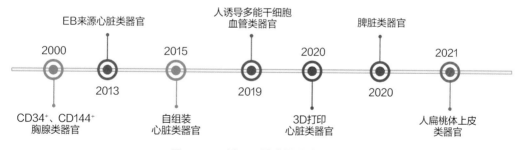

图 10 - 3 循环系统类器官发展历程

血管类器官包括单独的血管类器官和将血管与其他类器官一同构建的血管化类器官。狭义的自组装血管类器官起步较慢,但后续研究人员发现血管化是类器官进一步发展的瓶颈,所以血管类器官和血管化器官得到大量关注。2019 年,Wimmer 等[4]构建出了人诱导多能干细胞培养的血管类器官。这类自组装的血管化类器官复制了器官的完整尺寸,对应了器官的诸多发育、结构和功能特性。在胚胎发育过程中,许多器官的器官形成与血管化同时发生。大多数在体外使类器官血管化的努力都采取了混合内皮细胞和器官特异性细胞的共同培养方法,或者使用中胚层前体细胞的共同分化方法,在类器官成熟期间可以分化为各种血管相关细胞类型。多个研究小组已经证明在体内植入这些"预血管化"的类器官会导致预组装的血管网络的快速灌注,并进一步促进类器官形成[15](图 10 - 3)。

淋巴类器官主要涉及机体免疫功能,总体报道并不多。2000 年 Poznansky 团队使用 $CD34^+$ 和 $CD133^+$ 细胞在体外构建了胸腺类器官原型,为后续胸腺类器官和扁桃体类器官发展提供基础[16],2020 年和 2021 年分别有团队构建出脾脏和扁桃体类器官,但整体仿真度仍然有限[6,10](图 10 - 3),但淋巴类器官发展缓慢。

10.3 心脏类器官

10.3.1 心脏类器官的发展

心脏类器官起源于心肌细胞的体外培养和心肌组织工程。心肌三维组织工程通过使用各种胚胎干细胞或诱导多能干细胞,结合体外支架构建各种三维形状工程化心脏组织。常用的支架包括球形支架、脱细胞支架、水凝胶和 3D 打印支架,这些支架构建出诸如球形、片状、条形和环形的工程化心肌组织[3]。但是这些工程化心肌组织在微观细胞排列、宏观尺度和三维结构上和正常心脏仍有差距。随着类器官技术的推广,通过自组装或结合支架的方法,构建出微观上符合心脏多层结构,宏观上具有腔室的心脏类器官已成为可能。所以目前心脏组织工程和心脏类器官概念有所重叠,本章将具有心脏结构和功能的心脏体外培养物均视为心脏类器官。心脏类器官的技术从一开始使用胚胎干细胞逐渐向使用诱导多能干细胞和成体干细胞发展,构建方式也摆脱只依赖自组装的方式,采用 3D 打印技术构建更大、更复杂的心脏类器官。

10.3.2 心脏类器官的构建

心脏类器官的构建需要选择合适的种子细胞,随后通过自组装、组织工程或 3D 打印的手段在体外形成具有类似心脏核心结构和功能的三维细胞培养物(图 10 - 4)。

小鼠或人来源胚胎干细胞(ESCs)是心脏器官构建的首选[17]。相比于 ESCs 的来源受限和伦理问题,iPSCs 的来源广泛,可以从患者的体液或皮肤样本中获得。同时 iPSCs 来源于患者本身,具有特异性的基因表型和疾病表征,适用于后期药敏实验和个性化精准医疗。iPSCs 来源的心脏类器官需要对样本中的 PSCs 进行提取、筛选和重编程,对研究人员的干细胞技术有一定的要求。无论是 ESCs 还是 iPSCs 来源的心脏类器官都需要采用合适的构建策略,形成具有心脏核心结构和功能的类器官。

目前主要的心脏类器官构建方法包括自组装心脏类器官、组织工程法构建心脏类器

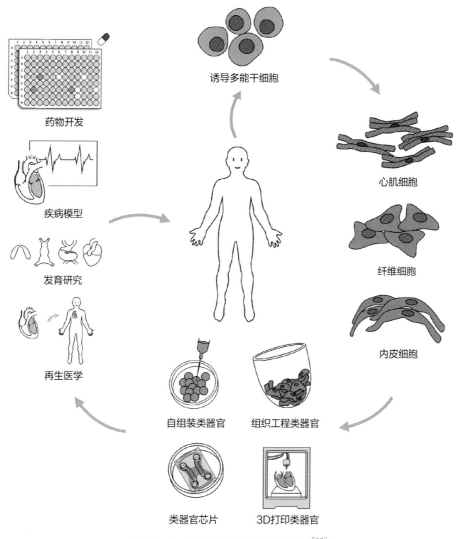

诱导多能干细胞

药物开发

疾病模型

发育研究

再生医学

心肌细胞

纤维细胞

内皮细胞

自组装类器官　组织工程类器官

类器官芯片　3D打印类器官

图 10 - 4　心脏类器官的构建和应用[32]

官和应用新兴的 3D 打印技术构建类器官。自组装是类器官最早的构建方式,相比于其他几种方式,自组装的构建方式更能模拟自然的生长发育过程。自组装方式结合一系列心脏生长发育的关键因子可以有效促进干细胞自发分化和组成心脏类器官。有研究通过 FGF4 等因子调控小鼠 EB 构建心脏类器官,形成的类器官可以自发表现出类似正常心脏的发育过程,依次形成心脏新月形结构、心管、心腔等[18]。该研究开发的成熟心脏类器官具有类似心脏的心房和心室结构,具有传导组织,能产生自主收缩和心电活动,甚至在组织学和基因组学层面也与心脏具有较高的相似度。在人源 iPSCs 细胞聚集体中通过调控 Wnt 通路也能分化出具有复杂结构的心脏类器官,其结构的变化过程与心脏发育类似,为心脏早期发育提供了研究对象[19]。自组装心脏类器官对心脏生长发育的复现为研究遗传性心脏病等提供了参考依据。但自组装心脏类器官的不可控性较高,很难控制分化中的变量以提高类器官的重复性。同时类器官虽然会出现类似心脏的结构，但宏观尺度和三维构像上仍有差距。

利用组织工程生物材料能够增加类器官的体积和功能，有研究报道利用 iPSCs 和水凝胶材料构建了 16 cm^2 的心肌类器官补片，将其植入大鼠心脏时可以与移植体整合，同时拥有正常心脏电生理功能[20]。心脏本身是四间室的中空器官，具有明显的几何学特征。单纯应用水凝胶构建的心脏类器官只能形成局部结构，很难构建出具有宏观结构的心脏类器官。采用几何约束法、模具或生物支架模拟心脏三维结构，为构建宏观尺度上具有真正心脏结构的心脏类器官提供了可能。有研究通过球囊性硅胶模具将细胞和基质胶混合物培养成具有心室形状的心脏类器官[21]；有研究构建聚乙二醇几何限制模板，将 iPSCs 种植于模板上构建出中空的心肌管[12]；也有研究通过光刻加工技术构建图形化生物材料，诱导出具有三维结构的微型心脏[22]。以上这些微型心脏类器官具备了心脏的空间结构特征，但仍是类似于发育早期的心脏，并不是成熟的心脏。

尽管组织工程法构建心脏类器官已经开始注重三维结构的仿真，但是尺度和精度仍有限制。随着 3D 打印技术的发展，3D 生物打印可以将细胞和材料的空间排列控制在微米级别，实现快速构建含有活细胞和基质材料的组织工程结构。有研究将 iPSCs 分化的心肌细胞和内皮细胞分别与适配的水凝胶结合制造成 2 种生物墨水，应用 3D 生物打印机按照心脏的解剖结构将心肌细胞和内皮细胞依次打印，形成具有血管和解剖结构的大块心肌组织[13]。这种具有更高仿真度的 3D 心肌组织具有很好的再生医学应用前景。也有研究更进一步将 ECs 和胶原组成的心脏墨水按照心脏瓣膜、微血管结构进行打印[14]。该研究构建出的 3D 仿真心脏类器官具有定向的电传导和同步收缩，复现了心脏的电生理和收缩功能。3D 打印技术提高了心脏类器官在结构及功能上的仿真度，但是存在成本较高、打印需要的细胞数量多以及潜在的伦理问题，仍未广泛应用。

10.3.3　心脏类器官的应用

目前心脏类器官主要应用于心脏疾病模型构建和疾病机理研究、心脏药物筛选和药物毒理测试以及再生医学与移植(图 10 - 4)。

心脏疾病模型的构建已经囊括从遗传性心脏病到心律失常等一大批常见心血管系统疾病。肥厚型心肌病和扩张型心肌病是具有明显的遗传因素的遗传性心肌病。有数个团队通过从患者获得 iPSCs 和心肌细胞构建用作遗传性心脏病模型的心脏类器官，并通过类器官揭示了肌球蛋白重链 7 等基因的突变参与家族性心肌病的发生与发展[23]。

急性心肌梗死是大部分冠心病患者死亡的主要原因，因心肌基本不具备再生能力，急性心肌梗死患者的预后较差、生活质量严重降低。多项研究采用局部冷冻损伤的方法在具有腔室结构的心脏类器官上构建心肌损伤模型，通过心肌收缩力的检测验证了心肌损伤的影响[21, 24]。也有研究通过去甲肾上腺素构建局部缺氧的心肌梗死模型，并从转录组角度验证心脏损伤[25]。但目前心肌梗死模型建立在由不成熟心肌细胞构建的心脏类器官上，同时缺乏免疫细胞的参与，因此不能完全模拟临床上心肌梗死后的各种变化。

心力衰竭是导致患者活动能力下降甚至最终死亡的直接原因。有研究团队基于 iPSCs 和心肌细胞构建的心脏类器官,通过使用神经体液调节因子如儿茶酚胺,导致心肌收缩障碍,引发心衰表现,同时利用美托洛尔和苯氧苄胺等血管活性药物逆转心衰的进展[26]。该研究为心力衰竭提供了体外模型,但由于类器官的结构过于简单且不成熟,距离模拟成人心衰仍有差距。

心脏的跳动来源于节律细胞产生的自发动作电位,以及通过传导系统引发的心脏各心房、心室的规律收缩。遗传、电解质紊乱以及休克导致的心律失常会使心脏跳动受到干扰,严重恶性心律失常会导致死亡。通过收集遗传性心律失常患者的 iPSCs,有团队构建出短 QT 综合征的心律失常类器官模型。该团队利用该模型揭示了亚家族型电压门控钾通道基因在短 QT 综合征中的作用,并利用该类器官评估了常见抗心律失常药物的作用[27]。也有团队将 iPSCs 分别诱导为心房和心室细胞并构建心脏类器官,发现该类器官自然存在一些心律失常现象并可以通过电击复律[28]。心律失常心脏类器官模型与成人心律失常的病理仍有不少差异,需要更多研究推进心律失常模型的构建。

药物往往具有副作用甚至对部分器官有毒性,评估药物的安全性尤其是对心血管系统的安全性尤为重要。应用心脏类器官可以对心血管药物的疗效进行评估,也可以对常见药物的心血管副作用进行评估。利用类器官技术结合器官芯片技术,可以获得大量的微型心脏类器官。虽然其尺度和功能不如常规心脏类器官,但是具有和心脏类似的细胞组分、结构以及生理过程。通过高通量的器官芯片,集成大量类器官后可以进行药物筛选和毒理测试,并通过芯片集成采集器和成像设备对药物作用于类器官的效果进行量化。有研究通过心脏类器官检验美国食品药品监督管理局(FDA)召回的药物,发现其中大部分会导致其心功能下降,并且结果与常规二维培养具有很大差异[29]。也有研究团队通过类器官芯片的高通量平台对 105 个具有促增殖能力的小分子药物进行心血管毒理测试并筛选出对心脏影响最小的两个小分子药物[30]。类器官芯片和药物筛选是目前技术手段可以实现的类器官的主要应用方向,对于药物研发和安全性评估具有重要意义。

器官和组织移植的进一步发展受到免疫排异以及供体有限的因素的挑战。类器官的最终应用场景是再生医学,利用患者的自体细胞培养出具有功能的器官或组织,从而规避移植存在的问题。已有研究将人源 iPSCs 诱导成为心肌类器官补片,并在猪的心肌梗死模型中观察到移植补片后显著改善了心功能,显示了心脏类器官在再生医学中的潜力[31]。虽然受限于目前的心脏类器官结构和功能仍较为低级,无法实现完整的心脏功能,但在未来,构建患者自体来源的、具有完整功能的心脏类器官将是众多心血管危重患者的希望。

10.3.4　心脏类器官的局限性

目前心脏类器官仍有不少缺陷,发展也面临不少挑战,主要包括:① 目前的心脏类器官因培养手段限制,尺寸较小。② 心脏类器官的细胞组成单一,缺乏微环境、免疫和神经调控。③ 心脏类器官仿真程度较低,具有类似新生儿心脏结构但距离成人心脏结构仍有差距。④ 构建方法和评价体系不统一,类器官构建的重复性差。针对以上挑战和缺陷,未来的心脏类器官可以应用 3D 打印技术构建更加复杂的三维结构,应用微流控技术和血管化技术提高类器官的尺寸,以及随着对干细胞诱导分化理解的加深,统一心脏类器官的构建和评价标准。

10.4 血管类器官

10.4.1 血管类器官的发展

为了解决心血管疾病的巨大临床负担,生物医学研究人员和工程师早在 20 世纪 60 年代就开始将血管生物学和材料科学结合起来,设计组织工程血管移植物。第一波血管工程技术专注于制造单条血管作为重建或绕过血管闭塞或动脉瘤的血管导管[33]。早期管道是在合成膜(由材料如硅胶、胶原蛋白和聚对苯二甲酸乙二醇酯组成)上播种细胞,最近出现更多的工程方法,包括将细胞包装于细胞片芯轴上、经过工程化改造的脱细胞支架以及采用 3D 生物打印[34-37]。

制造单一的血管导管已经取得了一些成功,然而,复制大到 6 mm、小到 0.1 mm 的血管网络即整个血管层次仍然是血管组织工程领域的一个关键挑战。有团队开发了一种多步骤的制造方法,将一个基于胶原蛋白的微流控网络合并到一个可灌注的芯片中[38]。该方法形成的体外血管网络被用于研究血管生物学和疾病,也被纳入工程组织应用于体内治疗。为了克服微细加工的设计限制,已经开发出了其他的模式化方法,可以用体积法制造三维血管网络。

与工程驱动的方法相比,生物学驱动的方法依赖于细胞群落进行形态发生和自我组装成血管网络的固有能力。有研究利用人源多能干细胞构建出体外血管类器官并形成网络用于模拟糖尿病血管炎[4,39]。单纯血管类器官与其他类器官结合可以有效促进类器官发育。利用自组装构建血管化类器官可以复现直径达 $150\ \mu m$ 的 3D 微型器官,复制了全尺寸器官的许多发育、结构和功能特性[40,41]。类器官血管化特别有趣,因为在胚胎发育过程中,许多器官的器官发生与血管化同时发生。大多数体外器官的血管化,要么采用将内皮细胞与器官特异性细胞相混合的共培养方法,要么采用使用中胚层前体细胞的共分化方法,在类器官成熟过程中分化为各种血管相关细胞类型[15]。虽然这两种方法都能在类器官培养过程中形成内皮管状网络,但在体外灌注这些围绕类器官的自组装网络仍然具有挑战性。

10.4.2 血管类器官的构建

自然驱动的方法依赖于细胞群落进行形态发生和自我组装成血管网络的固有能力。例如,内皮细胞和基质细胞的共培养可以自发地自组装成血管网络。该方法是一种由诱导多能干细胞来源的内皮细胞自组装的血管类器官。在随机分散的内皮细胞悬液和类器官中,选择嵌入内皮细胞的支架材料对于促进血管网络的自组装是必不可少的。自组装使用的大多数早期基质都来自天然聚合物,如基质凝胶、纤维蛋白和胶原蛋白[15]。这种天然聚合物的主要优点是含有黏附配体,并具有重构能力,共同支持血管形态发生和自组装。

虽然早期研究证明了自组装的潜力,但仅来自内皮细胞的血管是不稳定的,并且随着时间的推移容易退化。许多自组装领域已经将其重点转向了通过结合微环境因素,如控制灌注,在体外创建更多与生理相关的血管网络。其中大部分工作都是在微流控平台上进行的。例如,在微流控芯片中将血管内皮生长因子或基质细胞与内皮细胞结合,可以诱导内皮细胞发芽或自组装,产生稳定且可灌注的血管网络[42,43]。血管丛的形成可以通过在其并入微流控平台之前短暂地重新激活内皮细胞中与胎儿细胞状态相关的转录因子来增强。大多数创建自组装网络的方法产生的血管大小为从毛细血管到小动脉(直径 5—50 μm)。通过这些方法产生血管结构的多个层次仍然具有挑战性。

血管类器官构建需要在干细胞中加入血管内皮细胞,借鉴已建立的二维诱导方法和三维共培养,研究人员设计了一个多步骤的方案,成功地在体外产生了 hPSC 衍生的血管类器官,不需要独立诱导和纯化多个同质血管细胞群[39](图 10 - 5a)。从结构上看,hPSC 衍生的血管器官形成了一个自成一体、相互连接的三维微血管网络,由血管内皮细胞、周细胞和细胞膜组成。Wimmer 等没有从单层培养的 hPSCs 开始,而是选择了超低附着板使 hPSCs 能够自我聚集。在 VEGFA、FGF2 和胎牛血清(FBS)的处理下,嵌入基质胶的

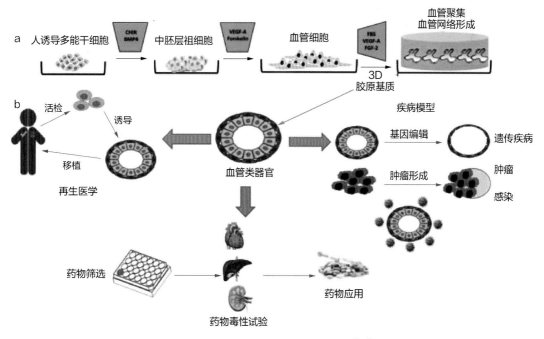

图 10 - 5　血管类器官的构建和应用[47]

hPSC 聚集体能够发展成稳定的、分支的、类似血管的内皮网络。尽管 Wimmer 等的方法简单而高效,但仍存在重现性和可扩展性的问题[44]。

10.4.3 血管类器官的局限性

血管类器官培养物的潜在应用之一,是研究糖尿病血管病变的病理生理学发展,并验证现有的药物对这种疾病的干预措施。类器官培养物能够忠实地再现远端微血管网基底膜的增厚情况。血管类器官也是研究血管生成机制的理想对象,不受控制的血管形成是肿瘤生长和转移的主要原因,因此利用血管类器官研究血管生成机制具有重要的临床意义。此外,使用从患者或转基因动物提取的 hiPSCs 构建疾病特异性血管器官,可以为个性化治疗提供一个强大的、高通量的药物筛选平台[45](图 10 - 5b)。

目前血管类器官的缺陷包括:① 自组装方法构建的血管类器官不容易控制层次维度或拓扑,导致不规则的网络几何图形,与健康的血管床几乎没有拓扑相似之处。虽然植入的自组装血管会与宿主迅速吻合,但这些血管往往是曲折的几何形状,容易过早形成血栓。② 血管类器官在体外环境下缺乏血液灌注也是血管类器官技术的主要挑战。传统上,血液灌注只能通过移植到活的生物体中来实现,这就缓解了长期三维培养中的营养梯度和废物积累等问题。加入灌注血液可以大大提高血管类器官培养的寿命,同时由血液灌注产生的机械生物力学在维持血管的生存能力方面也同样重要。③ 血管类器官培养中的细胞异质性经常被认为是一个显著的缺陷。异质细胞群的培养及其对药物的反应可能在某种程度上不可预测和难以复制。此外,克隆漂移是另一个不可避免的事件,它有可能严重影响器官型培养的整体可重复性[46]。

10.5 淋巴类器官

10.5.1 淋巴类器官的发展

胸腺是 T 细胞成熟并最终从祖细胞向成熟淋巴细胞分化的中心位置。来自骨髓的 T 细胞祖细胞在胸腺皮质中经历正选择,随后在胸腺髓质中经历负选择。衰老、感染和放化疗等会对胸腺造成不可逆的损害,导致免疫系统紊乱及自身免疫病。重建胸腺的三维环境已被证明是建模成功的关键。Poznansky 的研究团队在 2000 年首次使用 CD34[+] 和 CD133[+] 的造血祖细胞构建胸腺类器官[16]。这种类器官通常是从人类或小鼠胎儿或新生儿胸腺组织中建立起来的,具有胸腺样结构和体外产生活的 T 细胞的能力,并在移植到裸鼠体内时发挥作用(图 10 - 6)。

腭扁桃体是病毒感染的靶器官之一,并在免疫系统的第一道防线中发挥作用。扁桃体类器官的发展来源于 Owen 和 Jenkinson 在 30 多年前的发现,表明小鼠胸腺 T 细胞的单细胞悬液可以在体外培养中重新结合,并支持 T 细胞选择[48]。Wagar 等[10]利用这一原理在人扁桃体组织中分离细胞,在 Transwell 培养中重新聚集形成扁桃体类器官(图 10 - 6)。Kim 等[49]也在一年后利用扁桃体上皮细胞构建扁桃体类器官,验证其作为严重急性呼吸系统综合征冠状病毒 2 型(SARS - COV - 2)感染的体外模型的可行性。

脾脏类器官目前仅有一篇报道,该研究采用人源脾脏组织自组装类器官,显示在小鼠体内孵育后具有生成 T 细胞和促进红细胞成熟的功能(图 10 - 6)[6]。

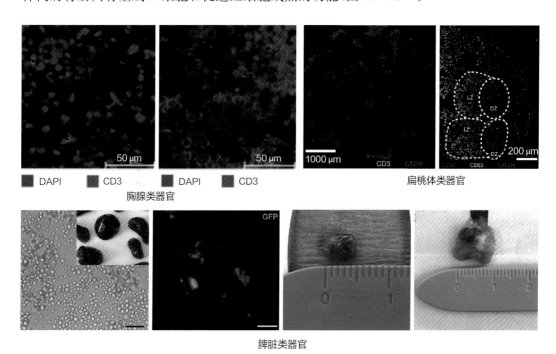

图 10 - 6　淋巴类器官的构建[7,10,54]

10.5.2　淋巴类器官的构建

胸腺由胸腺细胞和胸腺基质细胞组成。基质细胞形成了胸腺组织的支架,并促进了胸腺上皮细胞(TEC)的分化和增殖。TEC 的增殖支持胸腺的主要功能,即胸腺造血和 T 淋巴细胞成熟。与传统的 2D 细胞系和小鼠模型相比,3D 胸腺类器官在复现免疫过程和人类特异性分子方面显示出一定的应用前景。

为研究 T 细胞在近自然环境中的发育,已经开发了几种产生胸腺类器官的方法[50]。这些类器官培养通常是从人类或小鼠胎儿或新生儿胸腺组织中建立起来的,但也有报道称从人类胚胎干细胞中体外分化出 TEC 样细胞。这些培养都产生了胸腺样结构,在体外产生活的 T 细胞,并在移植到裸鼠体内时发挥作用。最常用的三维胸腺类器官是在 2015 年从小鼠胸腺脱细胞三维支架中产生的,并被证明能保持其胸腺细胞的分子特性[51]。该类器官在移植到无胸腺裸鼠体内时,能够使淋巴细胞祖细胞归巢并进行胸腺造血。移植后的小鼠能够产生抗原特异性体液反应。然而,通过脱细胞支架技术生成人类胸腺器官是不切实际的,因为无法获得健康和完整的胸腺组织。最初,研究人员开发了一套方法,在体外将人类造血干细胞(HSCs)分化为 T 细胞。这些方法主要是基于小鼠基质细胞系 OP9 - DL1 中 Notch 配体的表达,这有助于小鼠或人类造血干细胞分化为 T 细胞。

30 多年前,Owen 和 Jenkinson[48]证明了分离的小鼠胸腺细胞可以在培养过程中重新结合,并概括了 T 细胞选择的主要方面。Wagar 等[10]结合这一发现开发了一种策略,用于在 Transwell 重新关联分散的人类扁桃体细胞培养物。该研究证实了 2—7 天细胞簇的组成(在有或没有抗原的情况下)。研究人员使用流感减毒活疫苗(LAIV)进行刺激。实验结果显示 Transwell 培养物支持 B 细胞分化和对 LAIV 的反应功能。其中,质粒细胞频率和病毒特异性 IgG 抗体都比未刺激的情况下明显增加。纵向分析显示了扁桃体培养物对 LAIV 的反应和 B 细胞的分化演变。事实上,B 细胞表面标志物表明出现了前 GC 表型,随后浆细胞分化,产生 LAIV 特异性、中和性抗体。T 细胞的分化也在不断发展。T 滤泡辅助(TFH)细胞恢复并在 LAIV 诱导的培养物中检测到 $CD4^+$ 和 $CD8^+$ T 细胞的激活。Kim 等的研究目的是建立扁桃体上皮细胞来源的类器官,并检验其作为 SARS - COV - 2 感染的体外模型的可行性。扁桃体类器官成功地再现了扁桃体上皮细胞的关键特征,包括细胞组成、组织学特性和生物标志物的分布[49]。

Grikscheit 的研究团队构建了脾脏类器官,并通过体内植入培养的方法获得了组织工程脾脏,该组织工程脾脏具有一定的脾脏功能[6]。他们采用从小鼠和人类脾脏中提取的成体干细胞,利用组织工程的方法种植于可生物降解的涂有胶原蛋白的聚乙二醇-聚乳酸支架上。成体干细胞与支架结合后置于 4℃ 保存,并在一小时内完成小鼠腹腔网膜种植。经过一个月的体内培育后,脾脏类器官在小鼠体内形成类似脾脏的组织工程类器官。Grikscheit 的研究团队验证脾脏类器官可以减少小鼠体内 Howell - Jolly 小体形成,表明脾脏类器官参与造血并改善了小鼠的贫血症状。此外他们还通过免疫组化染色,发现脾脏类器官植入后小鼠体内 T 细胞和树突状细胞数量增加,表明脾脏类器官参与免疫细胞的增殖。虽然脾脏类器官的报道较少,发展不成熟,但良好的应用前景支撑脾脏类器官的研究进一步深化。

10.5.3 淋巴类器官的局限性

胸腺、扁桃体等淋巴类器官有助于加深对免疫器官的了解,利用淋巴类器官构建的类器官芯片也可加深对肿瘤、感染中免疫应答机制的了解。但目前淋巴类器官仍有很大缺陷,主要包括: ① 类器官的主要问题是其重现性有限,影响了在高通量药物测试方面的潜在应用。批次间差异、细胞结构和器官结构都是影响重现性的可能因素。需要一个标准程序来生产可重复的类器官,以消除多种类型的变异性。② 生物的复杂性也是类器官的一大挑战。③ 类器官本身的大小限制了类器官的发展。随着类器官体积的增加,氧气和营养物质逐渐难以在类器官内扩散,最终导致中心死亡,从而限制了体积更大的类器官的产生。④ 维持细胞的长期培养仍有困难,免疫系统应答仍需要足够的时间来验证。⑤ 缺乏细胞与细胞间的互相作用[52,53]。未来,可以通过微流控系统进行更加精确的体外调控,以形成更加仿真的器官体系,同时实现长时间培养和多细胞共培养。

10.6　本章小结

　　自 2009 年类器官概念兴起后,虽然心脏类器官的起步稍迟,但近几年发展迅速。心脏作为维持人体生命活动最重要的器官之一,心血管疾病的危害巨大,是提高国民寿命和健康水平必须要解决的拦路虎。心脏类器官能够在体外模拟心脏的核心结构和关键功能,在药物研发、心血管疾病机制探索以及未来心血管再生医学治疗中具有极好的应用前景。但目前类器官仍然存在很多问题,如类器官的细胞组成单一、尺寸较小,仿真性距离真实器官仍有差距。针对这些问题,可加快血管化类器官构建,采用 3D 打印技术构建高度仿真的类器官,使类器官突破目前的应用限制,早日在再生医学领域发挥转化作用。类器官的构建方法、流程和使用材料不统一,导致类器官的复现性差、缺乏统一标准。这一问题源于类器官技术仍处于初期发展阶段,仍未构建出可作为金标准的类器官以制定统一的标准和评估体系。

（张　浩）

参考文献

［1］Wang Z. , et al. Status of Hypertension in China: Results From the China Hypertension Survey, 2012 - 2015. Circulation, 2018, 137(22): 2344 - 2356.

［2］Zhao D. , et al. Epidemiology of cardiovascular disease in China: current features and implications. Nat Rev Cardiol, 2019, 16(4): 203 - 212.

［3］Zhu L. , et al. Cardiac Organoids: A 3D Technology for Modeling Heart Development and Disease. Stem Cell Reviews and Reports, 2022.

［4］Wimmer R. A. , et al. Human blood vessel organoids as a model of diabetic vasculopathy. Nature, 2019, 565(7740): 505 - 510.

［5］Mukhopadhyay, M. Human tonsils in a dish. Nature Methods, 2021, 18(3): 229 - 229.

［6］Gee K. , et al. Spleen Organoid Units Generate Functional Human and Mouse Tissue-Engineered Spleen in a Murine Model. Tissue Engineering Part A, 2020, 26(7 - 8): 411 - 418.

［7］Seet C. S. , et al. Generation of mature T cells from human hematopoietic stem and progenitor cells in artificial thymic organoids. Nature Methods, 2017, 14(5): 521 - 530.

［8］Nugraha B. , et al. Human Cardiac Organoids for Disease Modeling. Clinical Pharmacology & Therapeutics, 2018, 105(1): 79 - 85.

［9］O'Connor, C. , et al. Engineering the multiscale complexity of vascular networks. Nat Rev Mater, 2022, 7(9): 702 - 716.

［10］Wagar L. E. , et al. Modeling human adaptive immune responses with tonsil organoids. Nature Medicine, 2021, 27(1): 125 - 135.

［11］Lan F. , et al. Abnormal calcium handling properties underlie familial hypertrophic cardiomyopathy pathology in patient-specific induced pluripotent stem cells. Cell Stem Cell, 2013, 12(1): 101 - 113.

[12] Ma Z.，et al. Self-organizing human cardiac microchambers mediated by geometric confinement. Nat Commun，2015，6：7413.

[13] Noor N.，et al. 3D Printing of Personalized Thick and Perfusable Cardiac Patches and Hearts. Adv Sci（Weinh），2019，6（11）：1900344.

[14] Lee A.，et al. 3D bioprinting of collagen to rebuild components of the human heart. Science，2019，365（6452）：482－487.

[15] Ma X.，et al. Angiorganoid：vitalizing the organoid with blood vessels. Vascular Biology，2022，4（1）：R44－R57.

[16] Poznansky M. C.，et al. Efficient generation of human T cells from a tissue-engineered thymic organoid. Nat Biotechnol，2000，18（7）：729－734.

[17] Joddar B.，et al. Engineering approaches for cardiac organoid formation and their characterization. Translational Research，2022.

[18] Lee J.，et al. In vitro generation of functional murine heart organoids via FGF4 and extracellular matrix. Nat Commun，2020，11（1）：4283.

[19] Drakhlis L.，et al. Human heart-forming organoids recapitulate early heart and foregut development. Nat Biotechnol，2021，39（6）：737－746.

[20] Shadrin I. Y.，et al. Cardiopatch platform enables maturation and scale-up of human pluripotent stem cell-derived engineered heart tissues. Nat Commun，2017，8（1）：18－25.

[21] Lee E. J.，et al. Engineered cardiac organoid chambers：toward a functional biological model ventricle. Tissue Eng Part A，2008，14（2）：215－225.

[22] Hoang P.，et al. Generation of spatial-patterned early-developing cardiac organoids using human pluripotent stem cells. Nat Protoc，2018，13（4）：723－737.

[23] 许耿，顾海涛. 心脏类器官的研究进展及其临床应用. 南京医科大学学报（自然科学版），2021，41（12）：1837－1842.

[24] Voges H. K.，et al. Development of a human cardiac organoid injury model reveals innate regenerative potential. Development，2017，144（6）：1118－1127.

[25] Richards D. J.，et al. Human cardiac organoids for the modelling of myocardial infarction and drug cardiotoxicity. Nat Biomed Eng，2020，4（4）：446－462.

[26] Tiburcy M.，et al. Defined Engineered Human Myocardium With Advanced Maturation for Applications in Heart Failure Modeling and Repair. Circulation，2017，135（19）：1832－1847.

[27] Shinnawi R.，et al. Modeling Reentry in the Short QT Syndrome With Human-Induced Pluripotent Stem Cell-Derived Cardiac Cell Sheets. J Am Coll Cardiol，2019，73（18）：2310－2324.

[28] Goldfracht I.，et al. Generating ring-shaped engineered heart tissues from ventricular and atrial human pluripotent stem cell-derived cardiomyocytes. Nat Commun，2020，11（1）：75.

[29] Skardal A.，et al. Drug compound screening in single and integrated multi-organoid body-on-a-chip systems. Biofabrication，2020，12（2）：025017.

[30] Mills R. J.，et al. Drug Screening in Human PSC-Cardiac Organoids Identifies Pro-proliferative Compounds Acting via the Mevalonate Pathway. Cell Stem Cell，2019，24（6）：895－907. e6.

[31] Gao L.，et al. Large Cardiac Muscle Patches Engineered From Human Induced-Pluripotent Stem Cell-Derived Cardiac Cells Improve Recovery From Myocardial Infarction in Swine. Circulation，2018，137（16）：1712－1730.

[32] 赵丹丹，雷伟，胡士军. 心脏类器官. 中国细胞生物学学报，2021，43（07）：1333－1340.

[33] Niklason L. E.，Lawson J. H. Bioengineered human blood vessels. Science，2020，370（6513）.

［34］Kucukgul C.，et al. 3D bioprinting of biomimetic aortic vascular constructs with self-supporting cells. Biotechnol Bioeng，2015，112(4)：811 - 821.

［35］Dahl S. L.，et al. Readily available tissue-engineered vascular grafts. Sci Transl Med，2011，3 (68)：68ra9.

［36］Quint C.，et al. Decellularized tissue-engineered blood vessel as an arterial conduit. Proc Natl Acad Sci U S A，2011，108(22)：9214 - 9219.

［37］L'Heureux N.，et al. Human tissue-engineered blood vessels for adult arterial revascularization. Nat Med，2006，12(3)：361 - 365.

［38］Zheng Y.，et al. In vitro microvessels for the study of angiogenesis and thrombosis. Proc Natl Acad Sci U S A，2012，109(24)：9342 - 9347.

［39］Wimmer R. A.，et al. Generation of blood vessel organoids from human pluripotent stem cells. Nature Protocols，2019，14(11)：3082 - 3100.

［40］Zhang S.，Wan Z.，Kamm R. D. Vascularized organoids on a chip：strategies for engineering organoids with functional vasculature. Lab Chip，2021，21(3)：473 - 488.

［41］Clevers H. Modeling Development and Disease with Organoids. Cell，2016，165(7)：1586 - 1597.

［42］Zhao X.，et al. Review on the Vascularization of Organoids and Organoids-on-a-Chip. Frontiers in Bioengineering and Biotechnology，2021：9.

［43］Fritschen A.，Blaeser A. Biosynthetic，biomimetic，and self-assembled vascularized Organ-on-a-Chip systems. Biomaterials，2021，268：120556.

［44］Yu J. Vascularized Organoids：A More Complete Model. International Journal of Stem Cells，2020.

［45］Harper R. L. Ferrante E. A.，Boehm M. Development of vascular disease models to explore disease causation and pathomechanisms of rare vascular diseases. Seminars in Immunopathology，2022，44 (3)：259 - 268.

［46］Dellaquila A.，et al. In Vitro Strategies to Vascularize 3D Physiologically Relevant Models. Advanced Science，2021，8(19)：2100798.

［47］Liu C.，Niu K.，Xiao Q. Updated perspectives on vascular cell specification and pluripotent stem cell-derived vascular organoids for studying vasculopathies. Cardiovascular Research，2022，118 (1)：97 - 114.

［48］Jenkinson E. J. and J. J. Owen，T-cell differentiation in thymus organ cultures. Semin Immunol，1990，2(1)：51 - 58.

［49］Kim H. K.，et al. Generation of human tonsil epithelial organoids as an ex vivo model for SARS-CoV - 2 infection. Biomaterials，2022，283：121460.

［50］欧越,等. 胸腺类器官培养及应用进展. 生物工程学报，2021，37(11)：3945 - 3960.

［51］Fan Y.，et al. Bioengineering Thymus Organoids to Restore Thymic Function and Induce Donor-Specific Immune Tolerance to Allografts. Molecular therapy，2015，23(7)：1262 - 1277.

［52］Cho J.，Hong E.，Ko H. Disease modeling in organoid cultures：a new tool for studying viruses. Organoid，2022，2：e15.

［53］Bhalla P.，Su D.，van Oers N. S. C.. Thymus Functionality Needs More Than a Few TECs. Frontiers in Immunology，2022：13.

［54］Ye W.，et al. Organoids to study immune functions，immunological diseases and immunotherapy. Cancer Letters，2020，477：31 - 40.

第 11 章

感觉系统类器官

11.1　感觉系统类器官简介

感觉器官(sensory organs),又称感觉器,是感受器(receptor)的特殊类型。感受器是机体接受内外环境各种刺激的结构,将这些刺激转换为神经冲动,再经过感觉神经和中枢神经系统的传导通路传到大脑皮质,产生相应的感觉。除神经末梢外,还有特殊的感觉细胞和复杂的附属结构(图 11-1)。感觉器官主要包括眼(视器)、耳(前庭蜗器)、舌(味器)、鼻(嗅器)及皮肤。嗅器及味器已在本书呼吸系统及消化系统章节中介绍,本章主要包括眼、耳、皮肤类器官内容[1]。

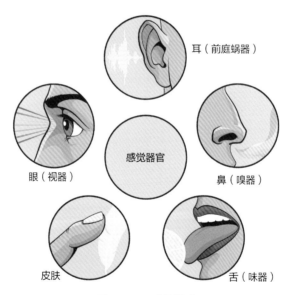

图 11-1　感觉器官

感觉器官除了是感觉系统的重要组成部分以外,还具有一定的保护及美观功能,由外伤、疾病等原因造成的感觉器官损伤为患者及社会带来沉重的负担,感觉器官修复的难题不仅在于重建外观,同时也在于重建其感受功能,因此一直是临床实践的难题。通过构建感觉系统类器官,能够促进感觉器官修复技术的发展,并为研究人员提供一个研究感觉器官发育生物学的特殊模型,有利于发育机制和药物筛选研究的开展(图 11 - 2)。本章内容对皮肤、眼、耳类器官研究进行回顾与展望。

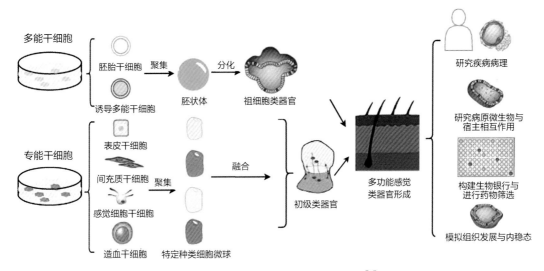

图 11 - 2 感觉系统类器官来源与构建[2]

11.2 感觉系统类器官发展历程

皮肤类器官的发展离不开临床问题的发掘和需求,局部或全层皮肤缺损的处理仍然是一个相当大的临床挑战。目前的治疗选择主要为中厚皮片移植,但受到供体部位的限制[3]。细胞移植是一种新的治疗方法,大致方法为从皮肤活检中分离细胞并将其接种在胶原蛋白水凝胶中[3,4]。虽然此类皮肤替代物可以安全地覆盖皮肤缺损,但传统的皮肤组织工程方法将皮肤组织的复杂性降低到两个主要部分(仅包含表皮和真皮),这使得患者皮肤的功能无法重现[5]。同时,角质形成细胞的体外培养费时费力,生成的皮肤替代物缺乏附属物[5,6]等均是目前该类方法的缺陷。通过构建皮肤类器官,体外 3D 培养多能干细胞有望解决以上难题。对于皮肤替代物的体外培养尝试自 1984 年已出现,Messenger 等在体外培养真皮乳头细胞,此后众多研究将体外培养细胞植入体内以达到促进皮肤愈合的作用,然而体外培养的细胞并未形成类器官的 3D 结构。真正意义上的皮肤类器官诞生于 2013 年,研究报道利用诱导多能干细胞培养出了具有 3D 结构的皮肤类器官[7],此后皮肤类器官的研究重点集中在如何能够实现体外皮肤附属器的构建(图 11 - 3)。

2013 年,Koehler 的团队用多能干细胞通过体外 3D 培养的模式得到了内耳感觉上皮细胞,实现了耳类器官构建上的突破[8](图 11 - 3)。目前,以小鼠胚胎干细胞及人诱导多能干细胞(hiPSC)为基础构建耳类器官均已取得众多成果[9-11]。长久以来,构建动物疾病

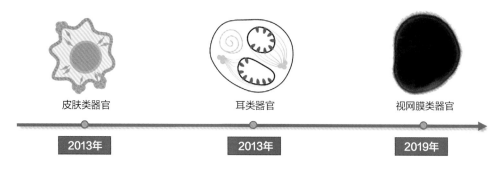

皮肤类器官　　　　　耳类器官　　　　　视网膜类器官

2013年　　　　　　2013年　　　　　　2019年

图 11-3　感觉系统类器官发展历程

模型是研究人体疾病的重要手段,然而动物模型并不能全面反映人类生物学的特征,同时人耳类器官也难以直接应用于体外科学研究。hiPSC 衍生的耳类器官应运而生,它能够最大程度地反映人类发育和原生细胞多样性的多方面特征,目前已被应用于人类内耳功能障碍的疾病建模及生物和化学疗法的初步测试[12]。

　　视网膜类器官的研究直到 2019 年才取得突破(图 11-3)。尽管在理解视网膜发育和潜在基因或细胞替代疗法的临床前转化方面取得了进展,但迄今为止,还没有治疗方法或明确的治愈方法可以逆转视网膜营养不良(RD)的退行性过程或恢复视力[13]。细胞和动物实验模型已被广泛用于剖析涉及视网膜疾病的机制[14]。然而,动物模型中的物种间眼睛差异,例如形态、功能、生理学和分子谱等方面的异质性,使其难以直接与人类眼结构进行对比[14]。直到 2019 年,体细胞重编程为诱导多能干细胞(iPSCs),iPSCs 又进一步分化为三维(3D)视网膜类器官(ROs),这一突破极大地改进了治疗 RD 的研究[15],为视器病变导致视力丧失或失明的患者带来了复明的希望。目前视网膜类器官已被应用于新疗法的体外评估[16]以及构建体外光感受器以移植到体内促进视力恢复[17](图 11-2)。

11.3　皮肤类器官

11.3.1　皮肤类器官简介

　　皮肤是人体与所处环境直接接触的器官,被覆于体表,对维持人体内环境稳定极其重要。皮肤由表皮、真皮和皮下组织构成,表皮与真皮之间由基底膜带相连接。皮肤中除各种皮肤附属器(如毛发、皮脂腺、汗腺等)外,还有丰富的血管、淋巴管、神经和肌肉。表皮在组织学上属于复层鳞状上皮,主要由角质形成细胞、黑素细胞、朗格汉斯细胞和麦克尔细胞等构成。角质形成细胞由外胚层分化而来,是表皮的主要构成细胞,数量占表皮细胞的 80% 以上,其特征为在分化过程中可产生角蛋白。真皮由中胚层分化而来,由浅入深可分为乳头层和网状层。皮肤附属器包括毛发、皮脂腺、汗腺和甲,均由外胚层分化而来。

皮肤中还有丰富的神经、脉管和肌肉,分布有丰富的感觉神经和运动神经,通过与中枢神经系统之间的联系感受各种刺激、支配靶器官运动及完成各种神经反射。

皮肤是一个非常复杂的器官,包含多种干细胞群以及许多其他细胞类型[18,19]。皮肤在维持身体内部环境的稳定、保护身体免受日常磨损、调节身体的温度和感知等方面起着至关重要的作用。皮肤的外边界,称为表皮,由位于基底层的表皮干细胞维持,而真皮,即表皮下层,富含真皮成纤维细胞,可产生细胞外基质成分,如胶原蛋白和弹性纤维,赋予皮肤弹性。真皮下是皮下脂肪,它起到填充、绝缘和能量储存的作用[20,21]。然而,目前体外生成的皮肤模型缺乏许多正常和必要的皮肤结构,皮肤类器官的构建和应用恰好能够在一定程度上解决以上难题。

11.3.2　皮肤类器官的构建

皮肤类器官概念提出后发展迅速,其提出及发展与干细胞生物学的进展密切相关。干细胞生物学的持续快速发展可以为人类疾病的基础生物学提供新的见解,从而推动各种疾病诊断和治疗的创新。人多能干细胞(hPSCs),包括人胚胎干细胞(hESCs)和人诱导多能干细胞(hiPSCs),已成为模拟人类疾病的重要工具,一定程度上补充了传统的动物研究模型的缺陷[22-24]。在特定的诱导条件下,hPSCs 可以分化成人体的任何细胞或组织类型,其中包含可用于建模器官发生和发育障碍的各种细胞类型[25,26],将它们应用于构建体外三维(3D)模型,即类器官。皮肤类器官来源于 hPSCs,可以自组装形成由皮肤祖细胞和类似于胎儿皮肤的毛囊组成的有组织的皮肤状结构[27-29](图 11 - 4)。

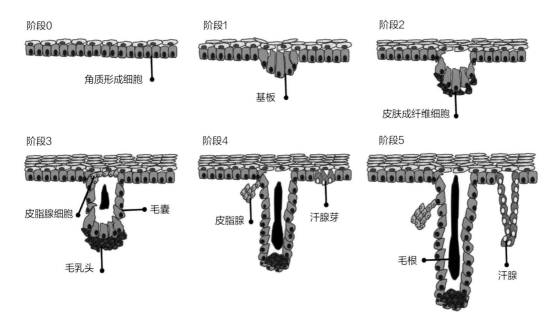

图 11 - 4　皮肤附属器发展的不同阶段

皮肤类器官的一系列研究表明,干细胞和祖细胞在未来的细胞移植应用中具有巨大潜力,并且很可能是皮肤细胞的可持续替代来源。尽管多能干细胞的生产费时又费力,但HLA纯合iPS细胞由于用量少也可能顺利解决该难题[30,31]。此外,3D生物打印技术能够更精确地模拟生物物理特性,包括类器官大小、细胞数量和构象等,而后者的改进能够显著增加起始细胞数量[32]。尽管皮肤类器官仍然存在许多问题和障碍,但源自患者的类器官可进一步提高对患者疾病和异质性的理解,有望成为推动多种疾病的个性化治疗的重要举措[25]。

干细胞是构建类器官的主要细胞来源[33],有两种主要类型。一种是成体干细胞(ASC),每个器官都有自己专门的ASC,它们通常位于为干细胞维持和功能提供不同微环境的"niche"中[33]。皮肤含有多种ASC,包括表皮、毛囊、真皮间充质干细胞(MSC)、黑素细胞、内皮细胞和造血干细胞等[34]。这些ASC可以替代因日常磨损、创伤或疾病而丢失的组织。许多研究报道了ASC衍生的皮肤类器官,例如与表皮、汗腺和毛囊相关的类器官[35]。另一种类型是多能干细胞(PSC),包括胚胎干细胞(ESC)和诱导多能干细胞(iPSC)[22]。最近的研究表明,iPSC可以得到很好的控制和优化,以生成胚状体,然后在早期特定条件下分化为成纤维细胞和角质形成细胞[29]。然而,iPSC的诱导过程却引发了对PSC促进肿瘤发生的担忧[36]。脐带血单核细胞(UCBMNC)也已成为替代细胞的来源,并且UCBMNC衍生的iPSC已分化为角质形成细胞和成纤维细胞,以及3D皮肤类器官。衍生的角质形成细胞和成纤维细胞具有与原始细胞系相似的特征[29]。

Lei等[37]证明了体外皮肤类器官可以从分离的细胞中形成带有毛发的皮肤,同时Lee等[28]报道了一种皮肤类器官培养系统,该系统可从人类PSC(iPSC/ESC)中产生复杂的皮肤。在球形细胞聚集体中,通过逐步调节TGF-β和FGF信号通路,诱导非神经外胚层和神经嵴细胞。在45个月的潜伏期内,现有的皮肤类器官已经发育出分层的表皮、富含脂肪的真皮和带有皮脂腺的色素毛囊,还可以看到形成神经束样的感觉神经元和雪旺细胞网络。当移植到裸鼠体内时,这些器官会形成扁平、多毛且几乎完全自然的皮肤。皮肤类器官可以产生皮肤附属物,尤其是毛囊,它们呈放射状生长并接受感觉神经元的神经支配[28]。此外,皮肤类器官的毛囊可以达到与妊娠中期胎儿毛发大致相当的成熟水平,并表现出进一步成熟所需的细胞成分。然而,需要长期培养来确定异种移植的皮肤类器官衍生的毛囊是否可以转化为终末毛发或维持体内的生长周期[28]。

毛细血管化对于皮肤类器官的构建也非常重要。研究表明,移植到成年小鼠大脑中的人脑类器官会形成脉管系统并整合到局部组织中(例如血脑屏障(BBB))[38]。Ebner-Peking等[39]报道了成人诱导多能干细胞衍生的成纤维细胞、角质形成细胞和内皮祖细胞进行3D自组装,形成一种新型浮动球状皮肤类器官。多细胞移植自组装有助于开发将细胞悬浮移植与人类血小板因子相结合的皮肤再生策略。这些新平台可用于在皮肤类器官中植入周细胞和内皮细胞,从而促进血管生成在皮肤成熟中的作用的研究,或在未来获得血管化皮肤移植物。

对两种PSC衍生的皮肤类器官的单细胞RNA测序分析进一步表明,它们来自解剖学上不同的外胚层细胞群。然而,在这些皮肤类器官中没有检测到免疫细胞,例如朗格汉斯细胞。通过挖掘单细胞基因表达谱的大型数据集,可以加深对不同细胞类型和状态及其特定途径的理解[27,28]。最近的一项单细胞分析确定了位于网状真皮顶部或底部的新基底细胞亚群,并报告说细胞命运由谱系特异性转录因子的表达决定。直接重编程技术可以将成体细胞从一种类型转换为另一种类型。融合组装体技术已经成熟,可以在大脑类器官中构建不同的大脑区域,该方案有望为功能性皮肤的合理来源带来新的希望[40]。

11.3.3　皮肤类器官的应用

生成皮肤类器官的一个目标是在体外从 PSC 或 ASC 重建功能齐全的皮肤。研究表明,由于特定的微环境,分离的人类胎儿皮肤可以在裸鼠模型中重建有毛的皮肤[41]。从 hPSC 衍生细胞生成毛囊的研究依赖于复杂的生物工程方法或嵌合方法,使用人/小鼠表皮/皮肤细胞异种移植到裸鼠身上以促进皮肤细胞发育和毛囊生成[27]。在皮肤类器官中诱导大量血管化和形态成熟的能力有利于皮肤细胞成熟以获得类似成人的皮肤[39]。皮肤类器官有助于更深入地了解皮肤的发育和形成。然而,必须进行大量工作来改善皮肤类器官,使该技术得到更加广泛的应用。

皮肤类器官的产生代表了皮肤再生的新希望,有望为皮肤病的诊断和治疗提供新的方案。皮肤类器官还可用于研究正常生理功能,例如皮肤神经感觉机制和微生物组-皮肤相互作用等,以及用于皮肤病毒-细菌共感染模型和高通量药物筛选的探索性研究。总体而言,皮肤类器官代表了一个巨大的突破,有望促进基础和临床研究的进步。

11.4　耳类器官

11.4.1　耳类器官的构建

耳,即前庭蜗器,包括前庭器和听器两部分。这两部分的功能虽然不同,但结构上关系密切。耳分为外耳、中耳和内耳三部分,外耳和中耳是收集、传导声波的装置,内耳是接受声波和位觉刺激的感受器[1]。

在人类生命过程中,位听觉的丧失是累积性和渐进性的。因此,详细了解耳及其中的位听觉感受系统的发育发展对于位听觉功能修复十分重要[42]。目前,研究人员对位听器的了解大多来自对体内胚胎和成年动物模型的研究,然而类器官研究可以通过体外细胞培养的方法更忠实地揭示人类遗传程序如何精确控制位听器的发育发展。研究表明,在构成内耳的细胞中,最重要的就是一类特殊的能够感受机械刺激的毛细胞[8,9,43]。毛细胞显然也是由祖细胞分化而来,因此众多研究人员已踏足耳类器官研究领域,通过体外细胞培养的方法构建耳类器官,以更进一步地研究前庭蜗器的发育生物学,并最终更好地解决全球数亿人的听觉及位觉功能障碍难题[44]。

耳的位听觉感受器均位于内耳,内耳所占据的空间十分狭小,然而其中却容纳了骨迷路与膜迷路的 6 个不同的组成部分,各部分各司其职,共同实现人体对听觉、头部位置觉及身体平衡觉等感知的功能。要通过类器官技术实现这些功能,就需要在类器官构建过程中引入相应的功能细胞,包括感觉细胞、神经细胞、支持及营养细胞等。每一种细胞均在耳类器官构建中扮演重要的角色,因此在耳类器官构建中要尽可能多地丰富细胞多样性。

耳类器官可以从胚胎或多能干细胞通过一系列定向分化步骤在体外培养构建,这些步骤模拟了人类内耳发育的主要阶段,概括为:① 形成表面外胚层和耳基板组织;② 形成耳囊泡中的内耳祖细胞;③ 形成内衬有感觉上皮的细化结构。这个过程是通过应用转化生长因子、骨形态发生蛋白、成纤维细胞生长因子和 Wnt 信号通路的小分子抑制剂及激动剂在体外完成的,然后在没有任何外源因素的情况下进行长时间的自我导向成熟[42]。关于体外细胞诱导分化的精确时机和条件,目前并没有最优解和标准化方案,这就导致不同耳类器官中器官的大小、形状和数量存在很大差异。非感觉细胞类型(如间充质细胞和表皮细胞)的快速分化,可能为耳泡提供关键的结构支持,但也会导致各个器官的异质性。为此,引入信号因子的时间、递送方式和培养条件等因素,对于创建可重复和可扩展的耳类器官至关重要。在涉及内耳发育的许多信号网络中[45],进一步研究以优化对 Wnt 信号通路的干预时间将有利于内耳类器官诱导效率的提高[46]。

Van der Valk 等[47]报道使用当前分化方案培养的类器官中所呈现的细胞类型,以及那些尚未成功培养的细胞类型。单细胞 RNA 测序(scRNAseq)数据集的分析表明,耳类器官中产生的毛细胞本质上是前庭的,但也有一些推测性的报告表明已经产生了可能的耳蜗细胞。Erni 等[48,49]提出的使用 γ-分泌酶抑制 Notch 信号通路传导的新方法产出了一些令人满意的初步结果。然而,目前已发表的研究尚不能证实已成功构建耳蜗毛细胞。

11.4.2　耳类器官的应用

耳类器官具备体外模拟人体组织中的各种听觉和前庭疾病的功能,因此适合用于该类疾病的诊断及治疗研究[12,50]。耳功能障碍可由多种原因导致,包括感觉神经基因突变、耳毒性药物、感染和急性机械性外伤等[12]。获得和构建源自患者的 iPSC 以培养用于测试各种疗法的患者特异性类器官可以相对容易地进行[51]。例如,Wen 的团队使用来自 Waardenburg 综合征患者的 iPSC 系的内耳类器官来探索关键早期基因 Sox10 突变的遗传后果及其对体外神经嵴发育的不良影响[52]。此外,Nie 等通过体外构建 CHARGE 综合征模型,并构建具有不同 CHD7 突变的 iPSC 系,以证明 CHD7 对内耳的正常发育至关重要。诸如此类的人类发育突变细胞系有助于对谱系决定和对内耳结构正常发育的重要途径的更深入研究。随着实验室中新细胞系数量的扩大,对基因相互作用导致正常和异常功能的复杂方式的理解将继续开辟新的转化途径。这些细胞系的推广将有利于推动新疗法的出现,有利于整个学科进步。

除了在类器官研究中容易建模的综合征和非综合征形式的耳聋外,COVID-19 感染患者的听力丧失和前庭功能障碍的发生率推动对内耳组织中存在的受体蛋白进行研究[53]，Jeong 等[54]使用内耳类器官来模拟因 COVID－19 感染而出现的听觉功能障碍。类器官可以成为一种快速反应工具，用于评估新感染患者的严重程度。

采用高通量技术进行候选治疗药物的体外评估是类器官的一大应用方向。毛细胞易受许多小分子、抗生素、化学疗法和病毒感染的影响，即药物呈现的耳毒性。例如，顺铂等化疗药物的一种副作用是药物诱导的耳毒性。有望消除此类耳毒性影响的耳保护剂已在动物模型中得到初步验证[55]。在 Kastan 等的一项研究中，Yap 信号作为一种增殖信号，可以诱导小鼠耳蜗中支持细胞的分裂[56]，其激活可以防止细胞死亡并对药物引起的毛细胞损伤具有保护作用[57]。在神经元特异性毒性模型中，Kurihara 等[58]模拟顺铂对耳类器官系统内神经元的影响，并在体外成功对保护剂进行了验证。由于保护剂的广泛应用，类器官研究的高通量可扩展性使该工具特别适合小分子疗法的测试。这种小分子筛选方法已成功获得 FDA 批准，用于改善细胞分化的小分子药物库筛选[59]。

对于耳类器官促进组织再生，其本质是细胞增殖并分化为特定的类型，以再生组织结构和功能。这项技术应用于耳功能障碍方面，即支持细胞分化为毛细胞以恢复感觉器官的功能[60]，然而目前仍未有研究成功地在体内实现毛细胞再生。

自耳类器官技术发展以来，其应用已涉及多个领域的研究，包括细胞发育和重编程、疾病建模、疾病预防、再生和修复等，并且为药物高通量筛选、干细胞替代、基因治疗、器官芯片仿生等工作提供了新的平台（图 11－5）。

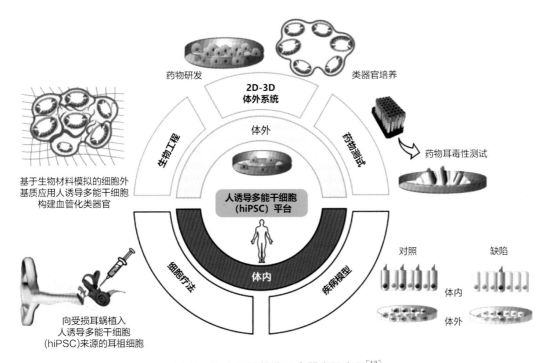

图 11－5　hiPSC 构建耳类器官及应用[12]

11.5 眼类器官

11.5.1 眼类器官的构建

眼,即视器,包括眼球及其附属器、视路、视皮层以及眼的相关血管神经等[61]。眼球近似球形,其前面是透明的角膜,其余大部分为乳白色的巩膜,后面有视神经与颅内视路及视觉中枢连接。眼球由眼球壁和眼球内容物所组成。眼球壁除前部的角膜外可分为三层,外层为纤维膜,中层为葡萄膜,内层为视网膜。视杯外层形成单一的视网膜色素上皮(RPE)层,视杯内层则分化为视网膜神经感觉层,二者间有一潜在间隙,临床上视网膜脱离即由此分离。视网膜是眼感光成像的重要结构,视网膜光感受器的神经冲动经一系列传导后传入大脑皮质形成视觉。

眼睛是人类最重要的感觉器官之一,它为我们提供了宝贵的远程感觉——视觉。大量信息通过眼睛进入视觉系统,形成具有形状、颜色和纹理的复杂图像。我们对世界的大部分感知,以及我们对世界的记忆,都是基于这种感知方式。作为以光学为导向的生物,人类利用这种感觉在视网膜上对环境进行成像,视网膜是眼睛的光敏信息处理部分。图像或信息处理各个阶段的损伤可导致眼部疾病发生,从可恢复到不可矫正的单侧或双侧视力丧失,显著降低生活质量。许多形式的视力丧失,例如年龄相关性黄斑变性(AMD)、视网膜色素变性(RP)、青光眼和糖尿病视网膜病变(DR),都涉及对视力至关重要的视网膜细胞的死亡[62]。随着预期寿命的延长和全球人口的增加,这些眼部疾病变得更加普遍。

眼类器官的研究主要集中在视网膜类器官的构建和应用,目前在诱导干细胞分化为视网膜细胞的方法方面取得了重要进展,改善了视网膜类器官细胞类型和结构的形成,以及效率和可重复性。

最早的成功诱导视网膜细胞分化的方法之一是使用贴壁(2D)培养物将胚胎干细胞诱导至神经前体细胞分化命运。在培养基中添加 Wnt/BMP 信号通路抑制剂和 IGF-1,诱导形成光感受器标志物阳性的细胞,但这些细胞并不是贴壁培养的细胞中的主要类型[64]。DAPT 处理对 Notch 信号传导的抑制显著增加了光感受器和视网膜色素上皮细胞(RPE)的比例,而视杆生成因子视黄酸(RA)和牛磺酸的添加增加了光感受器标志物阳性的细胞的数量[65]。含有肝素和化学成分确定的 N2 补充剂的神经诱导培养基促进 iPSC 聚集成胚状体,然后附着在涂层培养皿的表面并分化为神经视网膜[66]。然而,在这些条件下获得的光感受器数量很少,这些光感受器主要是前体细胞,并且分布在混合培养物的单层中。

获得分层神经视网膜的一个关键步骤是过渡到非黏附(3D)培养方法。在低生长因子条件下悬浮培养的小鼠胚胎干细胞(ESC)聚集体与 Matrigel 基质一起改善了具有顶端-基底极性的胚胎视杯的形成[67]。添加胎牛血清(FBS)和 hedgehog 激动剂 SAG 增强了具有层压视网膜的人类干细胞的视网膜分化,表达了所有视网膜细胞类型的标志物:神经节细胞、无长突细胞、双极细胞、水平细胞、穆勒细胞和感光细胞。在人类 ESC 衍生的视网膜类器官中,感光细胞层的电子显微镜分析显示线粒体和基本连接纤毛与基底体,仅缺乏明显的光感受器外节(OS)[68]。

3D 和 2D 培养方案的组合,不需要将小分子分化的 iPSC 添加到具有初级 OS 的成熟、光响应性感光细胞中[69]。或者,2D 到 3D 的方法可以绕过胚状体的形成,在贴壁培养中产生神经视网膜结构,这些结构被切除并在悬浮液中进一步培养[70]。这些漂浮的神经视网膜形成了包含感光器的神经花环,但没有其他 3D 培养物的特征层压。结合不同的视网膜因子允许在视网膜类器官的边缘产生具有初级 OS 的光感受器[71]。有趣的是,与 2D 和 3D 模型不同的程序在上皮结构自发附着和扩散后产生了具有成熟感光器的神经视网膜[72]。

这些类器官培养方法中的大多数都是相同的培养基配方,但某些分子的添加时机和剂量的调整有助于提高获得的神经视网膜囊的产量。骨形态发生蛋白在建立视网膜的背侧/腹侧图案结构中发挥作用[73],特别是,BMP4 是小鼠视网膜分化构建所必需的[74]。定时添加 BMP4 可增加神经视网膜上皮细胞的自我形成[75]。当在分化的前 3 个月内添加到培养基中时,IGF-1 因子也促进了 3D 层状视网膜类器官的形成[76]。然而,这种对 BMP4 和 IGF-1 激活的反应是 iPSC 系和分化方法特异性的[77]。在视锥细胞培养的一种方案中,甲状腺激素信号调节有助于控制视网膜类器官中视锥细胞亚型的命运[78]。

11.5.2　眼类器官的应用

视网膜类器官可以作为移植物来治疗视网膜相关疾病。光感受器通常是许多视网膜疾病中最先受到损伤的部分。当仅光感受器受损而相邻的视网膜层保持完整时,移植健康的光感受器是一种潜在的治疗选择。由人类干细胞体外构建的类器官是用于移植治疗的重要光感受器来源。最初的研究表明,移植的光感受器可以整合到退化视网膜的外核层中并达到改善视力的作用[79]。然而,最近的研究表明,移植的光感受器不会整合反而会在视网膜下空间独立发挥作用[17]。

视网膜类器官还可用于在体外评估视网膜疾病的治疗策略。基于腺相关病毒(AAV)载体的疗法是一种新型视网膜疾病治疗方法,于玻璃体内或视网膜下注射 AAV 可以使目标基因在特定治疗位置长期表达。通常认为,通过玻璃体内注射递送 AAV 是一种安全的方法,但仍可能导致光感受器的低转导效率。应用体外视网膜类器官进行治疗策略评估能够进一步推动新疗法的研究[16](图 11-6)。

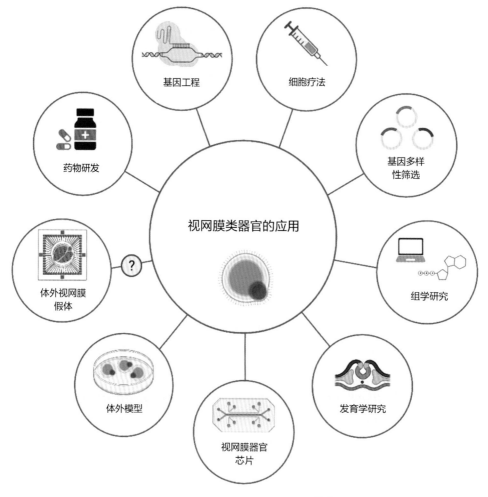

图 11 - 6 视网膜类器官的应用[63]

11.6 本章小结

感觉器官是人体内特殊的感受器,它们结构复杂,除了常规的结构组成外,还包含独特的感受器细胞,用以感知外界的刺激,并形成相应的神经信号向大脑皮质传导。感觉器官受损后的修复除了要考虑重建结构和外观以外,不可忽视感觉功能的恢复。类器官的构建和应用有利于探究感觉器官的发生发展机制,促进受损器官的完美修复,以及构建体外疾病模型和进行药物高通量筛选。如今,感觉系统类器官的研究正处于起步阶段,尚有大片空白需要填补,聚焦感觉系统类器官研究,有望在将来实现相应器官损伤的个性化完美修复。

(崔　进)

参考文献

［1］张传森,许家军,许金廉.模块法教学：人体系统解剖学.北京：人民卫生出版社,2012.

［2］Sun H., Zhang Y. X., Li Y. M. Generation of Skin Organoids：Potential Opportunities and Challenges. Front Cell Dev Biol, 2021, 9：709824.

［3］Meuli M., Hartmann-Fritsch F., Hüging M., et al. A Cultured Autologous Dermo-epidermal Skin Substitute for Full-Thickness Skin Defects：A Phase I, Open, Prospective Clinical Trial in Children. Plast Reconstr Surg, 2019, 144(1)：188－198.

［4］Shpichka A., Butnaru D., Bezrukov E. A., et al. Skin tissue regeneration for burn injury. Stem Cell Res Ther, 2019, 10(1)：94.

［5］Weng T., Wu P., Zhang W., et al. Regeneration of skin appendages and nerves：current status and further challenges. J Transl Med, 2020, 18(1)：53.

［6］Tjin M. S., Chua A. W. C., Tryggvason K. Chemically defined and xenogeneic-free culture method for human epidermal keratinocytes on laminin-based matrices. Nat Protoc, 2020, 15(2)：694－711.

［7］Itoh M., Umegaki-Arao N., Guo Z., et al. Generation of 3D skin equivalents fully reconstituted from human induced pluripotent stem cells (iPSCs). PLoS One, 2013, 8(10)：e77673.

［8］Koehler K. R., Mikosz A. M., Molosh A. I., et al. Generation of inner ear sensory epithelia from pluripotent stem cells in 3D culture. Nature, 2013, 500(7461)：217－221.

［9］Koehler K. R., Nie J., Longworth-Mills E., et al. Generation of inner ear organoids containing functional hair cells from human pluripotent stem cells. Nat Biotechnol, 2017, 35(6)：583－589.

［10］Nie J., Hashino E. Generation of inner ear organoids from human pluripotent stem cells. Methods Cell Biol, 2020, 159：303－321.

［11］Ueda Y., Moore S. T., Hashino E. Directed Differentiation of Human Pluripotent Stem Cells into Inner Ear Organoids. Methods Mol Biol, 2022, 2520：135－150.

［12］Zine A., Messat Y., Fritzsch B. A human induced pluripotent stem cell-based modular platform to challenge sensorineural hearing loss. Stem Cells, 2021, 39(6)：697－706.

［13］Parmeggiani F. Clinics, epidemiology and genetics of retinitis pigmentosa. Curr Genomics, 2011, 12(4)：236－237.

［14］Frederick J., Bronson J. D., Baehr W. Animal models of inherited retinal diseases. Methods Enzymol, 2000, 316：515－526.

［15］Artero Castro A., Rodríguez Jimenez F. J., Jendelova P., et al. Deciphering retinal diseases through the generation of three dimensional stem cell-derived organoids：Concise Review. Stem Cells, 2019, 37(12)：1496－1504.

［16］Madrakhimov S. B., Yang J. Y., Ahn D. H., et al. Peripapillary Intravitreal Injection Improves AAV-Mediated Retinal Transduction. Mol Ther Methods Clin Dev, 2020, 17：647－656.

［17］Santos-Ferreira T., Llonch S., Borsch O., et al. Retinal transplantation of photoreceptors results in donor-host cytoplasmic exchange. Nat Commun, 2016, 7：13028.

［18］Clevers H., Loh K. M., Nusse R. Stem cell signaling. An integral program for tissue renewal and regeneration：Wnt signaling and stem cell control. Science, 2014, 346(6205)：1248012.

［19］Chen Y. E., Fischbach M. A., Belkaid Y. Skin microbiota-host interactions. Nature, 2018, 553 (7689)：427－436.

［20］Takeo M., Lee W., Ito M.. Wound healing and skin regeneration. Cold Spring Harb Perspect Med, 2015, 5(1)：a023267.

[21] Gravitz L. Skin. Nature, 2018, 563(7732): S83.

[22] Takahashi K., Yamanaka S. Induction of pluripotent stem cells from mouse embryonic and adult fibroblast cultures by defined factors. Cell, 2006, 126(4): 663-676.

[23] Takahashi K., Tanabe K., Ohnuki M., et al. Induction of pluripotent stem cells from adult human fibroblasts by defined factors. Cell, 2007, 131(5): 861-872.

[24] Shi Y., Inoue H., Wu J. C., et al. Induced pluripotent stem cell technology: a decade of progress. Nat Rev Drug Discov, 2017, 16(2): 115-130.

[25] Dutta D., Heo I., Clevers H. Disease Modeling in Stem Cell-Derived 3D Organoid Systems. Trends Mol Med, 2017, 23(5): 393-410.

[26] Rossi G., Manfrin A., Lutolf M. P. Progress and potential in organoid research. Nat Rev Genet, 2018, 19(11): 671-687.

[27] Lee J., Böscke R., Tang P. C., et al. Hair Follicle Development in Mouse Pluripotent Stem Cell-Derived Skin Organoids. Cell Rep, 2018, 22(1): 242-254.

[28] Lee J., Koehler K. R. Skin organoids: A new human model for developmental and translational research. Exp Dermatol, 2021, 30(4): 613-620.

[29] Kim Y., Ju J. H. Generation of 3D Skin Organoid from Cord Blood-derived Induced Pluripotent Stem Cells. J Vis Exp, 2019, 146):

[30] Okita K., Matsumura Y., Sato Y., et al. A more efficient method to generate integration-free human iPS cells. Nat Methods, 2011, 8(5): 409-412.

[31] Xu H., Wang B., Ono M., et al. Targeted Disruption of HLA Genes via CRISPR-Cas9 Generates iPSCs with Enhanced Immune Compatibility. Cell Stem Cell, 2019, 24(4): 566-578. e567.

[32] Lawlor K. T., Vanslambrouck J. M., Higgins J. W., et al. Cellular extrusion bioprinting improves kidney organoid reproducibility and conformation. Nat Mater, 2021, 20(2): 260-271.

[33] Yin X., Mead B. E., Safaee H., et al. Engineering Stem Cell Organoids. Cell Stem Cell, 2016, 18(1): 25-38.

[34] Hsu Y. C., Fuchs E. A family business: stem cell progeny join the niche to regulate homeostasis. Nat Rev Mol Cell Biol, 2012, 13(2): 103-114.

[35] Higgins C. A., Chen J. C., Cerise J. E., et al. Microenvironmental reprogramming by three-dimensional culture enables dermal papilla cells to induce de novo human hair-follicle growth. Proc Natl Acad Sci U S A, 2013, 110(49): 19679-19688.

[36] Lee A. S., Tang C., Rao M. S., et al. Tumorigenicity as a clinical hurdle for pluripotent stem cell therapies. Nat Med, 2013, 19(8): 998-1004.

[37] Lei M., Schumacher L. J., Lai Y. C., et al. Self-organization process in newborn skin organoid formation inspires strategy to restore hair regeneration of adult cells. Proc Natl Acad Sci U S A, 2017, 114(34): E7101-e7110.

[38] Mansour A. A., Gonçalves J. T., Bloyd, C. W. et al. An in vivo model of functional and vascularized human brain organoids. Nat Biotechnol, 2018, 36(5): 432-441.

[39] Ebner-Peking P., Krisch L., Wolf M., et al. Self-assembly of differentiated progenitor cells facilitates spheroid human skin organoid formation and planar skin regeneration. Theranostics, 2021, 11(17): 8430-8447.

[40] Soufi A., Donahue, G. Zaret K. S. Facilitators and impediments of the pluripotency reprogramming factors' initial engagement with the genome. Cell, 2012, 151(5): 994-1004.

[41] Yang H., Adam R. C., Ge Y., et al. Epithelial-Mesenchymal Micro-niches Govern Stem Cell

Lineage Choices. Cell, 2017, 169(3): 483 - 496. e413.

[42] Nist-Lund C. , Kim J. , Koehler K. R. Advancements in inner ear development, regeneration, and repair through otic organoids. Curr Opin Genet Dev, 2022, 76: 101954.

[43] Koehler K. R. , Hashino E. 3D mouse embryonic stem cell culture for generating inner ear organoids. Nat Protoc, 2014, 9(6): 1229 - 1244.

[44] Graydon K. , Waterworth C. , Miller H. , et al. Global burden of hearing impairment and ear disease. J Laryngol Otol, 2019, 133(1): 18 - 25.

[45] Elliott K. L. , PavlínkováG. , Chizhikov V. V. , et al. Development in the Mammalian Auditory System Depends on Transcription Factors. Int J Mol Sci, 2021, 22(8):

[46] Tang P. C. , Chen L. , Singh S. , et al. Early Wnt signaling activation promotes inner ear differentiation via cell caudalization in mouse stem cell-derived organoids. Stem Cells, 2022,

[47] van der Valk W. H. , Steinhart M. R. , Zhang J. , et al. Building inner ears: recent advances and future challenges for in vitro organoid systems. Cell Death Differ, 2021, 28(1): 24 - 34.

[48] Erni S. T. , Gill J. C. , Palaferri C. , et al. Hair Cell Generation in Cochlear Culture Models Mediated by Novel γ - Secretase Inhibitors. Front Cell Dev Biol, 2021, 9: 710159.

[49] Moeinvaziri F. , Shojaei A. , Haghparast N. , et al. Towards maturation of human otic hair cell-like cells in pluripotent stem cell-derived organoid transplants. Cell Tissue Res, 2021, 386(2): 321 - 333.

[50] Romano D. R. , Hashino E. , Nelson R. F. Deafness-in-a-dish: modeling hereditary deafness with inner ear organoids. Hum Genet, 2022, 141(3 - 4): 347 - 362.

[51] Huang C. Y. , Liu C. L. , Ting C. Y. , et al. Human iPSC banking: barriers and opportunities. J Biomed Sci, 2019, 26(1): 87.

[52] Wen J. , Song J. , Bai Y. , et al. A Model of Waardenburg Syndrome Using Patient-Derived iPSCs With a SOX10 Mutation Displays Compromised Maturation and Function of the Neural Crest That Involves Inner Ear Development. Front Cell Dev Biol, 2021, 9: 720858.

[53] Uranaka T. , Kashio A. , Ueha R. , et al. Expression of ACE2, TMPRSS2, and Furin in Mouse Ear Tissue, and the Implications for SARS - CoV - 2 Infection. Laryngoscope, 2021, 131(6): E2013 - e2017.

[54] Jeong M. , Ocwieja K. E. , Han D. , et al. Direct SARS - CoV - 2 infection of the human inner ear may underlie COVID - 19-associated audiovestibular dysfunction. Commun Med (Lond), 2021, 1(1): 44.

[55] Febles N. K. , Bauer M. A. , Ding B. , et al. A combinatorial approach to protect sensory tissue against cisplatin-induced ototoxicity. Hear Res, 2022, 415: 108430.

[56] Kastan N. , Gnedeva K. , Alisch T. , et al. Small-molecule inhibition of Lats kinases may promote Yap-dependent proliferation in postmitotic mammalian tissues. Nat Commun, 2021, 12(1): 3100.

[57] Wang M. , Dong Y. , Gao S. , et al. Hippo/YAP signaling pathway protects against neomycin-induced hair cell damage in the mouse cochlea. Cell Mol Life Sci, 2022, 79(2): 79.

[58] Kurihara S. , Fujioka M. , Hirabayashi M. , et al. Otic Organoids Containing Spiral Ganglion Neuron-like Cells Derived from Human-induced Pluripotent Stem Cells as a Model of Drug-induced Neuropathy. Stem Cells Transl Med, 2022, 11(3): 282 - 296.

[59] Liu Q. , Zhang L. , Zhu M. S. , et al. High-throughput screening on cochlear organoids identifies VEGFR - MEK - TGFB1 signaling promoting hair cell reprogramming. Stem Cell Reports, 2021, 16(9): 2257 - 2273.

[60] Roccio M. Directed differentiation and direct reprogramming: Applying stem cell technologies to

hearing research. Stem Cells，2021，39(4)：375 - 388.

［61］赵堪兴，杨培增. 眼科学(第 7 版). 北京：人民卫生出版社，2012.

［62］Scholl H. P.，Strauss R. W.，Singh M. S.，et al. Emerging therapies for inherited retinal degeneration. Sci Transl Med，2016，8(368)：368 - 366.

［63］Bellapianta A.，Cetkovic A.，Bolz M.，et al. Retinal Organoids and Retinal Prostheses：An Overview. Int J Mol Sci，2022，23(6)：

［64］Lamba D. A.，Karl M. O.，Ware C. B.，et al. Efficient generation of retinal progenitor cells from human embryonic stem cells. Proc Natl Acad Sci U S A，2006，103(34)：12769 - 12774.

［65］Osakada F.，Ikeda H.，Mandai M.，et al. Toward the generation of rod and cone photoreceptors from mouse，monkey and human embryonic stem cells. Nat Biotechnol，2008，26(2)：215 - 224.

［66］Meyer J. S.，Shearer R. L.，Capowski E. E.，et al. Modeling early retinal development with human embryonic and induced pluripotent stem cells. Proc Natl Acad Sci U S A，2009，106(39)：16698 - 16703.

［67］Eiraku M.，Takata N.，Ishibashi H.，et al. Self-organizing optic-cup morphogenesis in three-dimensional culture. Nature，2011，472(7341)：51 - 56.

［68］Nakano T.，Ando S.，Takata N.，et al. Self-formation of optic cups and storable stratified neural retina from human ESCs. Cell Stem Cell，2012，10(6)：771 - 785.

［69］Zhong X.，Gutierrez C.，Xue T.，et al. Generation of three-dimensional retinal tissue with functional photoreceptors from human iPSCs. Nat Commun，2014，5：4047.

［70］Reichman S.，Terray A.，Slembrouck A.，et al. From confluent human iPS cells to self-forming neural retina and retinal pigmented epithelium. Proc Natl Acad Sci U S A，2014，111(23)：8518 - 8523.

［71］Gonzalez-Cordero A.，Kruczek K.，Naeem A.，et al. Recapitulation of Human Retinal Development from Human Pluripotent Stem Cells Generates Transplantable Populations of Cone Photoreceptors. Stem Cell Reports，2017，9(3)：820 - 837.

［72］Lowe A.，Harris R.，Bhansali P.，et al. Intercellular Adhesion-Dependent Cell Survival and ROCK-Regulated Actomyosin-Driven Forces Mediate Self-Formation of a Retinal Organoid. Stem Cell Reports，2016，6(5)：743 - 756.

［73］Haynes T.，Gutierrez C.，Aycinena J. C.，et al. BMP signaling mediates stem/progenitor cell-induced retina regeneration. Proc Natl Acad Sci U S A，2007，104(51)：20380 - 20385.

［74］Huang J.，Liu Y.，Oltean A.，et al. Bmp4 from the optic vesicle specifies murine retina formation. Dev Biol，2015，402(1)：119 - 126.

［75］Kuwahara A.，Ozone C.，Nakano T.，et al. Generation of a ciliary margin-like stem cell niche from self-organizing human retinal tissue. Nat Commun，2015，6：6286.

［76］Mellough C. B.，Collin J.，Khazim M.，et al. IGF - 1 Signaling Plays an Important Role in the Formation of Three-Dimensional Laminated Neural Retina and Other Ocular Structures From Human Embryonic Stem Cells. Stem Cells，2015，33(8)：2416 - 2430.

［77］Chichagova V.，Hilgen G.，Ghareeb A.，et al. Human iPSC differentiation to retinal organoids in response to IGF1 and BMP4 activation is line-and method-dependent. Stem Cells，2020，38(2)：195 - 201.

［78］Eldred K. C.，Hadyniak S. E.，Hussey K. A.，et al. Thyroid hormone signaling specifies cone subtypes in human retinal organoids. Science，2018，362：6411)：

［79］MacLaren R. E.，Pearson R. A.，MacNeil A.，et al. Retinal repair by transplantation of photoreceptor precursors. Nature，2006，444(7116)：203 - 207.

第 12 章

肿 瘤 类 器 官

12.1 肿瘤类器官简介

癌症药物的研发和审批过程漫长并通常伴随着高失败率[1]，在美国只有不到10%的候选癌症药物进入Ⅰ期试验并最终获得 FDA 批准。疗效、副作用和反应率的差异使 FDA 对新抗癌药物的批准率低，癌症模型的建立在抗癌药物开发中起着不可或缺的作用。肿瘤研究通常依赖传统的 2D 癌细胞系培养、基因工程小鼠模型或原发性患者源性肿瘤异种移植(PDX)模型。癌细胞系来自患者样本，需要大量的遗传操作才能在体外有效培养，是癌症研究中应用最普遍的模型，但其不能很好地模拟肿瘤在体内的生长环境，同时也缺乏肿瘤的异质性特征[2]；基因工程小鼠模型的生成耗时且成本高，并且可能表现出小鼠特有的特征，应用十分受限；PDX 模型通过将患者的肿瘤细胞移植到免疫缺陷的动物体内，能准确反映肿瘤的遗传异质性，并保留肿瘤的特征、组成及原始结构，但许多肿瘤不能在动物体内移植，并且其成本高、耗时长等缺陷限制了 PDX 在肿瘤精准治疗中的进一步应用[3]。

此外，肿瘤形成通常伴随着肿瘤细胞的进展、细胞外基质(ECM)和脉管系统的重塑，以及与免疫细胞从初始生长到最终转移的相互作用[4]。将肿瘤视为器官而不是具有遗传交替的简单上皮细胞团至关重要[5]。成纤维细胞的动态协调募集、ECM 的重塑、血管网络的建立以及特定的免疫群体都导致了肿瘤的复杂性和异质性，进一步塑造了对治疗的反应或抵抗的差异。这些特征都会导致癌症治疗的失败。因此，需要探寻一个新的癌症建模策略以使个性化的抗癌药物筛选成为可能。

患者来源类器官(PDO)是通过获取患者体内原发性肿瘤，并选择合适的培养基质如 Matrigel(由胶原蛋白、巢蛋白、层粘连蛋白和硫酸肝素蛋白多糖等黏附蛋白组成)，通过模拟细胞基质环境，为其提供结构支持和 ECM 信号，从而培养出的微型 3D 肿瘤细胞模型。

肿瘤类器官作为目前备受瞩目的研究热点，集合了上述培养方法的优点，既保留了肿瘤的遗传异质性[6]，同时实现了不同来源样本(如穿刺活检、胸腔积液、循环肿瘤细胞)的扩增，并且实现了对肿瘤不同时期的建模，具有更接近体内的生长微环境。与细胞培养相比较，肿瘤类器官具有稳定的基因组和转录组，将肿瘤类器官植入小鼠体内，造模速度及成功率均高于 PDX 模型[7]。同时,肿瘤类器官培养可以部分模拟肿瘤微环境,并有助于评估在细胞-ECM 相互作用情况下的化学耐药性[8-9]。并且它不需要适应新的宿主,可以填补 2D 细胞培养和动物模型之间的空白[10]。因此,肿瘤类器官可以很容易地扩大培养并应用于高通量药物筛选。

此外,类器官技术还可以实现对患者癌组织、癌旁组织或正常组织分别建库,有利于进一步对患者肿瘤进展及药物筛选进行深入研究[11]。肿瘤类器官的相关研究在探寻肿瘤发病机制[12-14]、新药研发[15-16]、药物筛选[17]、药物不良反应研究[18]等方面都有诸多帮助。

12.2　肿瘤类器官的发展历程

目前,已成功建立的肿瘤类器官模型包括肝癌[20]、肺癌、胰腺癌[21]、肾癌[22]、胃肠道癌[23]、结肠癌[24]、前列腺癌[25]、子宫癌[26]、卵巢癌[27]、乳腺癌[28]和膀胱癌等(图 12 - 1)。

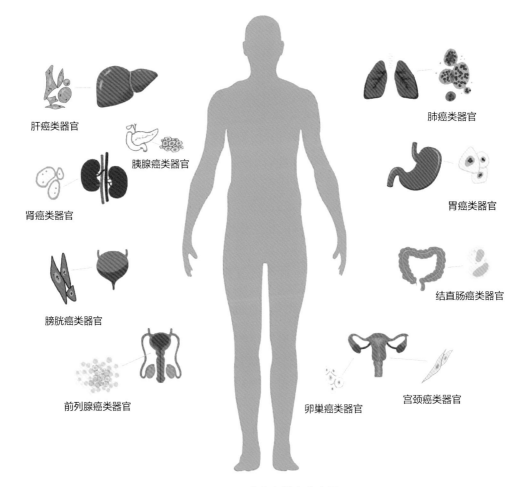

肝癌类器官

胰腺癌类器官

肾癌类器官

膀胱癌类器官

前列腺癌类器官

卵巢癌类器官

宫颈癌类器官

结直肠癌类器官

胃癌类器官

肺癌类器官

图 12 - 1　肿瘤类器官分布图

例如,Sato 团队于 2009 年成功建立具有隐窝和绒毛样的类小肠结构,是类器官发展史上的里程碑(图 12-2)。在此基础上,该研究团队通过进一步优化调整,从结肠腺瘤和腺癌及 Barrett 食管中成功建立了人结直肠肿瘤类器官模型[19]。

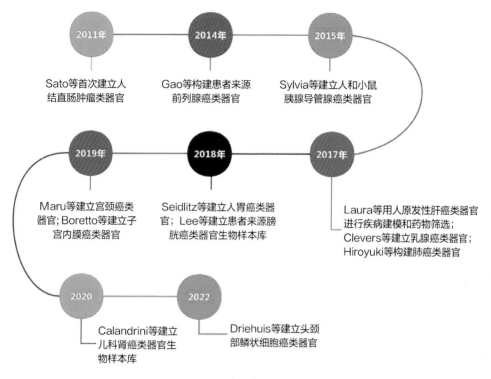

图 12-2 肿瘤类器官发展史

传统的方法如非粘性法、旋转瓶法和悬挂滴法已应用于各种肿瘤类器官的培养。其中,最简单的方法是非粘性法,该方法易于操作,但很难控制类器官的大小并跟踪每个类器官的生长面[29]。在培养过程中,细胞生长于由牛血清白蛋白、多分子 F-127 或疏水性聚合物处理的培养皿上,以防止细胞黏附。为了生成由 10 至 20 个细胞组成的紧凑类器官,Bae 等在涂有非贴壁聚-2-羟乙基甲基丙烯酸酯的表面上培养结肠癌细胞系。旋转瓶法通过搅拌将细胞保持在悬浮液中,这可以防止细胞黏附在基质上,并促进营养物质扩散。Schneeberger 等[30]建立了一种改进的旋转瓶方法,通过改善旋转瓶中的氧合系统扩增,获取了大量人肝脏类器官。然而,旋转瓶法需要使用大量细胞培养基。这一缺点限制了其在高通量药物筛选中的使用。悬挂滴法是另一种广泛使用的产生类器官的方法。将细胞悬浮液滴悬挂在培养皿的盖子下,液滴的表面张力诱导细胞形成球形结构。一个液滴中大约有 300 至 3 000 个细胞,每个液滴的体积通常为 15—30 μL,可获得大直径(~1 mm)、无支架、球形类器官[31]。更重要的是,此方法产生的类器官保留了原发性肿瘤的纺锤体细胞形态。

传统的肿瘤类器官的培养方法主要产生具有单个或多个细胞类型的多细胞结构。这些结构通常较为简单，并且组织水平特征受限。通过利用各种先进的工程方法，如生物材料、微加工、微流体和生物学方法，可以促进以受控方式在复杂组织水平上构建肿瘤类器官[32]。

常用于肿瘤类器官培养的生物材料有水凝胶基质［透明质酸（HA）、明胶、壳聚糖和聚乙二醇（PEG）等］、非水凝胶基质［聚乳酸-羟基乙酸共聚物（PLGA）和蚕丝等］。Kievit等[33]报道了使用壳聚糖-海藻酸盐（CA）杂交水凝胶来模拟胶质瘤的肿瘤微环境，并获得了更具侵袭性的胶质瘤模型；Hao 等[34]设计了基于硫醇-HA 和携带重复细胞黏附肽单元［聚 RGD-丙烯酸酯（AC）］的杂化水凝胶系统。在生理条件下，将硫醇-HA 和重复细胞粘附肽单元混合并将前列腺癌细胞分散在形成的水凝胶基质内，第 28 天形成了多细胞球体（直径约 95 μm）；Mosquera 等[35]采用类似的 PEG（PEG-4MAL）成功构建了患者来源的前列腺肿瘤类器官；Fischbach 等[36]设计了基于 PLGA 的聚合物支架，用于模拟口腔鳞状细胞癌，该模型拥有与体内组织更为相似的特征，包括生长谱、缺氧和促血管生成因子表达（如 VEGF、bFGF 和 IL-8）。

虽然生物材料在支持类器官的生长方面取得了成功，但类器官通常拥有不同的形状和大小，批次间具有不稳定性。基于微加工的方法，如微孔和 3D 生物打印，可以方便地产生具有一致形状、大小、成分和更复杂结构的类器官阵列。使用微流体系统，可以很容易地将额外的外部刺激（如各种营养素）添加到当前的类器官培养物中，以更好地概括相应肿瘤组织的表型。各种基因工程技术，如 RNA 干扰（RNA interference，RNAi）[37]和基因组编辑[38]都在肿瘤类器官的培养中有一定应用。

肿瘤微环境（tumor microenvironment，TME）是一种由基质细胞、肿瘤细胞、免疫细胞、微脉管系统、营养素、生长因子、氧梯度和 ECM 成分组成的复杂环境（图 12-3）。在肿瘤发生过程中，TME 中机械特征和生化组成不断变化[39]。3D 肿瘤类器官可以准确地概括 TME 的关键生理特征，因此，肿瘤类器官成为了癌症基础研究的有效手段。研究人员已经用从个体患者收集的癌症组织建立了各种肿瘤类器官生物库，包括肝癌、乳腺癌、肾癌、结直肠癌、胰腺癌、胃癌、胶质母细胞瘤、膀胱癌、肺癌[40]、直肠癌、卵巢癌、神经内分泌肿瘤和前列腺癌等。这些生物样本库保留了癌细胞的异质性，并为癌症基础研究提供了具有代表性的表征模型集合。同时，这些生物样本库保护了肿瘤的基因组，这对于基因型-表型相关性分析和功能测试有着十分重要的作用。

12.3 肝癌类器官

12.3.1 肝癌类器官的发展

肝癌类器官是指利用原代肝癌细胞、干/祖细胞或多能干细胞，通过细胞-细胞和细胞-基质相互作用形成肝细胞性肝癌类器官，以模拟肝癌的天然组织结构和功能。

通过分离患者体内癌细胞，在特殊条件下进行诱导，可构建肝癌类器官（图 12-4）。

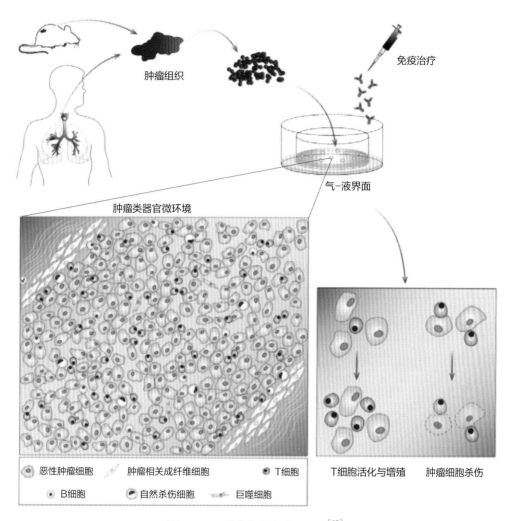

免疫治疗

肿瘤组织

气-液界面

肿瘤类器官微环境

| 恶性肿瘤细胞 | 肿瘤相关成纤维细胞 | T 细胞 |
| B 细胞 | 自然杀伤细胞 | 巨噬细胞 |

T 细胞活化与增殖　　肿瘤细胞杀伤

图 12-3　肿瘤类器官的微环境[65]

PDO 的主要来源有两个,针刺活检或手术取出的人类肿瘤标本。Broutier 等[41]首次从人类细胞性肝癌中成功开发肝癌、胆管癌和肝细胞-胆管癌联合类器官。肝细胞性肝癌类器官可形成紧凑的结构,相比之下,健康的肝脏类器官生长为泡状结构。即使经过长期培养,这些类器官仍然保留了组织病理学和遗传学特征。不久之后,Nuciforo 等[42]证实,肿瘤穿刺活检获取的肝癌细胞足以产生肝细胞性肝癌类器官。这允许从没有指征或不适合手术切除的患者(即非常早期或晚期肝癌患者)中产生类器官,因此更好地捕获整个疾病谱。肝癌 PDO 主要来源于低分化肿瘤,手术肿瘤标本的总体效率为 37.5%,活检标本的总体效率为 26%[41-42]。肝癌 PDO 显示了原发性肝癌的组织学结构和基因组景观,并且重要的是,能够反映肿瘤内异质性[42]。

　　由于肝癌组织在不同患者之间,甚至是同一患者的癌细胞内,都存在丰富的异质性。一些研究证明,来自人类肝癌的肿瘤类器官保留了其来源组织的特征[41-42],表明类器官在个体化医学中可发挥重要作用。通过 PDO 可以确定患者特有的药物敏感性,并建立一个

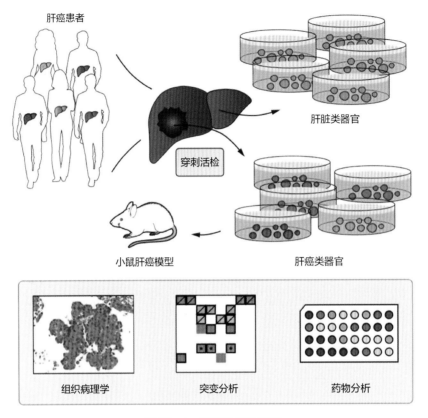

肝癌患者

穿刺活检

肝脏类器官

小鼠肝癌模型

肝癌类器官

组织病理学

突变分析

药物分析

图 12-4 肝癌类细胞构建

肝癌类器官可以从肿瘤穿刺活检中获得,其保留了原始肿瘤的形态、标志物表达及遗传异质性[43]

为药物开发提供信息的平台。比如,Li 等[43]阐述了肿瘤类器官在肝癌药物筛选中的潜力。他们为每个原发性人类肝癌手术标本建立了来自不同肿瘤区域的多个癌类器官系,然后用 129 种药物治疗。结果显示,其中一部分药物似乎是广泛有效的,在大多数这些癌类器官细胞系中显示至少中等活性。然而,大多数药物要么无效,要么仅在特定的细胞系中有效。此外,PDO 的摄取率与肿瘤百分比之间没有相关性,提示即使在肿瘤/间质比例较低的情况下,PDO 也可以建立。这可能有助于规避新一代测序技术(next generation sequencing,NGS)的不足,并且更适合于精准医学,包括药物筛选和预测治疗反应。

利用小鼠肝癌细胞构建器官已经有成功报道。Cao 等[44]报道了二乙基亚硝胺(diethylnitrosamine,DEN)诱导的原代小鼠肝癌细胞肝癌类器官的建立。建立的肝癌类器官呈现出非均匀泡状结构及致密的形态。研究小组进一步发现,将单个肿瘤类器官皮下移植到免疫缺陷的 NOG 小鼠中,约 2 周后成瘤,证实了其体内致瘤潜力。

肝癌类器官也可通过化学处理和基因工程编辑正常组织类器官构建[45-46]。比如,Naruse 等[47]建立了一个基于类器官的体外化学处理诱导的致癌模型。他们用小鼠组织来源的类器官和 DEN 处理的类器官建立的模型显示致癌组织病理学特征,这可以应用于研究早期分子事件,以阐明化学因素驱动的致癌作用。而在第一个将人肝细胞转化为肝内胆管癌细胞的文献中,Sun 等[48]通过将 c - MYC(人类肝细胞癌中的重要癌基因)引入来源于转分化肝细胞的类器官,肝细胞逐渐表达胆管细胞标志物,如 CK7、CK19、SOX9 和 SPP1,并开始具有充满微绒毛的细胞内腔。通过肝脏类器官建立致癌模型方法的研究,为理解人类癌症发展过程中的致癌因素提供了一个易处理的体外模型,从而使我们对肝癌发生原因的认识更加深入。

12.3.2 肝癌类器官的构建

从组织样品中产生肝癌类器官的第一步涉及将组织解离成单个细胞,通常是胶原酶和 DNA 酶的混合物,然后将单个细胞接种到基底膜上。基底膜是一种从 Engelbreth-Holm-Swarm 小鼠肉瘤中分离出来的 ECM。在先进的 Dulbecco 改良 Eagle 培养基(ADMEM)/F12 以及 B27 和 N2 补充剂等骨架组分之上,培养基补充了模拟干细胞生态位信号传导所需的小分子和生物制剂的混合物[49]。Y27632 是 Rho 相关蛋白激酶(Rho associated protein kinase, ROCK)信号通路的抑制剂,用于防止解离诱导的失巢凋亡,当细胞失去对周围 ECM 的锚定时,失巢凋亡是一种细胞程序性死亡形式。Wnt 信号是干细胞的主要调节因子之一,与许多癌症有关[50]。补充 Wnt3a 和 R - spondin 的类器官培养基可提供必要的 Wnt 途径刺激。

12.3.3 肝癌类器官的局限性

现阶段的肝癌类器官构建仍存在许多局限性。例如,成功率低、仅限于肝癌的一个子集。在一项研究中,从原发性人类肝癌中建立肝癌类器官的成功率为 26%[42],远低于其他癌症的成功率(大肠癌为 90%)[51]。类器官培养是一种新技术,培养条件尚不规范。在肝脏,TME 由多种常驻基质细胞组成,包括成纤维细胞、内皮细胞、免疫细胞等,它们之间的相互作用涉及肿瘤形成的每一阶段,从发生和发展到最终的侵袭和转移。器官培养仍然是单一培养,因此,对于研究完整的癌症背景是不完善的。Liu 等[52]将小鼠肝癌类器官与癌症相关成纤维细胞(cancer-associated fibroblasts, CAFs)共培养,证明 CAFs 促进肿瘤生长并赋予治疗耐药性。通过定制基质或与某些细胞群共培养等方法,可以详细研究 TME 的各个成分。但迄今为止,这仍然是肝癌类器官研究中一个未被充分探索的领域。几乎所有使用类器官的肝癌研究都是关于原发性肝癌的,转移性肝癌的研究很少。Skardal 等[53]用结肠癌细胞接种肝脏类器官创建肝脏肿瘤类器官,用于肝转移的体外模拟。虽然这种模型不能完全模拟肝转移瘤的实际情况,但是比二维细胞模型更好,值得进一步研究。

12.4 肺癌类器官

12.4.1 肺癌类器官的发展

肺癌类器官是指从肺肿瘤组织生成的三维结构,包含多种细胞类型,并以有组织的方式生长[54]。来源于患者肿瘤组织的肺癌细胞系具有多种肺细胞类型，不仅包括不同阶段的癌细胞，还包括基质细胞。肺癌类器官是一种新型的肺癌模型，有利于药物筛选（图12-5）。然而，肺癌类器官的构建成功率从7%—87%不等，培养基组成也有明显差异。

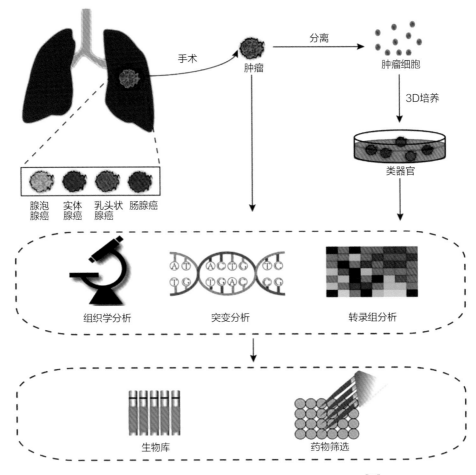

图 12-5　用于药物筛选的人肺腺癌衍生类器官模型[40]

　　Clevers等[55]在2018年首次报道了肺癌类器官的培养。他们用含有FGF7、FGF10、调理蛋白和SB202190的AO培养基，培养来自四个手术切除组织和两个核心针刺活检组织的肺癌类器官。为了抑制正常细胞生长，使用MDM2抑制剂Nutlin-3a抑制野生型p53细胞的生长，然而成功率并不高。随后，研究人员又开发了几种培养基提高肺癌类器官中癌细胞的纯度，培养成功率有所提高[56-58]。

　　对比细胞与动物模型，在成功率、产生时间、基因操作和成本方面，肺癌类器官是药物筛选和预测患者药物反应的更有价值的工具。类器官模型可用于检测罕见的基因突变和优化治疗药物[59-60]。具有肺癌类器官的微孔阵列芯片能够在1周内预测药物反应[61]。这种快速的药物筛选将使肺癌个体化医学成为可能。一些使用患者来源的肺癌类器官的临床研究旨在确定肺癌类器官模型是否能预测肺癌的预后和药物反应。此外，肿瘤浸润淋巴细胞与肺癌类器官的共培养正在研究中,以筛选 T 细胞应答。

除了用于个体化治疗,肺癌类器官模型也可以用来模拟肿瘤免疫微环境。由于传统类器官模型的弱点之一是缺乏 TME,一些研究已经开发了新的类器官培养技术,具有额外细胞成分如肿瘤浸润淋巴细胞(tumor infiltrating lymphocyte,TIL)的共培养系统[62]。Voest 等[63]的研究表明,当外周血淋巴细胞与自体肺癌类器官共培养时,它可以扩增和富集肿瘤反应性 T 细胞。该研究处理肺癌患者的标本后,将类器官模型与患者的外周血淋巴细胞共培养。添加了一些补充剂如 IFNγ、IL2 和抗 PD1 抗体,以促进肿瘤反应性 CD4+ 和 CD8+ T 细胞的扩增和富集。随后,类器官被用来评估这些肿瘤反应性 T 细胞在各种条件下的免疫反应性。

12.4.2　肺癌类器官的构建

肺癌类器官的构建需要基质胶、生长因子、小分子抑制剂(如 Y‐27632)或激活剂(如 SAG)。这些小分子抑制剂和激活剂可以抑制或激活不同的通路,以帮助类器官生长和维持其表型。例如,曹等的类器官研究使用了常见的培养基配方,如 ADMEM/F12、谷氨酰胺、HEPES,还有 N‐乙酰‐L‐半胱氨酸(N-acetyl-L-cysteine,NALC)、B‐27 补充剂,以维持患者来源的肺癌细胞的干细胞特性。但另外,该研究在培养基中添加了小分子抑制剂或激活剂,其中包括 A83‐01、Y‐27632、调理蛋白、CHIR 99021 和平滑激动剂(smoothing agonist,SAG)。还加入了一些生长因子,包括成纤维细胞生长因子 4(FGF 4)、FGF 10 和表皮生长因子(EGF)[57]。然而,相比之下,Jang 等[64]的类器官研究培养基组分要简单一些,仅包括 B‐27 补充剂、Y‐27632、bFGF、EGF、N2 补充剂和基本制剂如 DMEM/F12。这两项研究中的肺癌类器官都接种了生长因子还原基质胶[59]。

一般类器官培养方法旨在建立纯的肺癌类器官或尽可能抑制正常肺细胞。然而,一些研究通过气液界面(air-liquid interface,ALI)培养肺癌类器官,以保存更多的肺基质细胞。例如,在 Guo 等的研究中使用 ADMEM/F12、NALC、B‐27 补充剂、R‐spondin、诱导蛋白、烟酰胺、A83‐01 和 SB‐202190,但是不包括 Y‐27632,FGF 7 和 FGF 10;Kuo 等还将 EGF、胃泌素和 Wnt3a 添加到培养基中。更重要的是,他们使用鼠尾 I 型胶原来建立肺癌类器官,培养的 ALI 系统。该研究中,ALI 系统可以维持基质细胞,如肿瘤浸润免疫细胞,以更好地模拟 TME[65]。

12.4.3　肺癌类器官的局限性

然而,目前的肺癌类器官培养方法不足以产生高纯度的类器官模型。在正常细胞和癌细胞混合的培养条件下,正常的肺类器官最终也可能占主导地位。因此,要培养具有高纯度癌细胞的肺癌类器官,必须仔细选择原代组织来源和培养基。比如 Jang 等使用最小基础培养基抑制培养中正常肺组织的形成。培养基中含有 FGF、N2、B27 和 ROCK 抑制剂,但不含 Wnt3a 或诱导蛋白,高纯度肺癌类器官培养的成功率为 87%[59];然而另一组使用含有诱导蛋白、FGF7、FGF10 和 A83‐01 的培养基,培养成功率仅为 17%,80% 肺内病变的类器官是正常的肺类器官[66]。

类器官与免疫细胞或间充质细胞共培养可重现体内微环境。例如,与成纤维细胞共培养时,Ⅱ型细胞产生肺泡球[60];Ⅱ型肺细胞和成纤维细胞的共培养显示 Wnt 信号维持 AT2 干细胞并阻止向 AT1 细胞的分化[67]。然而技术问题仍阻碍着肺癌类器官和免疫细胞的共培养,比如免疫反应和缺乏支持两种细胞类型的培养基。

12.5 胰腺癌类器官

12.5.1 胰腺癌类器官的发展

Clevers 和 Tuveson 实验室合作首次构建了胰腺癌类器官,使用酶消化和/或机械解离创建肿瘤组织的单细胞或少细胞悬浮液[68]。细胞被包埋在一个生理基质中,扩展成多细胞结构,可能类似于胰腺的导管结构,形成不同大小的紧凑和中空结构。Clevers 和 Tuveson 实验室开发方案的主要局限性是在传代后基质细胞消失,导致导管细胞单一培养。这使得模拟基质细胞和导管细胞之间的相互作用变得更加困难,而 TME 研究需要将基质细胞和免疫细胞分别添加到共培养物中(图 12 - 6)。此外,肿瘤类器官中的克隆异

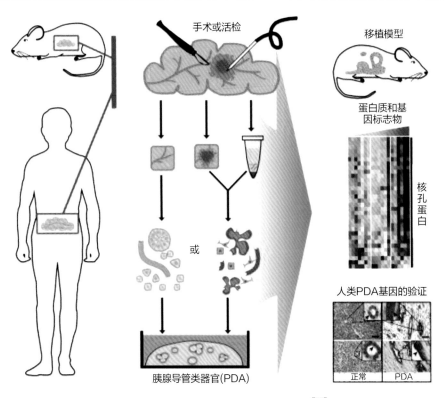

图 12 - 6 人胰管中胰腺类器官的建立[68]

质性可能随传代而改变,应与肿瘤样本进行比较以确保其代表性。

为了提高胰腺癌类器官构建的成功率,研究人员改进了培养基成分的获取。制备类器官培养基所需的 Wnt 条件培养基,传统上是通过 Wnt 过表达细胞制备。这种制备方法的批次之间变化很大,而 Wnt 的活性应作为质量控制来衡量。此外,活性 Wnt 的分泌需要胎牛血清(FBS),这对类器官细胞是有害的。最近,Afamin[69] 发现糖蛋白能与 Wnt 蛋白形成稳定的复合物。这一发现导致了无血清 Wnt 条件培养基的产生。该培养基具有更稳定的活性 Wnt3a 浓度。另一项研究报道使用可溶性脂质载体稳定 Wnt3a[70]。

除了 Wnt 来源外,一些研究也报道了水凝胶在胰腺癌类器官培养中成功用于改进培养基基质的批次间差异[71-72]。目前通过手术制备的胰腺癌 PDO 成功率已高于二维细胞模型。例如,在 Tuveson 实验室进行的一项研究中,手术切除标本的成功率为 78%[73]。在 Georgakopoulos 等[72] 的最近一项研究中,PDO 在优化的无血清培养基中培养,成功率超过 90%。胰腺癌 PDO 也能通过针刺活检构建,其中一项研究报道初始成功率为 87%,建立原发性类器官培养物。随后,由于未知原因的磨损,导致类器官超过 5 代的最终长期成功率为 66%[74],但针刺活检得到的细胞数量远少于手术,因此,这仍是一个可观的成果。

胰腺癌具有广泛的基质成分,占肿瘤体积的 90%,含有 ECM、CAF、免疫细胞和血管。许多研究集中在开发共培养模型,这可以更好地描述 TME 和导管与基质细胞之间的相互作用。三维类器官共培养模型是研究肿瘤侵袭的有效模型。例如,Koikawa 等[75] 发现肿瘤类器官与胰腺星状细胞(CAF 的前体)共培养导致肿瘤细胞侵袭周围基质。然而胰腺癌类器官和基质细胞共培养模型的开发也面临许多问题。例如,胰腺导管腺癌(PDAC)类器官培养基的许多成分对 CAF 和免疫细胞是有害的。

胰腺癌类器官能用于筛选肿瘤特异性药物敏感性和耐药表型。所得到的药物图谱在检测的灵敏度范围内,通常每个样品都是独一无二的,从而产生药物反应的"指纹"。根据手术切除标本建立的胰腺癌类器官的药物敏感性和耐药性检测(DSRT)理论上可以帮助临床医生决定不同的化疗方案辅助化疗。此外,从活组织检查中分离出的胰腺癌类器官有助于发现新的转移性病例和新治疗方法。Driehuis 等[76] 对 24 种胰腺癌类器官进行了76 种治疗剂的高通量 DSRT 试验,不同治疗方法和不同患者之间有反应差异。虽然仅 4名患者有足够的临床资料来确定胰腺癌类器官和临床环境中治疗反应的相似性,但是在这 4 个病例中,临床数据与胰腺癌类器官的药物反应一致。Muthuswamy 和 Hidalgo 实验室描述了一个基于 96 孔的胰腺癌类器官 DSRT 平台,使用从 12 名胰腺癌患者的原发肿瘤组织和转移组织建立的类器官对几种抗癌药物的反应进行了测试,并与临床反应进行比较。其中根据曲线下的剂量反应面积(AUC)将最活跃或最不活跃的单一药物分为两层,记录了它们的一致性[77]。

12.5.2 胰腺癌类器官的构建

胰腺癌类器官通过切碎和消化癌组织以获得胰腺癌细胞。然后为了实现间充质信号传导,将胰腺癌类器官在具有激活 Wnt‐Lgr5‐Rspo 轴的补充生长因子的无血清培养基中培养,使胰腺癌细胞增殖[78]。培养基中的补充生长因子包括 EGF、FGF10、Rspo1、诱导蛋白、Wnt3a、烟酰胺、N-乙酰半胱氨酸、胃泌素、B27 补充剂和 A83-01。此外,正常的人类胰腺 PDO 需要前列腺素 E2。Muthuswamy 和 Skala 研究小组开发的方案中,在缺乏 Wnt 配体的培养基中培养 PDO[79-80]。Sato 等发现了 Wnt 生态位依赖性和非依赖性 PDO 亚群,以及与肿瘤进展相关的 Wnt 独立性。这表明使用 Wnt 无配体培养基应预先选择更具侵袭性的胰腺癌类器官亚群[81]。

12.5.3　胰腺癌类器官的局限性

尽管对胰腺癌 PDO 药物筛选进行了大量的研究,但仍不清楚药物筛选结果与患者临床反应的准确程度以及结果是否能转化为临床决策。在 Tiriac 等[82]的研究中,89% 的患者(8/9 PDO)的药物筛选结果与临床反应一致。同样,Sharick 等发现药物筛选结果与研究中所有患者(7/7 PDO)的临床数据相匹配[83]。然而,这些结果依赖于较小的队列,因为更广泛的临床研究需要更多组患者参与。此外,反应良好的患者都接受了各种联合治疗,大多数已经证明在治疗胰腺癌方面是有效的。另外,在这些研究中,接受不同治疗的患者被相互比较,使得结果的解释变得困难。针对不同类型癌症的药物筛选结果的系统综述显示,PDO 药物筛选结果在所有肿瘤类型和治疗方法中的临床有效性仍然不一致[84]。这突出了设计联合临床试验的重要性,大型患者队列一次比较一种治疗类型。也可能有必要包括不同的 PDO 生长条件,以保存原发肿瘤的转录亚型,这也会影响药物反应[85-86]。

12.6　肾癌类器官

12.6.1　肾癌类器官的发展

肾细胞癌(renal cell cancer,RCC),简称肾癌,是十种最常见的成人恶性肿瘤之一,约占所有成人肿瘤的 3%,可分为 19 种不同亚型。透明细胞肾细胞癌(clear cell renal cell cancer,ccRCC)是最常见的亚型,约占 75%。建立患者来源的肿瘤模型对于研究分子机制、识别新的诊断和预后生物标志物及个性化的患者治疗至关重要。通过培养许多不同类型上皮器官的干细胞来产生类器官是一种较为成熟的类器官培养方法。利用来自肺、小肠、结肠、胰腺、肝脏和胃组织的细胞,已经建立了成人上皮源性干细胞或祖细胞类器官培养方法。然而肾脏这个特殊的器官有 20 多种不同类型的上皮细胞,这使再生医学方法变得复杂。目前为止,正常和癌症肾脏的实验模型还很缺乏。肾癌研究使用了癌基因和/或肿瘤抑制因子基因修饰的小鼠模型,或来自患者的肿瘤活检的异种移植模型。然而,这些模型远不能再现人类肾肿瘤的微环境。

12.6.2　肾癌类器官的构建

随着对肾癌的研究不断深入,肿瘤学的临床实践正迅速向精准医学转变。转移性病变的活检取样和分子分析已成为越来越普遍的做法。患者来源类器官或来自个体患者的细胞培养可以忠实地复制亲代肿瘤的分子和组织表型,这补充了用于研究癌症生物学和有效评估患者个性化治疗的临床前模型。然而,肾癌的类器官很容易被非恶性细胞所取代。Batchelder 等[87]使用 3D 支架系统成功地从 25 个 RCC 样本中建立了 20 个肿瘤类器官系,并从非肿瘤样本中建立 22 个非均一性细胞系。这些细胞的基因表达模式在 3D 培养中维持了 21 天,但在 2D 培养的细胞中丢失了。此外,Lobo 等[88]从具有 von Hippel-Lindau(VHL)基因突变的 ccRCC 患者样本中建立了患者匹配的恶性和非恶性原代细胞培养。令人惊讶的是,来自原代 ccRCC 样本的未经选择的肿瘤细胞系未能显示与其亲代肿瘤样本相匹配的 VHL 突变,这意味着这些细胞系不是癌细胞。研究人员使用碳酸酐酶 9(carbonic anhydrase 9,CA9)(一种在 VHL 突变细胞中高度表达的生物标志物)纯化了这些细胞系,然后在 FBS 中培养,可以建立效率大于 80% 的 ccRCC 细胞培养。转录谱与亲代 ccRCC 相符。

对肾癌衍生类器官的开发和特征分析表明,这种类器官成功地保留了亲代肿瘤组织的关键遗传和表型特征。ccRCC 衍生的肿瘤类器官含有上皮和间充质细胞,具有肾癌特异性标志物低氧诱导因子 α(hypoxia-inducible factor alpha,HIFα)。当原位注射到免疫受损的小鼠体内时,肿瘤类器官重现了肿瘤肿块[89]。Calandrini 等[90]根据各种儿童肾癌,包括肾母细胞瘤、肾细胞癌、肾脏恶性横纹肌样肿瘤(malignant rhabdoid tumours of the kidney,MRTK)建立了一个生物库(图 12-7)。这些肿瘤类器官表现出上皮、基质和基细胞成分的三相组织学。此外,MRTK 类肿瘤是第一个能够长期维持非上皮来源肿瘤体外扩展的癌症类器官[90]。类器官也很容易通过基因组编辑工具进行操作,为研究基因变化对生长、侵袭和药物敏感性的影响提供了直观的工具,与异种移植相比,它既便宜又实用。在肾癌研究中,Freedman 等[91]应用 CRISPR-Cas9 技术在器官系统培养的人多能干细胞中引入双等位基因,截断 PKD1 或 PKD2 突变,以模拟多囊肾病。基因操作后 9 周,管状器官中观察到大的、半透明的囊样结构。这些数据表明,利用慢病毒或逆转录病毒基因表达或 CRISPR-Cas9 介导的基因敲除进行基因操作可用于鉴定和研究体外培养的癌细胞中的基因功能。

12.6.3　肾癌类器官的局限性

肿瘤学的临床实践正在迅速转向精准医学。转移病灶的活检取样和分子分析已成为越来越普遍的做法。来自个体患者的患者源性器官或细胞培养物可以忠实地再现亲代肿瘤的分子和组织学表型,这补充了用于研究癌症生物学和有效评估患者特定个性化治疗的临床前模型。然而,这项技术的局限性也很明显。例如,前列腺癌和肾癌的类器官很容易被非恶性细胞所取代,通过将新建立的类器官系与患者组织进行比较,强调了对其进行基因型验证的重要性。

这些类器官的另一个问题是系统中缺少神经、血管和免疫细胞。例如,Lobo 等[88]观察到 VHL 突变细胞与其匹配的原发肿瘤标本之间的转录谱有很大差异。然而,进一步

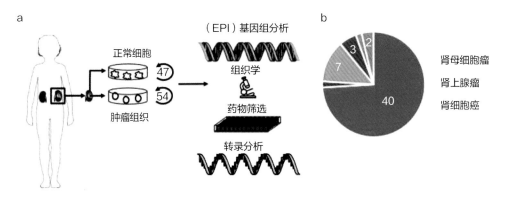

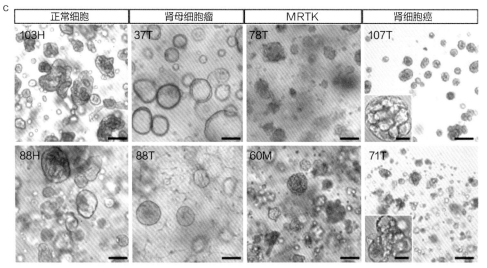

图 12 - 7　肾癌类器官生物库的建立

（a）儿科肾癌类器官生物库的建立。从肿瘤中建立类器官，随后，通过组织学、全基因组测序（WGS）、RNA 测序（RNA - seq）和 DNA 甲基化分析对类器官进行特征分析。（b）儿科肾癌类器官生物库的组成。（c）正常肾脏组织源性类器官、肾母细胞瘤类器官、MRTK 类器官和 RCC（肾细胞癌）类器官的典型亮场显微镜图像（$n = 3$）。H：健康，T：原发肿瘤，M：转移。比例尺：100 μm，放大 20 μm[90]。

分析表明，肿瘤成分中差异表达的基因主要涉及免疫功能，这意味着由于缺乏免疫细胞，这些基因在 VHL 突变培养物中丢失。除了化疗、手术、放疗和靶向治疗[92]，免疫检查点治疗现已包括在癌症患者的治疗方案中。FDA 根据尼沃单抗（nivolumab）与依维莫司（everolimus）的Ⅲ期研究，批准尼沃单抗（商品名 Opdivo）用于晚期肾癌患者[93]。尼沃单抗治疗的患者平均寿命为 25 个月，而依维莫司治疗的患者为 19.6 个月。因此，未来的研究将侧重于如何在肿瘤微环境中调节免疫反应，以提高更多癌症患者的生存率。将免疫细胞与患者来源的肾、膀胱和前列腺癌细胞进行 3D 共培养将提供更多选择。

　　使用肾癌衍生类器官的研究仍处于起步阶段，需要进一步改进下游应用的方法。肾癌衍生类器官提供了一种新的方法，以患者特异性的方式评估药物的预期效果。然而，在测试的少数药物中，并非所有药物在类器官中都显示出与先前在原发性肿瘤中显示的类似反应。此外,不同的突变和之前对化疗药物的接触可在类器官中产生不同的剂量反应曲线[90]。

12.7　肠癌类器官

12.7.1　肠癌类器官的发展与局限性

目前,结直肠癌(CRC)仍然是癌症相关死亡的第三大原因,发病率逐年上升。尽管结直肠癌是被研究最多的癌症类型之一,而且几项全基因组研究已经成功地确定了结直肠癌的主要驱动基因,但仍然需要早期发现和改进治疗。由于不同患者的结直肠癌之间和同一患者的结直肠癌内部存在巨大的分子多样性,这使得寻找治疗方法变得复杂。这种肿瘤异质性的一个重要原因在于肿瘤细胞周围的细胞和成分,即 TME。长期以来,细胞系一直被用来加深对结直肠癌起源的理解,以及研究这种疾病的新治疗方案。然而,对于预测人体应用,例如药物反应,细胞系作用往往是有限的,因为其不能代表原始的肿瘤特征:① 细胞系缺乏临床肿瘤的异质性[94];② 细胞系从癌症发生和发展的微环境中分离出来;③ 2D 培养细胞失去了极性,并与体内环境不同,不能接触到介质中的各种化合物。尽管动物模型的使用已经克服了其中的一些限制,但新药在临床试验中的失败率仍然非常高,可能是因为动物模型不能反映人类的生理。

肠癌类器官是一种体外培养系统,包含能够分化成各种器官特异性细胞类型和组织的自我更新干细胞,这种 3D 结构具有与器官相似的组织和功能,Fujii 等[97]从结直肠癌患者中建立了全面的类器官库(图 12-8)。类器官克服了传统模型的许多局限性,并可以从健康组织或患者来源的结直肠癌组织中建立。

12.7.2　肠癌类器官的构建

在结直肠癌类器官模型领域,Sato 首先在小鼠中分离肠上皮细胞并建立了类器官。2009 年,Sato 和同事[95]观察到,G 蛋白偶联受体 5(G-protein-coupled receptor 5,Lgr5)阳性的肠干细胞可以产生一个不断扩张、自组织的生理上皮结构,类似于正常肠道组织,他们将这种新的培养系统称为“类器官”培养。之后,Sato 等[96]从 APC 缺陷的小鼠中分离出肠腺瘤,并在体外成功地形成了囊状类器官。这些肿瘤类器官忠实地再现了来源肿瘤的遗传多样性[97]。

Van de Wetering 等[98]首次描述了一组特征明确的患者来源类器官。该研究从 20 名患者中产生了 22 个结直肠癌类器官和 19 个正常邻近类器官,并通过对所有外显子进行测序,证明 CRC 类器官保留了原始肿瘤样本的亚型。Buzzelli 等[99]证明了结直肠癌肝转移类器官具有结肠起源和干细胞标志物不同表达的特征,这可以用于筛选对新药治疗的敏感性。Janakiraman 等[100]观察到,直肠癌体外肿瘤模型复制了临床上应用 5-氟尿嘧

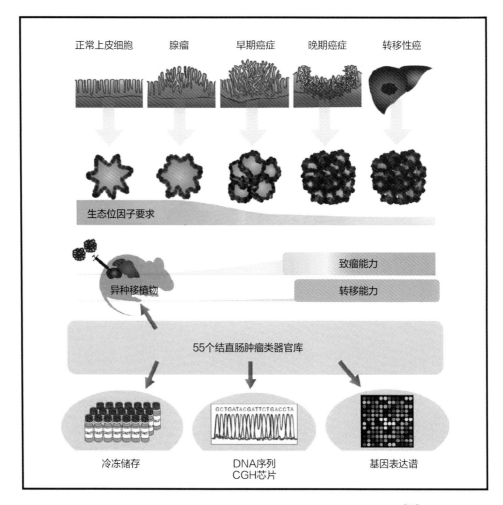

图 12-8　Fujii 等从结直肠癌患者中建立全面的类器官生物库[97]

啶化疗和新辅助放疗治疗患者肿瘤的病理肿瘤退化分级。因此，结直肠癌类器官培养成功率高，能反映患者的遗传特征，可为肿瘤的个体化治疗提供有力依据。

　　除了结直肠癌患者来源的类器官，基因操作已经被用于将癌症驱动基因的突变引入类器官，或者通过操纵动物模型的种系间接地引入。结直肠癌领域的 CRISPR/Cas9、病毒转导和/或 Cre 技术已被用于突变、沉默或诱导基因组。尤其涉及四种通路：TGF-β1、Wnt、P53 和 RAS-RAF 轴，它们通常与各种类型的结直肠癌相关。Sakai 等[13] 就曾将 APC、KRAS、TGF-βR2、TRP53 和 FBXW7 基因引入组合突变，建立结直肠癌小鼠模型，从中获得肠癌类器官。Matano 等[101] 利用 CRISPR-Cas9 基因编辑技术，在正常上皮类器官中突变了一系列肿瘤抑制基因 APC、Smad4、TP53 和癌基因 KRAS、PI3K，然后在没有相应生长因子的培养基中选择性培养，产生了相应的结直肠癌类器官。同时，将这些修饰过的类器官移植到裸鼠的肾被膜和脾脏中，结果显示它们具有不同的成瘤、侵袭和转移能力，表明其能够在体外再现结直肠癌的发生和发展。

　　此外,组织源性多细胞肠肿瘤类器官也被开发。患者来源的结直肠癌组织可以切成小块培养,以获得多层癌变类器官。由于这些类器官是整个肿瘤的碎片,它们保留了原始的上皮和间充质结构,以及伴随的神经元、胶质细胞和内皮细胞。此外,这些类器官含有T细胞、B细胞和巨噬细胞等免疫细胞,如果将IL-2添加到培养基中,这些免疫细胞在培养30天后能够更好地存活。值得注意的是,这种类器官准确地保留了原始肿瘤的T细胞受体库,这使得Neal等能够考察在药物抑制淋巴细胞凋亡后,肿瘤抗原特异性淋巴细胞对肿瘤细胞的毒性[102]。这些类器官既有肿瘤又有其微环境,包括其免疫细胞负荷,因此可能适合个性化治疗预测,尤其是在切除手术后。

　　最近,郭成芳等[14]开发了一种微流控芯片,用于模拟人结肠肿瘤类器官的节律蠕动的培养。该芯片由200个横向微孔和一个环绕的压力通道组成。每个微孔将生长成1—2个结肠肿瘤器官样体,这些器官样体通过压力通道接受周期性收缩并模拟蠕动。发现在蠕动环境中生长的人结肠肿瘤类器官具有更均匀的大小分布,并且KI67和Lgr5的表达增强。此外,该芯片实现了类器官的高通量培养。并且,在蠕动环境中生长的人结肠肿瘤类器官对载有椭圆玫瑰树碱的聚合物胶束的摄取显著减少,这导致抗肿瘤活性降低。该研究为消化器官的大规模动态培养提供了新的策略。

12.8　本章小结

　　过去几十年来,研究人员一直在利用传统的二维细胞系进行研究,积累了丰富的知识。然而,个体基因组多样性、肿瘤内和肿瘤间异质性引起的药物反应差异导致了"一刀切"疗法的失败。癌症的生物学和行为可能受到微环境因素的影响,包括存在的细胞类型。例如,在2D或3D培养、单培养或与成纤维细胞共培养中生长的相同癌细胞的药物敏感性存在差异[103]。肿瘤与基质的相互作用也越来越受到重视[104]。类器官具有的复杂性及不同的细胞-细胞相互作用、细胞-基质相互作用和类器官培养物中细胞分化的潜力,这些都补充和加强了二维细胞系研究所获取的数据。肿瘤类器官可以重现个体患者的肿瘤细胞和分子特征,有助于建立肿瘤发生的模型和肿瘤表型的分子特征,以发现各种肿瘤谱系起源肿瘤细胞的生物标志物。因此,与现有模型相比,肿瘤类器官是更具潜力的精准癌症治疗肿瘤模型。创建肿瘤类器官平台将为开发创新疗法、识别预测或预后的生物标志物、开发药物筛选系统以及识别患者特效治疗方案创造更多的可能性。

(魏　彦)

参考文献

[1] Hwang T. J., Carpenter D., Lauffenburger J. C., et al. Failure of Investigational Drugs in Late-Stage Clinical Development and Publication of Trial Results. JAMA Intern Med, 2016, 176(12): 1826-1833.

［2］Byrne A. T., Alferez D. G., Amant F., et al. Interrogating Open Issues in Cancer Precision Medicine with Patient-derived Xenografts. Nat Rev Cancer, 2017, 17(4): 254 – 268.

［3］Gao H., Korn J. M., Ferretti S., et al. High-throughput Screening Using Patient-derived Tumor Xenografts to Predict Clinical Trial Drug Response. Nat Med, 2015, 21(11): 1318 – 1325.

［4］Junttila M. R., de Sauvage F. J. Influence of Tumour Micro-environment Heterogeneity on Therapeutic Response. Nature, 2013, 501(7467): 346 – 354.

［5］Egeblad M., Nakasone E. S., Werb Z. Tumors as Organs: Complex Tissues that Interface with the Entire Organism. Dev Cell, 2010, 18(6): 884 – 901.

［6］Jacob F., Salinas R. D., Zhang D. Y., et al. A Patient-Derived Glioblastoma Organoid Model and Biobank Recapitulates Inter-and Intra-tumoral Heterogeneity. Cell, 2020, 180(1): 188 – 204. e22.

［7］Fujii M., Shimokawa M., Date S., et al. A Colorectal Tumor Organoid Library Demonstrates Progressive Loss of Niche Factor Requirements during Tumorigenesis. Cell Stem Cell, 2016, 18(6): 827 – 838.

［8］Jager M., Blokzijl F., Sasselli V., et al. Measuring Mutation Accumulation in Single Human Adult Stem Cells by Whole-genome Sequencing of Organoid Cultures. Nat. Protoc, 2018, 13(1): 59 – 78.

［9］Weiswald L., Bellet D., Dangles-Marie V. Spherical Cancer Models in Tumor Biology. Neoplasia, 2015, 17(1): 1 – 15.

［10］Tuveson D. C. H. Cancer Modeling Meets Human Organoid Technology. Science, 2019, 364(6444): 952 – 955.

［11］Rosenbluth J. M., Schackmann R. C. J., Gray G. K., et al. Organoid Cultures from Normal and Cancer-prone Human Breast Tissues Preserve Complex Epithelial Lineages. Nat Commun, 2020, 11(1): 1711.

［12］Takeda H., Kataoka S., Nakayama M., et al. CRISPR-Cas9-mediated Gene Knockout in Intestinal Tumor Organoids Provides Functional Validation for Colorectal Cancer Driver Genes. Proc Natl Acad Sci, 2019, 116(31): 15635 – 15644.

［13］Roper J., Tammela T., Cetinbas N. M., et al. In Vivo Genome Editing and Organoid Transplantation Models of Colorectal Cancer and Metastasis. Nat Biotechnol, 2017, 35(6): 569 – 576.

［14］Ishikawa A., Sakamoto N., Honma R., et al. Annexin A10 is Involved in The Induction of Pancreatic Duodenal Homeobox1 in Gastric Cancer Tissue, Cells and Organoids. Oncol Rep, 2020, 43(2): 581 – 590.

［15］Sachs N., de Ligt J., Kopper O., et al. A Living Biobank of Breast Cancer Organoids Captures Disease Heterogeneity. Cell, 2018, 172(1 – 2): 373 – 386. e10.

［16］Seino T., Kawasaki S., Shimokawa M., et al. Human Pancreatic Tumor Organoids Reveal Loss of Stem Cell Niche Factor Dependence during Disease Progression. Cell Stem Cell, 2018, 22(3): 454 – 467. e6.

［17］Vlachogiannis H. S. V. A. G. Patient-derived Organoids Model Treatment Response of Metastatic Gastrointestinal Cancers. Science, 2018, 359(6378): 920 – 926.

［18］Mun SJ R. J. L. M. Generation of Expandable Human Pluripotent Stem Cell-derived Hepatocyte-like Liver Organoids. J. Hepatol, 2019, 71(5): 970 – 985.

［19］Sato T., Stange D. E., Ferrante M., et al. Long-term Expansion of Epithelial Organoids from Human Colon, Adenoma, Adenocarcinoma, and Barrett's Epithelium. Gastroenterology, 2011,

141(5)：1762 - 1772.

[20] Sun L.，Yang H.，Wang Y.，et al. Application of a 3D Bioprinted Hepatocellular Carcinoma Cell Model in Antitumor Drug Research. Front Oncol，2020，10：878.

[21] Saito Y. Establishment of An Organoid Bank of Biliary Tract and Pancreatic Cancers and Its Application for Personalized Therapy and Future Treatment. J. Gastroenterol，2019，34(11)：1906 - 1910.

[22] Homan K. A.，Gupta N.，Kroll K. T.，et al. Flow-enhanced Vascularization and Maturation of Kidney Organoids in Vitro. Nat Methods，2019，16(3)：255 - 262.

[23] Nguyen R.，Bae S.，Zhou G.，et al. Application of Organoids in Translational Research of Human Diseases with A Particular Focus on Gastrointestinal Cancers. BBA - REV Cancer，2020，1873(2)：188350.

[24] D'Aldebert E.，Quaranta M.，Sebert M.，et al. Characterization of Human Colon Organoids from Inflammatory Bowel Disease Patients. Front Cell Dev Biol，2020，8：363.

[25] Namekawa T.，Ikeda K.，Horie-Inoue K.，et al. Application of Prostate Cancer Models for Preclinical Study：Advantages and Limitations of Cell Lines，Patient-Derived Xenografts，and Three-Dimensional Culture of Patient-Derived Cells. Cells-Basel，2019，8(1)：74.

[26] Maru Y.，Tanaka N.，Ebisawa K.，et al. Establishment and Characterization of Patient-derived Organoids from A Young Patient with Cervical Clear Cell Carcinoma. Caner Sci，2019，110(9)：2992 - 3005.

[27] Lohmussaar K.，Kopper O.，Korving J.，et al. Assessing the Origin of High-grade Serous Ovarian Cancer Using CRISPR-modification of Mouse Organoids. Nat Commu，2020，11(1)：2660.

[28] Roelofs C.，Hollande F.，Redvers R.，et al. Breast Tumour Organoids：Promising Models for the Genomic and Functional Characterisation of Breast Cancer. Biochem Soc T，2019，47(1)：109 - 117.

[29] Lee G. H.，Suh Y.，Park J. Y. A Paired Bead and Magnet Array for Molding Microwells with Variable Concave Geometries. J Vis Exp，2018，(131)：55548.

[30] Schneeberger K.，Sanchez-Romero N.，Ye S.，et al. Large-Scale Production of LGR5-Positive Bipotential Human Liver Stem Cells. Hepatology，2020，72(1)：257 - 270.

[31] Djomehri S. I.，Burman B.，Gonzalez M. E.，et al. A reproducible Scaffold-free 3D Organoid Model to Study Neoplastic Progression in Breast Cancer. Cell Commun Signal，2019，13(1)：129 - 143.

[32] Luo Z.，Zhou X.，Mandal K.，et al. Reconstructing the Tumor Architecture into Organoids. Adv Drug Deliver Rev，2021，176：113839.

[33] Kievit FM F. S. L. M. Chitosan-alginate 3D Scaffolds as A Mimic of The Glioma Tumor Microenvironment. Biomaterials，2010，31(22)：5903 - 5910.

[34] Hao Y.，Zerdoum A. B.，Stuffer A. J.，et al. Biomimetic Hydrogels Incorporating Polymeric Cell-Adhesive Peptide to Promote the 3D Assembly of Tumoroids. Biomacromolecules，2016，17(11)：3750 - 3760.

[35] Mosquera M. J.，Kim S.，Bareja R.，et al. Extracellular Matrix in Synthetic Hydrogel-Based Prostate Cancer Organoids Regulate Therapeutic Response to EZH2 and DRD2 Inhibitors. Adv Mater，2022，34(2)：e2100096.

[36] Fischbach C.，Chen R.，Matsumoto T.，et al. Engineering Tumors With 3D Scaffolds. Nat

Methods，2007，4，855－860.

［37］Shamir E. R. , Pappalardo E. , Jorgens D. M. , et al. Twist1-induced Dissemination Preserves Epithelial Identity and Requires E-cadherin. J Cell Biol，2014，204(5)：839－856.

［38］Takeda H. , Kataoka S. , Nakayama M. , et al. CRISPR－Cas9-mediated Gene Knockout in Intestinal Tumor Organoids Provides Functional Validation for Colorectal Cancer Driver Genes. Proc Natl Acad Sci USA，2019，116(31)：15635－15644.

［39］Mandal K. , Gong Z. , Rylander A. , et al. Opposite Responses of Normal Hepatocytes and Hepatocellular Carcinoma Cells to Substrate Viscoelasticity. Biomater Sci，2020，8（5）：1316－1328.

［40］Li Z. , Qian Y. , Li W. , et al. Human Lung Adenocarcinoma-Derived Organoid Models for Drug Screening. Iscience，2020，23(8)：101411.

［41］Broutier L. , Mastrogiovanni G. , Verstegen M. M. , et al. Human Primary Liver Cancer-derived Organoid Cultures for Disease Modeling and Drug Screening. Nat Med，2017，23（12）：1424－1435.

［42］Nuciforo S. , Fofana I. , Matter M. S. , et al. Organoid Models of Human Liver Cancers Derived from Tumor Needle Biopsies. Cell Rep，2018，24(5)：1363－1376.

［43］Li L. , Knutsdottir H. , Hui K. , et al. Human Primary Liver Cancer Organoids Reveal Intratumor and Interpatient Drug Response Heterogeneity. JCI Insight，2019，4(2)：e121490.

［44］Cao W. , Liu J. , Wang L. , et al. Modeling Liver Cancer and Therapy Responsiveness Using Organoids Derived from Primary Mouse Liver Tumors. Carcinogenesis，2019，40(1)：145－154.

［45］Naruse M. , Masui R. , Ochiai M. , et al. An Organoid-based Carcinogenesis Model Induced by In Vitro Chemical Treatment. Carcinogenesis，2020，41(10)：1444－1453.

［46］Artegiani B. , van Voorthuijsen L. , Lindeboom R. G. H. , et al. Probing the Tumor Suppressor Function of BAP1 in CRISPR-Engineered Human Liver Organoids. Cell Stem Cell，2019，24(6)：927－943. e6.

［47］Naruse M. , Masui R. , Ochiai M. , et al. An Organoid-based Carcinogenesis Model Induced by In Vitro Chemical Treatment. Carcinogenesis，2020，41(10)：1444－1453.

［48］Sun T. , Pikiolek M. , Orsini V. , et al. AXIN2＋Pericentral Hepatocytes Have Limited Contributions to Liver Homeostasis and Regeneration. Cell Stem Cell，2020，26(1)：97－107. e6.

［49］Sato T. , Clevers H. SnapShot：Growing Organoids from Stem Cells. Cell，2015，161(7)：1700－1700. e1.

［50］Zhan N. R. M. B. T. Wnt Signaling in Cancer. Oncogene，2017，36(11)：1461－1473.

［51］van de Wetering M. , Francies H. E. , Francis J. M. , et al. Prospective Derivation of A Living Organoid Biobank of Colorectal Cancer Patients. Cell，2015，161(4)：933－945.

［52］Liu J. , Li P. , Wang L. , et al. Cancer-Associated Fibroblasts Provide a Stromal Niche for Liver Cancer Organoids That Confers Trophic Effects and Therapy Resistance. Cell Mol Gastrornter，2021，11(2)：407－431.

［53］Skardal A. , Devarasetty M. , Rodman C. , et al. Liver-Tumor Hybrid Organoids for Modeling Tumor Growth and Drug Response In Vitro. Ann Biomed Eng，2015，43(10)：2361－2373.

［54］Weiswald L. , Bellet D. , Dangles-Marie V. Spherical Cancer Models in Tumor Biology. Neoplasia，2015，17(1)：1－15.

［55］Strunz M. , Simon L. M. , Ansari M. Alveolar Regeneration Through A Krt8＋ Transitional Stem Cell State That Persists In Human Lung Fibrosis. Nat Commun，2020，11(1)：3559.

[56] Dijkstra K. K., Cattaneo C. M., Weeber F., et al. Generation of Tumor-Reactive T Cells by Co-culture of Peripheral Blood Lymphocytes and Tumor Organoids. Cell, 2018, 174(6): 1586 – 1598. e12.

[57] Shi R., Radulovich N., Ng C., et al. Organoid Cultures as Preclinical Models of Non-Small Cell Lung Cancer. Clin Cancer Res, 2020, 26(5): 1162 – 1174.

[58] Choi S. Y., Cho Y., Kim D., et al. Establishment and Long-Term Expansion of Small Cell Lung Cancer Patient-Derived Tumor Organoids. Int J Mol Sci, 2021, 22(3): 1349.

[59] Kim M., Mun H., Sung C. O., et al. Patient-derived Lung Cancer Organoids As In Vitro Cancer Models for Therapeutic Screening. Nat Commun, 2019, 10(1): 3991.

[60] Kim S., Kim S., Lim S., et al. Modeling Clinical Responses to Targeted Therapies by Patient-Derived Organoids of Advanced Lung Adenocarcinoma. Clin Cancer Res, 2021, 27 (15): 4397 – 4409.

[61] Hu Y., Sui X., Song F., et al. Lung Cancer Organoids Analyzed on Microwell Arrays Predict Drug Responses of Patients within A Week. Nat Commun, 2021, 12(1): 2581.

[62] Dart A. Organoid 2.0. Nat Rev Cancer, 2019, 19(3): 126 – 127.

[63] Dijkstra K. K., Cattaneo C. M., Weeber F., et al. Generation of Tumor-Reactive T Cells by Co-culture of Peripheral Blood Lymphocytes and Tumor Organoids. Cell, 2018, 174(6): 1586 – 1598. e12.

[64] Dijkstra K. K., Monkhorst K., Schipper L. J., et al. Challenges in Establishing Pure Lung Cancer Organoids Limit Their Utility for Personalized Medicine. Cell Rep, 2020, 31(5): 107588.

[65] Neal J. T., Li X., Zhu J., et al. Organoid Modeling of the Tumor Immune Microenvironment. Cell, 2018, 175(7): 1972 – 1988. e16.

[66] Yokota E., Iwai M., Yukawa T., et al. Clinical Application of A Lung Cancer Organoid (Tumoroid) Culture System. NPJ Precis Oncol, 2021, 5(1): 29.

[67] Abou-el-Enein M., Elsallab M., Feldman S. A., et al. Scalable Manufacturing of CAR T Cells for Cancer Immunotherapy. Blood Cancer Discov, 2021, 2(5): 408 – 422.

[68] Boj S. F., Hwang C., Baker L. A., et al. Organoid Models of Human and Mouse Ductal Pancreatic Cancer. Cell, 2015, 160(1 – 2): 324 – 338.

[69] Mihara E., Hirai H., Yamamoto H., et al. Active and Water-soluble Form of Lipidated Wnt Protein Is Maintained by A Serum Glycoprotein Afamin/alpha-albumin. Elife, 2016, 5: e11621.

[70] Tüysüz N., van Bloois L., van den Brin K S., et al. Lipid-mediated Wnt Protein Stabilization Enables Serum-free Culture of Human Organ Stem Cells. Nat Commun, 2017, 8: 14578.

[71] Broguiere N., Isenmann L., Hirt C., et al. Growth of Epithelial Organoids in a Defined Hydrogel. Adv Mater, 2018, 30(43): e1801621.

[72] Georgakopoulos N., Prior N., Angres B., et al. Long-term Expansion, Genomic Stability and in Vivo Safety of Adult Human Pancreas Organoids. Bmc Dev Biol, 2020, 20(1): 4.

[73] Tiriac H., Belleau P., Engle D. D., et al. Organoid Profiling Identifies Common Responders to Chemotherapy in Pancreatic Cancer. Cancer Discov, 2018, 8(9): 1112 – 1129.

[74] Tiriac H., Bucobo J. C., Tzimas D., et al. Successful Creation of Pancreatic Cancer Organoids by Means of EUS-guided fine-needle Biopsy Sampling for Personalized Cancer Treatment. Gastrointest Endosc, 2018, 87(6): 1474 – 1480.

[75] Koikawa K., Ohuchida K., Ando Y., et al. Basement Membrane Destruction by Pancreatic Stellate Cells Leads to Local Invasion in Pancreatic Ductal Adenocarcinoma. Cancer Lett, 2018,

425：65 - 77.

[76] Driehuis E., van Hoeck A., Moore K., et al. Pancreatic Cancer Organoids Recapitulate Disease and Allow Personalized Drug Screening. Proc Natl Acad Sci U S A, 2019, 116(52)：26580 - 26590.

[77] Grossman J. E., Muthuswamy L., Huang L., et al. Organoid Sensitivity Correlates with Therapeutic Response in Patients with Pancreatic Cancer. Clin Cancer Res, 2022, 28(4)：708 - 718.

[78] Huch M., Bonfanti P., Boj S. F., et al. Unlimited in Vitro Expansion of Adult Bi-potent Pancreas Progenitors Through the Lgr5/R-spondin Axis. The EMBO journal, 2013, 32(20)：2708 - 2721.

[79] Huang L., Holtzinger A., Jagan I., et al. Ductal Pancreatic Cancer Modeling and Drug Screening Using Human Pluripotent Stem Cell-and Patient-Derived Tumor Organoids. Nat Med, 2015, 21(11)：1364 - 1371.

[80] Walsh A. J., Castellanos J. A., Nagathihalli N. S., et al. Optical Imaging of Drug-Induced Metabolism Changes in Murine and Human Pancreatic Cancer Organoids Reveals Heterogeneous Drug Response. Panceras, 2016, 45(6)：863 - 869.

[81] Seino T., Kawasaki S., Shimokawa M., et al. Human Pancreatic Tumor Organoids Reveal Loss of Stem Cell Niche Factor Dependence during Disease Progression. Cell Stem Cell, 2018, 22(3)：454 - 467. e6.

[82] Tiriac H., Belleau P., Engle D. D., et al. Organoid Profiling Identifies Common Responders to Chemotherapy in Pancreatic Cancer. Cancer Discov, 2018, 8(9)：1112 - 1129.

[83] Sharick J. T., Walsh C. M., Sprackling C. M., et al. Metabolic Heterogeneity in Patient Tumor-Derived Organoids by Primary Site and Drug Treatment. Front Oncol, 2020, 10：553.

[84] Wensink G. E., Elias S. G., Mullenders J., et al. Patient-derived Organoids as A Predictive Biomarker for Treatment Response in Cancer Patients. NPJ Precis Oncol, 2019, 11(513)：eaay2574.

[85] Osuna De La Peña, S. M. D. D. Trabulo, E. Collin, et al. Bioengineered 3D Models of Human Pancreatic Cancer Recapitulate in vivo Tumour Biology. Nat Commun, 2021, 12(1)：5623.

[86] Raghavan S., Winter P. S., Navia A. W., et al. Microenvironment Drives Cell State, Plasticity, and Drug Response in Pancreatic Cancer. Cell, 2021, 184(25)：6119 - 6137. e26.

[87] Batchelder C. A., Martinez M. L., Duru N., et al. Three-Dimensional Culture of Human Renal Cell Carcinoma Organoids. Plos One, 2015, 10(8)：e0136758.

[88] Lobo N. C., Gedye C., Apostoli, A. J. et al. Efficient Generation of Patient-matched Malignant and Normal Primary Cell Cultures from Clear Cell Renal Cell Carcinoma Patients：Clinically Relevant Models for Research and Personalized Medicine. BMC Cancer, 2016, 16：485.

[89] Grassi L., Alfonsi R., Francescangeli F., et al. Organoids as A New Model for Improving Regenerative Medicine and Cancer Personalized Therapy in Renal Diseases. Cell Death Dis, 2019,10(3)：201.

[90] Calandrini C., Schutgens F., Oka R., et al. An Organoid Biobank for Childhood Kidney Cancers That Captures Disease and Tissue Heterogeneity. Nat Commun, 2020, 11(1)：1310.

[91] Freedman B. S., Brooks C. R., Lam A. Q., et al. Modelling Kidney Disease with CRISPR-mutant Kidney Organoids Derived from Human Puripotent Epiblast Spheroids. Nat Commun, 2015, 6：8715.

[92] Sharma P., Allison J. P.,The Future of Immune Checkpoint Therapy. Science, 2015, 348(6230)：

56 - 61.

[93] Motzer R. J., Escudier B., McDermott D. F., et al. Nivolumab Versus Everolimus in Advanced Renal-Cell Carcinoma. New Engl J Med, 2015, 373(19): 1803 - 1813.

[94] Auman J. T., McLeod H. L. Colorectal Cancer Cell Lines Lack the Molecular Heterogeneity of Clinical Colorectal Tumors. Clin Colorectal Cancer, 2010: 9(1): 40 - 47.

[95] Sato T., Vries R. G., Snippert H. J., et al. Single Lgr5 Stem Cells Build Crypt-villus Structures in Vitro without A Mesenchymal Niche. Nature, 2009, 459(7244): 262 - 265.

[96] Sato T., Stange D. E., Ferrante M., et al. Long-term Expansion of Epithelial Organoids from Human Colon, Adenoma, Adenocarcinoma, and Barrett's Epithelium. Gastroenterology, 2011, 141(5): 1762 - 72.

[97] Fujii M., Shimokawa M., Date S., et al. A Colorectal Tumor Organoid Library Demonstrates Progressive Loss of Niche Factor Requirements during Tumorigenesis. Cell Stem Cell, 2016, 18 (6): 827 - 838.

[98] Weeber F., van de Wetering M., Hoogstraat M., et al. Preserved Genetic Diversity in Organoids Cultured from Biopsies of Human Colorectal Cancer Metastases. Proc Natl Acad Sci U S A, 2015, 112(43): 13308 - 13311.

[99] Buzzelli J. N., Ouaret D., Brown G., et al. Colorectal Cancer Liver Metastases Organoids Retain Characteristics of Original Tumor and Acquire Chemotherapy Resistance. Stem Cell Res, 2018, 27: 109 - 120.

[100] Janakiraman H., Zhu Y., Becker S. A., et al. Modeling Rectal Cancer to Advance Neoadjuvant Precision Therapy. Int J Cancer, 2020, 147(5): 1405 - 1418.

[101] Matano M., Date S., Shimokawa M., et al. Modeling Colorectal Cancer Using CRISPR-Cas9-mediated Engineering of Human Intestinal Organoids. Nat Med, 2015, 21(3): 256 - 262.

[102] Neal J. T., Li X., Zhu J., et al. Organoid Modeling of the Tumor Immune Microenvironment. Cell, 2018, 175(7): 1972 - 1988. e16.

[103] Akerfelt M., Bayramoglu N., Robinson S., et al. Automated Tracking of Tumor-stroma Morphology in Microtissues Identifies Functional Targets within the Tumor Microenvironment for Therapeutic Intervention. Oncotarget, 2015, 6(30): 30035 - 30056.

[104] Dayyani F., Gallick G. E., Logothetis C. J., et al. Novel Therapies for Metastatic Castrate-resistant Prostate Cancer. J Natl Cancer Inst, 2020, 13: 10499 - 10513.

[105] Luo L., Ma Y., Zheng Y., et al. Application Progress of Organoids in Colorectal Cancer. Front Cell Dev Biol, 2022, 10: 815067.

第 13 章

器官芯片技术及应用

13.1 器官芯片概念

器官芯片(organ-on-a-chip)是以微流控技术为核心,体外培养技术为主体,辅助一定的微型控制器和微型传感器组成的体外培养系统。器官芯片作为一种集成了生物、材料、物理、化学等多学科的复杂体外培养体系,其目的是为了通过微流控系统体外模拟细胞和组织生长的微环境,持续给予体外培养物养分并通过细胞因子调节其分化,最终通过微传感器分析不同微环境因素的改变对体外培养造成的影响[1]。因此,微流控系统是器官芯片的核心。微流控技术是指通过微纳加工技术制造的微米级别(十几微米到几百微米)通道精确控制和操控微小体积流体的技术。将微纳加工技术制造的微流控系统与生物或化学中需要制备和检测的样本集成于一个芯片上便被称为芯片实验室(lab-on-a-chip),它可以实现高通量的样本检测[2]。以芯片实验室理念打造的微流控芯片与细胞体外培养技术结合便形成了最基本的器官芯片,可以实现对细胞的大量体外培养和药物筛选。类器官芯片(organoid-on-a-chip)的概念与器官芯片类似,只是在体外培养部分突出使用的是具有三维结构的类器官而不是单纯二维培养的细胞[3]。随着器官芯片的发展,开始在最基础的器官芯片中加入控制器和传感器调控体外培养体系并检测体外培养状况,并形成了目前器官芯片的基本概念。将多个器官或类器官芯片通过微流控系统串联可以构造多器官芯片,模拟人体内多个不同系统间的相互影响。随着多器官芯片技术的发展,越来越多的人体器官芯片被集成于一个培养体系,这便是人体芯片(human-on-a-chip)[4]。人体芯片技术作为器官芯片的重要发展方向之一,有望成为未来药物开发、筛选和安全性评估的重要平台。

13.1.1 组成和原理

符合细胞体外增殖的微米级通道系统、持续不断的循环灌注和有效模拟体内生物学因子及力学因素的刺激是器官芯片的基本原理。人体从宏观到微观由个体-系统-器官-组织-细胞组成,微观层面的组织和细胞尺度通常是微米级别。这些微米级别的细胞和组织会构成器官最基本的功能单元,比如行使血液气体交换功能的肺泡、完成体内物质代谢的肝小叶和发挥过滤血液作用的肾小球等。微流控系统也是微米级别的管道,调控极其微量的液体,这与体内组织毛细血管的尺寸和局部灌注液体积一致。因此微流控系统与局部组织物理尺寸上的契合实现了体外模拟循环灌注的功能。

微流控设备通过微流体泵能够将培养液按一定流速注入芯片,不断补充细胞体外培养所需的氧气和养分,带走细胞代谢产物。此外微流控系统可以控制管道内液体的流速、流量,实现对体外培养物施加一定的流体剪切力和机械压力,模拟体内毛细血管内血液的动力学参数和实现体外培养中施加力学刺激。

器官芯片主要有四个组成部分,包括最核心的微流控系统和体外培养室,以及调控体外培养条件的控制器和观察体外培养物变化的传感器(图 13 - 1)。微流控系统通常采用具有透光、透气和疏水的高分子材料制作,以保证微流控系统和体外培养体系间良好的物质交换。微流控通道的复杂设计增加了流动的培养液与体外培养物的接触面积,同时多通道让多梯度的生物化学刺激成为可能[6]。早期器官芯片的体外培养室多采用二维培养,包括单室和半透膜隔开的多室构型,周边有单个或多个微流控通道。每一个培养室之间的通道可以采用并联、串联或者混合的方式互相沟通达成物质和信息交换。后期器官芯片的设计通常将通道和培养室结构整合在一起,通过各种微纳加工手段制备复杂的一体化芯片。同时采用三维培养的类器官芯片也在逐渐取代二维芯片,因为三维体外培养物具有更高的仿真度,能更好地模拟器官的结构、功能和分子生物学变化。控制器是调控微流控通道内液体指标的关键装置,对流体物理性质进行控制,并通过控制形成不同生物化学物质的梯度和施加力学、电磁学环境是控制器的主要功能[7,8]。生物传感器是器官芯片数据收集的关键,包括精密的光学、电磁学感应器,也有利用抗原抗体结合制造的生物化学探测器[9]。

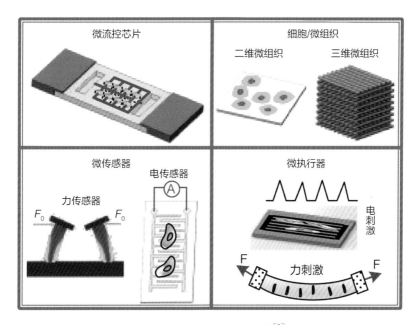

图 13 - 1 器官芯片的组成[5]

13.1.2 发展及现状

器官芯片构建所必需的微纳加工技术起源于 20 世纪 80 年代,通过微纳加工技术集成的芯片实验室是器官芯片的雏形。因微纳加工技术在电子芯片领域的广泛应用和构建物的体积小巧而冠名为芯片。21 世纪初器官芯片的雏形逐渐出现,真正标志器官芯片概念的文章是由 Donald E Ingber 团队 2010 年在 *Science* 上发表的研究 *Reconstituting organ-level lung functions on a chip*[10]。Ingber 团体构建了一个双层培养室,上层培养肺泡内皮细胞,下层培养血管内皮细胞并通过半透膜分隔。上层培养室通气,而下层培养室采用培养基灌注以模拟肺泡中的气液交换。此外他们还在培养室的两侧增加了真空泵,可以牵拉半透膜模拟呼吸运动中肺泡的收缩和牵拉。这项研究首次在体外模拟了具有类似体内器官结构和功能的体外培养物。美国政府也自 2011 年起大量投资器官芯片和类器官芯片研究,器官芯片的研究进入快车道,在各个主要的人体系统中推广开来[11]。目前器官芯片研究在呼吸系统、消化系统、中枢神经系统、泌尿系统和循环系统中取得不小的成就。相关研究和专利最多的领域依次是肝脏器官芯片、肺器官芯片、肾器官芯片和心脏器官芯片。在全世界范围内,中国、美国、欧洲、日本是器官芯片的主要研发国家和地区。中国也在大力发展器官芯片研究,是目前仅次于美国的第二大器官芯片专利国[11]。

13.2 器官芯片构建

13.2.1 细胞和芯片材料选择

选用何种细胞是构建器官芯片体外培养物需要考虑的首要问题。目前主要的选择有细胞系、原代细胞和干细胞(诱导多能干细胞)[12]。细胞系是指度过细胞第二次死亡危机,能够传导 40—50 次甚至无限传代的细胞。细胞系的增殖能力强,获取容易和培养,并且成本低,是目前大部器官芯片的主要选择。细胞系获得无限增殖能力的同时,本身的遗传物质也发生改变,是类似癌细胞的一类细胞。因此细胞系的各组学信息和细胞生物学表型与正常细胞有差异,可能缺乏一些关键基因的表达和细胞表征,从而无法有效模拟机体内的情况。细胞系只是目前器官芯片发展初期阶段的无奈选择,研究开发利用原代细胞和干细胞是器官芯片的发展方向。

人或小鼠的原代细胞可以很好地复现供体的遗传特征,但是来源较少。同时很多原代细胞是已分化细胞,增殖和体外形成培养物的能力有限。因此利用原代细胞构建器官芯片进行高通量药物筛选存在很大阻碍。诱导多能干细胞是将供体的原代细胞在体外通过重编程使其具有干细胞特性的细胞。诱导多能干细胞具有原代细胞一样与供体统一的遗传特性,尤其适用于精准医学应用。其次,作为干细胞具备增殖和分化能力,可以在体外大量培养并分化成多细胞组成的复杂类器官,具有更好的仿真性。但是构建诱导多能干细胞和调控多能干细胞的分化仍具有极大的技术挑战,且构建成本高昂[13,14]。

器官芯片的材质也是在构建器官芯片前需要考虑的因素。目前应用于器官芯片本体制作的材料有聚二甲基硅氧烷(PDMS)、聚甲基丙烯酸甲酯(PMMA)、水凝胶、玻璃和硅等材料[15]。PDMS 是目前最主流的器官芯片基质材料。PDMS 材料通过预聚体和固化剂的混合并在一定温度条件下形成具有弹性的芯片。调节 PDMS 预聚体和固化剂的比例可以调整 PDMS 固体的力学性能。PDMS 是惰性物质,因此无明显生物毒性,同时透光性强,成本低,构建简单。PDMS 的主要缺陷是疏水性强,导致很多细胞无法贴壁生长,但可以通过表面修饰或和玻璃组成复合材料的方式克服。此外,PDMS 为疏松多孔结构,容易吸收小分子物质从而影响药物筛选[16]。

玻璃和硅是常见细胞培养皿的主要材料,细胞相容性好,细胞容易贴壁生长。这两种材料可以通过光刻等方法制备微纳级别的复杂结构,但是加工设备门槛和加工成本较高限制了其推广。水凝胶作为组织工程常用的支架材料,因其生物相容性好、透明、亲水以及与细胞外基质的相似性等优势也被报道应用于一些芯片中。水凝胶的主要缺陷是力学强度不足。PMMA 和聚己内酯(PCL)等其他一些高分子材料也被应用于芯片的构建。这些材料通常具有密度低、易加工、低成本、透光和绝缘等优势,可以采用 3D 打印技术构建。纸也是近几年被开发出的芯片材料,纸具有极低的成本、更简单的加工方式和具有毛细作用等优势。但是纸作为芯片材料的强度和长时间使用的耐久度仍有待验证[5]。

13.2.2　芯片构建策略

微流控芯片和体外培养室作为芯片的核心组成部分,具有多种不同的组合方式,形成多种不同的芯片构型策略(图 13 - 2)。根据芯片和培养室的结构,一般有基于通道、基于培养室和基于生物膜的三种构型策略[17]。

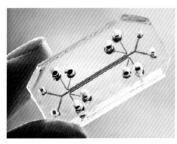
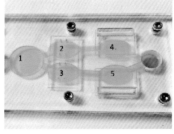
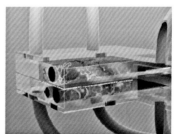

通道型　　　　　　　　腔室型　　　　　　　　膜型

图 13 - 2　器官芯片的常见构型

基于通道型的芯片设计应用广泛,通常在芯片上制备多个通道,包括一些主干道和交通连接通道。直接将细胞以二维或三维的方式培养在芯片的通道中,不同通道之间的培养液相互流通,细胞也可以在不同通道中迁移。通道型芯片主要用于研究细胞间相互作用、细胞迁移和诱导血管形成等研究。通道的设计以互相平行的主通道中间连接垂直的连接通道为主,也有环形等非平行通道设计。通道型芯片需要外接动力泵来驱动芯片内的液体循环,调控泵的参数和管道可以实现芯片内不同区域理化性质的调节。

腔室型芯片是以细胞培养腔室为核心节点,通过通道将不同腔室互相连接组成芯片体系。细胞可以二维或三维的方式培养于独立的腔室中,通过串联和并联的管道进行灌流和信号传递。腔室型芯片是多器官芯片以及人体芯片的主要构型方式,因为不同器官培养条件的差异,通过腔室型的构造可以连接多个复杂器官芯片,形成多器官芯片系统的同时保证单独芯片系统的独立性。该种构型的芯片可以采用外接动力泵或者采用重力的方式实现液体流动。

基于膜的芯片构型是利用一些高分子生物半透膜对物质选择性透过的能力,模仿体内具有屏障结构的微环境的设计。通常生物膜会将培养室分成两个部分,两种细胞以二维形式贴附在膜的两侧。膜构型芯片不适用于三维培养,因此主要报道于具有单层上皮结构的器官中,如肺泡芯片、肠上皮芯片等模拟气液交换和营养吸收。对膜构型芯片中生物膜的孔隙率、孔洞直径进行调解可以实现对扩散物质的有效控制。以上三种基础构型也可在设计中结合,形成复合构型芯片以模拟不同的生理和病理微环境。

13.2.3　芯片加工方法

器官芯片的发展仰仗于微纳加工技术,目前器官芯片的主要加工手段包括光刻法、激光刻蚀法、模塑法、印压法、机械加工法和 3D 打印法(图 13-3)。

光刻法作为经典的微纳加工技术,通过光源照射将掩板上的微图案转移到光刻胶上,后续通过刻蚀等手段形成微纳米结构。光刻法工艺发展时间长、成熟度高、加工精度高。但光刻法适用材料有限,成本较高。近年也出现光刻法的改进,即菲林光刻法。该方法采用菲林作为掩膜,后续不需要刻蚀,显著降低了成本,但精度亦有所下降。

模塑法是最常见的芯片加工方法,采用的是传统的模具塑型原理,将液态高分子材料在模具中挤压成型。模塑法成本极低,模具可以反复利用,适合大批量生产芯片。利用光刻法制备的高精度阳模挤压 PDMS 可以制备复杂精细的芯片。也有将阳模直接压入热熔状态的 PDMS,称为热压法。印压法是先将图案结构用墨水材料附于模具上,随后转印到基底材料上。印压法可以通过墨水对基底材料进行表面修饰以有利于细胞贴附。激光刻蚀法直接利用高能激光将基底上的材料汽化从而实现芯片制备。该方法主要适用于加工 PMMA 和玻璃材料。传统的机械加工在高精度电子车床的加持下也可以用于芯片的加工,这种传统的车床铣削加工可以用于有机玻璃加工,精度可达数十微米级别。

3D 打印技术是通过电脑控制的打印喷嘴逐层叠加的方式构建三维复杂结构的加工技术。3D 打印技术不需要模具、操作简单、可以制造复杂三维结构,同时可以打印生物活性物质和细胞[18]。应用于器官芯片加工的 3D 打印技术主要有微挤压打印、光固化打印、熔融沉积型打印和喷墨打印[19]。微挤压打印是最常用的制备器官芯片的打印方法,喷头

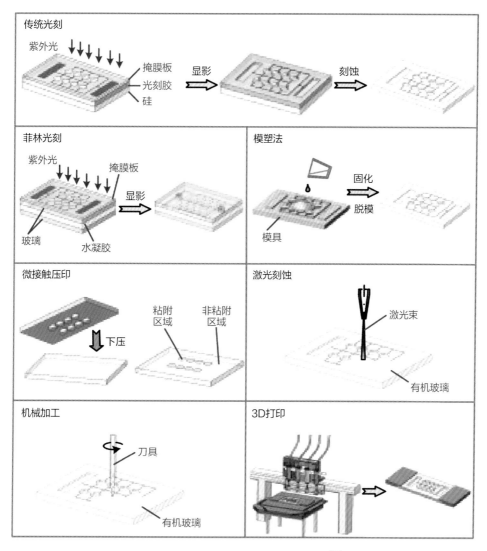

图 13‑3　器官芯片的主流加工方法[5]

直接将打印材料喷涂于基底上,适用于使用高黏性材料制备微流控系统,主要的缺点是精度不够。光固化打印应用了液态光敏树脂材料的光固化特性,控制激光按设计图纸逐层照射光固化材料形成三维结构。光固化打印精度高,适用于结构复杂的三维微流控芯片体系,但是光固化技术的成本较高且存在光损伤隐患。熔融沉积成型技术是将丝状材料导入喷头中加热融化,随后横截面进行打印,等待材料冷却进行下一层打印形成三维结构。熔融成型技术的材料可用范围广,但精度有限,同时打印具有悬空结构时易坍塌。生物喷墨打印主要是将包含细胞的生物墨水定点定量打印,形成体积均一的体外细胞团,主要适用于细胞接种时使用。3D打印技术的灵活性和便捷性为各种各样构型的器官芯片提供可能,是器官芯片加工制备领域的发展方向。

13.3 器官芯片应用

器官芯片体积较小,且支持同时多通道进行实验研究,这为多组平行对照的生物实验提供了基础。器官芯片具有实验周期短、平行对照组多、实验损耗小等优势,主要应用于器官发育模型构建、疾病模型构建与药物开发三大领域,未来还将进一步拓展。

13.3.1 器官发育模型构建与应用

1. 模拟复杂组织结构

器官芯片能够准确模拟复杂器官的组织结构,并且精准控制不同生物因子的流向、浓度和分布情况,诱导芯片培养中细胞和组织结构的区域化(图13-4)。人类小肠上皮具有独特的隐窝-绒毛结构和组织极性,其中增殖细胞位于隐窝内,而分化细胞位于绒毛。间接证据表明,分化和迁移的过程部分是由生化因子的梯度驱动的,这些因素规定了细胞间隔的极性。在现有体外系统的限制下,这种基于体内结构的浓度梯度驱动模式一直难以实现。肠类培养是一个强大的体外系统,然而这些球形结构不能复制体内发现的结构和谱系分隔,也不容易受到生长因子梯度的影响。在目前的工作中,Wang 等[20]报道了一种具有合适的细胞外基质和刚度的微图案胶原蛋白支架,该支架可生成体外自我更新的人类小肠上皮,复制体内小肠的关键特征:具有适当的细胞谱系划分和开放的隐窝-绒毛结构。化学梯度作用于隐窝-绒毛轴促进了干细胞/祖细胞区的形成,并支持细胞沿隐窝-绒毛轴迁移。这种结合微工程支架、生物物理线索和化学梯度在体外控制肠上皮的新方法

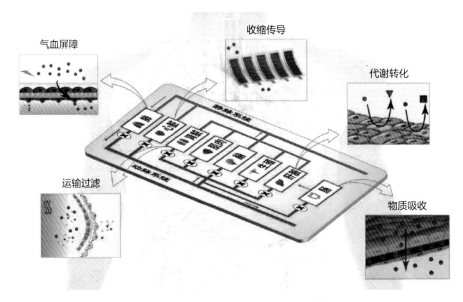

图 13-4 多器官人体芯片示意图[34]

可以对人体小肠上皮进行生理相关模拟,并广泛适用于模拟其他依赖梯度实现生理功能的组织。

2. 模拟血管化

新型器官芯片能够有效模拟组织器官中"血管化"的状态,避免细胞培养过程中的中心性坏死现象。循环系统的血管网络在维持人体内稳态方面起着至关重要的作用。上海交通大学王晓林教授[21]开发了一种新型模块化微流控系统,该系统具有垂直两层结构,可在体外生成大规模的灌注微血管网络。两层 PDMS 结构使组织腔和介质通道不仅可以独立设计和制造,而且可以相应地对齐和连接。该方法可以产生具有高灵活性和可扩展性的模块化微流体系统,设计一个具有高密度多血管化组织灌注的集成平台。介质通道设计为菱形,制作成半闭合,在垂直方向形成毛细管爆裂阀,作为介质通道与组织腔的界面。利用组织腔和介质通道的不同组合成功实现了垂直界面的血管生成和吻合。生成各种大型微血管网络,并根据血管长度和密度进行量化。灌注的 70 kDa FITC-葡聚糖渗漏极小,证实了微血管网络的管状化,并在不同结构层的微血管网络和介质通道之间形成了紧密的垂直连接。该平台能够培养相互连接的大规模灌注血管化组织网络,具有高密度和可扩展性,可用于广泛的多器官芯片应用,包括基础生物学研究和药物筛选。

3. 模拟机械力

器官芯片可以通过液体泵或物理结构方式为体外细胞培养提供机械应力,以更大程度模仿和引导细胞分化方向。目前的体外方法和动物模型在模拟人类胃肠疾病方面存在严重的局限性,因为它们或许不能恰当地代表多细胞的人类初级组织。因此,需要模型平台来再现人体内的发育、生理和疾病过程,以验证新的治疗方法。实现这一目标的主要步骤之一是通过定向分化人多能干细胞(hPSCs)生成三维(3D)人胃类器官(hGOs)。胃的正常功能和疾病发生在管腔上皮,然而,接近类器官内部的上皮是一项挑战。Lee 等[22]开发了一个生物工程平台,通过 hGOs 引入腔内流,以更好地模拟体内胃功能。该研究报道了一种创新的微流控成像平台,其中包含体外蠕动腔流的 hGOs。这种芯片上的人胃可实现 hGOs 的长期 3D 生长,并具有通过蠕动泵进行腔内输送的能力。类器官插管,用蠕动泵将含有荧光葡聚糖的培养基通过管腔输送。这个系统还可以有节奏地对类器官进行拉伸和收缩,类似于胃运动。该平台具有长期向体外胃腔输送营养物质或药物的潜力,用于研究人胃生理学、进行疾病建模和药物筛选等。

13.3.2 疾病模型构建与应用

1. 模拟各器官疾病状态

根据疾病状态的人体或动物组织,体外培养构建成疾病状态下的器官芯片,有助于快速、准确地建立疾病模型,探索疾病基础机制和筛选干预策略(图 13-5)。开发人类肝脏病原体的疗法和疫苗需要强大的模型系统,使宿主-病原体相互作用的研究成为可能。然而,体外肝脏感染模型通常使用表现出异常生理的肝癌细胞系或在培养条件下迅速失去其肝脏表型的原代人肝细胞。为了获得稳定和健壮的体外原代人肝细胞模型,麻省理工学院(MIT)的 March 等[23]于 2015 年报道了微模式共培养(MPCC),其中包括组织成二维岛状结构的原代人肝细胞,周围有支持性成纤维细胞。通过使用这个可以在几天内建立并维持数周的系统,研究人员演示了如何重现乙型和丙型肝炎病毒以及疟原虫病原体恶性疟原虫和间日疟原虫的体外肝脏生命周期。MPCC 平台可用于揭示宿主-病原体相互作用的各个方面,并具有用于药物和疫苗开发的潜力。

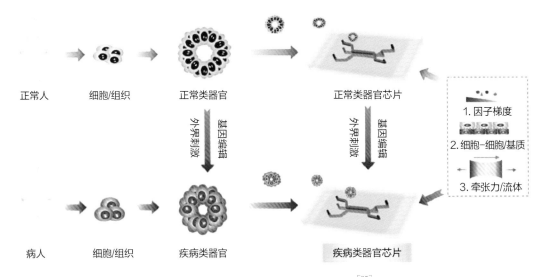

图 13-5　类器官芯片疾病模型构建[35]

尼古丁暴露会引发胎儿大脑中的各种神经功能障碍,并在后代中造成长期的行为缺陷。然而,由于现有动物模型的局限性,进一步了解尼古丁暴露下的胎儿大脑发育具有挑战性。中国科学院大连化学物理研究所的 Wang 等[24]创建了一个来自人诱导多能干细胞(hiPSCs)的新的大脑有机芯片系统,能够模拟早期产前尼古丁暴露(PNE)下的神经发育障碍。生成的大脑类器官显示出明确的神经分化、分区和皮层组织,再现了人类大脑发育早期阶段的关键特征。暴露于尼古丁的脑类器官表现出神经元过早分化,神经元标志物 TUJ1 表达增强。通过前脑(PAX6 和 FOXG1)、后脑(PAX2 和 KROX20)和皮质神经层(前板 TBR1 和深层 CTIP2)标志物,发现尼古丁处理的类器官的大脑分区和皮质发育中断。此外,在尼古丁处理的脑类器官中,神经突的生长表现出异常的神经元分化和迁移。所建立的脑有机芯片系统为环境暴露下的神经发育障碍建模提供了一个非常有前景的平台,可扩展应用于脑疾病研究和药物测试。

2. 模拟肿瘤发生、发展和转移机制

通过将癌症有机培养与微流体装置相结合,"癌症芯片"可实现肿瘤微环境的再造。这些芯片有助于更好地了解癌症在体内的行为,从而改善药物疗效的临床前评估。通过连接包括微血管在内的生理模块,癌症芯片模型可以进一步研究癌症和其他器官之间的相互作用。

肿瘤细胞进入血流是肿瘤转移的关键步骤。尽管肿瘤细胞在体内运动的可视化研究取得了重大进展,但肿瘤细胞体内运动的潜在机制仍不清楚。Zervantonakis 等[25]开发了一种基于微流体的检测方法,以三维重建肿瘤-血管界面,实现高分辨率、实时成像和内皮屏障功能的精确量化。研究人员设计了一种测量空间分辨内皮细胞通透性的方法,并表明通过分泌肿瘤坏死因子 alpha 与巨噬细胞发出信号导致内皮屏障损伤。在这些条件下,静脉内注射率升高,与实时成像验证。发现内皮屏障损伤与更多 TC - EC 相互作用和更快的动态相关,这与癌内穿刺结果一致。该研究结果证明内皮对肿瘤细胞内渗形成了屏障,而这种屏障可以被肿瘤微环境中存在的因素所调节。

癌症转移是一个复杂的过程,依赖于"种子"癌细胞和"土壤"组织之间的相互作用,靶器官分泌的细胞因子将癌细胞吸引到转移部位。为了研究这种"种子-土壤"过程,Jeon 等[26]开发了一个微流体三维体外模型,通过壁细胞包裹的微血管网络分析人类乳腺癌细胞外渗到骨肌微环境条件。在仿骨微环境中,肿瘤细胞外渗率和微血管通透性在成肌细胞基质诱导下出现显著差异。与未处理的细胞相比,阻断乳腺癌细胞 A3 腺苷受体导致癌细胞向含成肌细胞基质外渗的概率更高,提示腺苷在减少外渗方面的作用。这些结果证明,器官芯片模型作为药物筛选平台和研究癌症生物学中涉及的特定分子途径,是一个前途远大的有效工具,并有可能应用于个性化医疗。

13.3.3　药物开发

器官芯片可在同一微环境中模拟多种器官组织特异性,并据此进行更为复杂的、多器官系统相互作用下的药物学研究(图 13 - 6)。

1. 药物对多器官作用研究

体内的组织不是孤立存在的,而是存在于高度综合和动态交互的环境中,在这种环境中,一个组织的活动可以影响下游的其他组织。迄今为止,很少有工程模型系统,包括不断增长的类器官和芯片上的器官平台,能够反映人体的交互特性。为了应对这一挑战,Skardal 等[27]开发了一系列生物工程组织类器官和组织构造,它们集成在一个封闭的循环灌注系统中,促进器官间的反应。该研究描述了一个三组织器官芯片系统,包括肝脏、心脏和肺,并强调了对给药的器官间反应的例子。研究观察到博来霉素诱导的肺来源炎症因子 IL - 1β 损害心脏类器官,发现了临床诊疗中未报道的器官外不良反应。这种基于组织间相互作用的药物反应,充分说明了多组织整合对体外研究候选药物的疗效和副作用的价值。同一团队于 2020 年再次报道了集成有 6 种器官来源细胞的芯片研究[28],证明了肝细胞在卡培他滨(capecitabine)代谢成 5 - 氟尿嘧啶过程中的关键作用,并且肝细胞在下游的肺和心肌细胞代谢中产生了明显毒性作用。

2. 高通量多浓度药物测试

器官芯片具有成本低、效率高、平行组数多等优点,这对于药物不同浓度梯度的试验与高通量药物筛选具有极高价值。芝加哥大学的 Schuster 等在《自然·通讯》杂志报道了一种自动化、高通量、微流体 3D 类器官培养和分析系统,以促进临床前研究和个性化治疗。该系统为数百种培养提供组合和动态药物治疗,并实现类器官的实时分析。研究

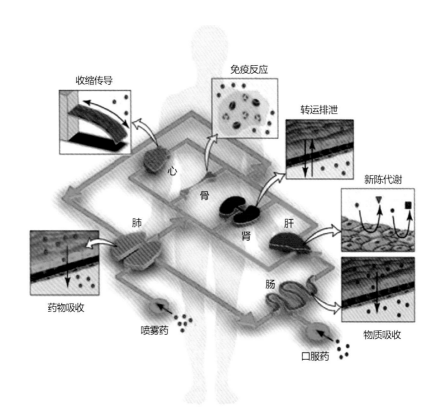

收缩传导

免疫反应

转运排泄

新陈代谢

心

骨

肺

肾

肝

药物吸收

喷雾药

肠

物质吸收

口服药

图 13‑6　多器官人体仿生芯片示意图[36]

人员通过对人源性胰腺肿瘤类器官进行个体、组合和顺序药物筛选来验证系统。观察到不同患者的类器官对药物治疗反应的显著差异,并发现在体外,临时改良的药物治疗可能比恒定剂量的单一治疗或联合治疗更有效。该集成平台改进了类器官模型,以筛选和展示真实患者的治疗过程,并有可能促进个性化的治疗决策。

虽然肿瘤患者原代组织细胞来源的类器官在预测患者对抗癌治疗反应方面的潜力已被广泛认可,但其建立时间长、效率低阻碍了基于 PDO 的药物敏感性试验在临床上的实施。Hu 等[29]首次采用一种机械样品处理方法,从手术切除和活检的肿瘤组织中生成肺癌类器官(LCOs)。LCOs 概括了亲代肿瘤的组织学和遗传特征,并具有无限扩展的潜力。通过使用集成超疏水微阵列芯片(insmarm-chip),研究人员展示了数以百计的LCOs 芯片,足以在一周内产生具有临床意义的药物反应。研究结果证明,此类基于高通量筛选的药物试验与患者源性异种移植、肿瘤基因突变和临床结果一致,为预测临床环境中患者特异性药物反应提供了一种技术上可行的方法。

13.4　本章小结

经过精心设计的器官芯片具有以下突出的优势,包括:① 器官芯片的微米级通道及较小培养室可实现在一张芯片上集成数千到上万个体外培养物,实现高通量检测。② 即使集成了数量庞大的培养体系,器官芯片的宏观尺度仍较小,方便加工和运输。③ 器官芯片可设计不同浓度梯度的药物管道,短时间内实现多梯度药物筛选。④ 器官芯片的微通道以及通过控制器可以有效模拟体内环境,促进培养物的定向分化和类器官的构建。⑤ 通过高精度的光信号或电信号传感器,可以一次性地对大量体外培养进行检测和数据收集[30,31]。这些优势使器官芯片在生物机制探索、药物研发和毒理测试以及精准医学领域有着广阔的应用前景。

目前器官芯片也有一些缺陷,其发展遇到不少瓶颈和挑战。从细胞体外培养和培养物构建角度,目前器官芯片还存在细胞来源少、干细胞分化不稳定、芯片细胞种类单一、无法长时间体外培养等问题,导致器官芯片的仿真程度仍然有限。从芯片构建方面来看,目前器官芯片的构建材料较少,PDMS 材料存在疏水问题,芯片制备方式多样、不统一、无规范,制造成本高,无法量产。从控制器和传感器角度出发,目前器官芯片的控制和传感系统在小型化、多指标集成、灵敏度和精度上仍有待提高。

器官芯片作为未来替代动物模型进行药物开发和机制研究的主要平台,构建更复杂、更仿真、更持久、更高效和更稳定的器官芯片是该领域研究追求的方向[32]。未来器官芯片需要结合类器官技术,提升体外培养结构的复杂性和仿真性。在芯片方面需要开发适合的芯片材料和采用 3D 打印等加工手段,构建复杂且仿真的芯片载体。需要研发改进微流控装置和体外培养液配方以实现长期的体外培养。需要研发可以探测多种维度指标的小型化、集成化感应设备,实现对体外培养物长时间、多维度、高精度的高效检测。最后,器官芯片的研究人员需要进行更多的交流合作,开发具有共识性的器官芯片构建思路、构建方法、构建材料,实现大批量生产功能稳定的器官芯片以投入临床转化。

除了用于高通量的药物筛选和机制研究,器官芯片作为一种精密的体外培养体系,还可以作为类器官的孵化器。大尺寸、多细胞的复杂类器官构建需要合适的培养体系,而器官芯片体系是潜在的构建和孵育类器官的平台,可用于再生医学[33]。利用微流控技术对类器官进行分化调控、血管化诱导,使自组装类器官逐渐在培养体系中自发形成大块可以移植的类器官,这是极具临床价值的。

(张　浩)

参考文献

[1] Yan J., Li Z., Guo J., et al. Organ-on-a-chip: A new tool for in vitro research. Biosens Bioelectron, 2022, 216114626.

[2] Azizipour N., Avazpour R., Rosenzweig D. H., et al. Evolution of biochip technology: A review from lab-on-a-chip to organ-on-a-chip. Micromachines, 2020, 11(6): 599.

[3] Park S. E., Georgescu A., Huh D. Organoids-on-a-chip. Science, 2019, 364(6444): 960 - 965.

[4] Picollet-D Hahan N., Zuchowska A., Lemeunier I., et al. Multiorgan-on-a-Chip: A systemic approach to model and decipher inter-organ communication. Trends Biotechnol, 2021, 39(8): 788 - 810.

［5］杨清振,吕雪蒙,刘妍,等. 器官芯片的制备及生物医学工程应用. 中国科学: 技术科学,2021,51 (01)：1－22.

［6］Koyilot M. C., Natarajan P., Hunt C. R., et al. Breakthroughs and applications of organ-on-a-chip technology. Cells, 2022, 11(11)：1828.

［7］Zhao Q., Cole T., Zhang Y., et al. Mechanical strain-enabled reconstitution of dynamic environment in organ-on-a-chip platforms：A review. Micromachines, 2021, 12(7)：765.

［8］Kaarj K. Methods of delivering mechanical stimuli to Organ-on-a-Chip. Micromachines, 2019, 10 (10)：700.

［9］Buchanan B. C., Yoon J. Microscopic imaging methods for organ-on-a-chip platforms. Micromachines, 2022, 13(2)：328.

［10］Huh D., Matthews B. D., Mammoto A., et al. Reconstituting organ-level lung functions on a chip. Science, 2010, 328(5986)：1662－1668.

［11］李丹丹,陈琪,李陟,等. 基于专利文献分析器官芯片领域的竞争态势. 生命科学,2022,34(07)：880－887.

［12］陈沛杉,张海燕. 器官芯片与工程化人体组织在药物研发中的应用前景. 中国组织工程研究,2020,24(29)：4717－4723.

［13］Loskill P., Wu J. C. Stem cell based human organ-on-a-chip models for drug discovery and development. Adv Drug Deliver Rev, 2019, 140：1－2.

［14］Rogal J., Zbinden A., Schenke-Layland K., et al. Stem-cell based organ-on-a-chip models for diabetes research. Adv Drug Deliver Rev, 2019, 140：101－128.

［15］Costa D. K., Kosic M., Lam A., et al. Biomaterials and culture systems for development of organoid and organ-on-a-chip models. Ann Biomed Eng, 2020, 48(7)：2002－2027.

［16］Osório L. A., Silva E., Mackay R. E. A review of biomaterials and scaffold fabrication for organ-on-a-chip (OOAC) systems. Bioengineering, 2021, 8(8)：113.

［17］陈超瑜,马妍,方群. 微流控器官芯片的研究进展. 分析化学,2019,47(11)：1711－1720.

［18］Carvalho V., Gonçalves I., Lage T., et al. 3D Printing Techniques and Their Applications to Organ-on-a-Chip Platforms：A Systematic Review. Sensors, 2021, 21(9)：3304.

［19］刘妍,杨清振,陈小明,等. 3D打印技术制备器官芯片的研究现状. 中国生物医学工程学报,2020,39 (01)：97－108.

［20］Wang Y., Gunasekara D. B., Reed M. I., et al. A microengineered collagen scaffold for generating a polarized crypt-villus architecture of human small intestinal epithelium. Biomaterials, 2017, 128：44－55.

［21］Yue T., Zhao D., Phan D. T. T., et al. A modular microfluidic system based on a multilayered configuration to generate large-scale perfusable microvascular networks. Microsyst Nanoeng, 2021, 7：4.

［22］Lee K. K., McCauley H. A., Broda T. R., et al. Human stomach-on-a-chip with luminal flow and peristaltic-like motility. Lab Chip, 2018, 18(20)：3079－3085.

［23］March S., Ramanan V., Trehan K., et al. Micropatterned coculture of primary human hepatocytes and supportive cells for the study of hepatotropic pathogens. Nat Protoc, 2015, 10 (12)：2027－2053.

［24］Wang Y., Wang L., Zhu Y., et al. Human brain organoid-on-a-chip to model prenatal nicotine exposure. Lab Chip, 2018, 18(6)：851－860.

［25］Zervantonakis I. K., Hughes-Alford S. K., Charest J. L., et al. Three-dimensional microfluidic model for tumor cell intravasation and endothelial barrier function. P Natl Acad Sci USA，2012，109(34)：13515－13520.

［26］Jeon J. S.，Bersini S.，Gilardi M.，et al. Human 3D vascularized organotypic microfluidic assays to study breast cancer cell extravasation. P Natl Acad Sci USA，2015，112(1)：214－219.

［27］Skardal A.，Murphy S. V.，Devarasetty M.，et al. Multi-tissue interactions in an integrated three-tissue organ-on-a-chip platform. Sci Rep，2017，7(1)：8837.

［28］Skardal A.，Aleman J.，Forsythe S.，et al. Drug compound screening in single and integrated multi-organoid body-on-a-chip systems. Biofabrication，2020，12(2)：25017.

［29］Hu Y.，Sui X.，Song F.，et al. Lung cancer organoids analyzed on microwell arrays predict drug responses of patients within a week. Nat Commun，2021，12(1)：2581.

［30］Ko J.，Park D.，Lee S.，et al. Engineering Organ-on-a-Chip to Accelerate Translational Research. Micromachines，2022，13(8)：1200.

［31］Joseph X.，Akhil V.，Arathi A，et al. Comprehensive Development in Organ-On-A-Chip Technology. J Pharm Sci-Us，2022，111(1)：18－31.

［32］Wu Q.，Liu J.，Wang X.，et al. Organ-on-a-chip：recent breakthroughs and future prospects. Biomed Eng Online，2020，19(1)：9.

［33］Tavakol D. N.，Fleischer S.，Vunjak-Novakovic G. Harnessing organs-on-a-chip to model tissue regeneration. Cell Stem Cell，2021，28(6)：993－1015.

［34］秦建华,张敏,于浩,等.人体器官芯片.中国科学院院刊,2017,32(12)：1281－1289.

［35］王丽,骆沙曼,张淼,等.类器官芯片在疾病体外模型中的应用.科技导报,2022,40(12)：42－52.

［36］吴谦,潘宇祥,万浩,等.类器官芯片在生物医学中的研究进展.科学通报,2019,64(09)：901－909.

第 14 章

类器官工程化制备

14.1 类器官的工程化制备平台

类器官系统为利用干细胞提供了最有前途的平台之一,然而,体外和体内之间的差距仍然存在,这可以通过工程化制备努力尝试解决。工程化的方法也可用于开发自下而上的合成类器官结构或多平台类器官组件,从而改善系统控制并开发用于基础和转化干细胞和类器官研究的其他模型。目前研究中主要涉及的类器官工程化制备平台包括细胞自聚集的多种平台,如低附着板、旋转生物反应器、微孔平台和微流控等。通过选取合适的类器官工程化制备平台,将为其进一步的扩大化生产提供坚实基础。

14.1.1 细胞自聚集构建类器官平台

在发育生物学中,细胞自聚集是一个解离的细胞可以自组装成组织样结构的过程[1]。目前主要细胞自聚集类器官的制备方法包括生物反应器、微液滴法、低附着板、磁悬浮法等(图 14-1)。据报道,低黏附性培养材料、辅助细胞和软基质可以促进细胞自聚集。例如,低附着板可以刺激解离的胰腺祖细胞、内分泌细胞自发聚集成 3D 胰岛样类器官[2,3]。另外,提供悬浮培养条件的转瓶可以诱导类器官 3D 结构的生成[4,5]。同时,柔软的基材也可以帮助细胞自聚集,如 2018 年,一种名为 Amikagel 的新型工程水凝胶系统辅助了再生胰岛类器官的制备[6]。传统的体外细胞自聚集可以自发形成具有一定结构和功能的类器官,然而,由于缺乏预定义的图案化指令,传统的细胞自聚集总是导致所形成的类器官具有多种聚集尺寸[7]。

为了获得大小均一的类器官,研究人员开发了一些新的平台以在一定程度上控制细胞自聚集,例如悬滴、微接触打印和微孔平台等。悬滴法通过重力形成细胞簇,一般用于胚状体形成,完全不与任何人工支撑基质或表面接触。通过不同浓度的细胞悬浮液可以调整胰岛类器官的大小、液滴体积和孵育时间。但是,这种悬滴法因为需要精细操作,目前还不适用于大规模生产[8]。因此,研究人员报告了一种微接触打印策略。这种技术可控制细胞簇的形状和大小,并以高通量的方式,高速打印生产 β 细胞聚集体。然而,这些细胞簇只有两到三层细胞层,甚至无法从基板上去除。研究人员又提出了一种微

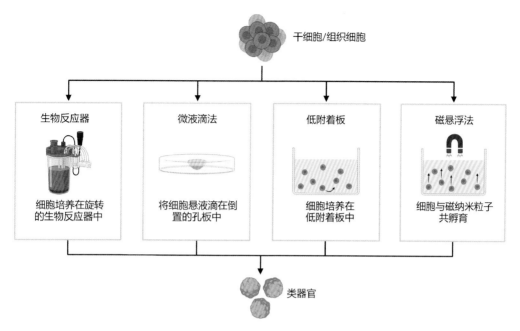

图 14-1　细胞自聚集类器官制备方法

孔平台。微孔由多个微米大小的隔室组成,通过光刻或微图案化对硅胶、聚乙二醇(PEG)和琼脂糖水凝胶材料进行修饰,使其底部具有凹形弧度的微孔,增强了类器官球体的透氧性,在足够的氧气输送条件下,类器官球体呈现出长期的可持续性,活力增强且激素分泌增加[10]。

14.1.2　可穿透性小室平台构建气液界面系统

气液界面(ALI)技术主要用于体外模拟呼吸道上皮细胞[11],也被应用于体外皮肤模型及感染模型[12,13]。一般来说,在气液界面中,培养细胞的顶层暴露在空气中,同时底面与培养基接触。用气液界面产生的 3D 细胞结构在凝胶中培养,直接暴露在空气中而不是浸没在培养基中。对于肺类器官,聚谷氨酸(PLG)和聚己内酯(PCL)水凝胶支架用于封装人 PSC 衍生的肺类器官(由 Matrigel 制成)以提高移植效率,从而形成管状结构,类似于结构和细胞多样性。为了概括肺特定的结构特征和有效的气体交换,可以通过模拟肺的结构复杂性和功能来使用配备气液界面(ALI)的微流体装置。除了肺类器官,可穿透性小室平台的气液界面技术还可用于脑[14]、肾[15]和肺[16,17]ALI 系统。其中,用 ALI 技术培养的大脑类器官产生了广泛的轴突生长物、生长锥,存在各种皮质神经元特征和具有不同形态的粗轴突束[14]。

14.1.3　微流控制备平台

不同于前述平台,微流控制备平台可以为类器官的培养提供仿生条件,模拟体内的体液流速与物理特性如剪切力等。因此,既可以单独使用微流控平台制备工程化类器官芯片,实现多细胞多通道的培养环境[18],又可以通过联合微流控与其他技术平台,实现增强的三维立体的类器官动态培养(图 14 - 2)。

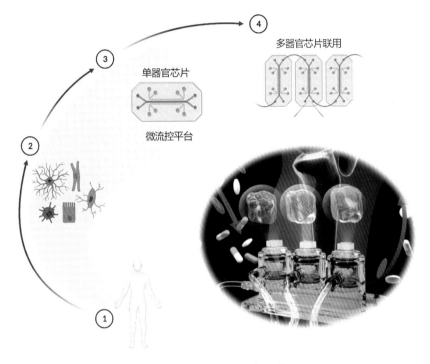

图 14 - 2　微流控制备平台

　　基于微流控芯片器官的细胞培养装置能够以空间受控方式(如受控细胞因子的灌注流和梯度控制)更好地模拟组织和器官生理学。微流控芯片器官已经创建各种仿生器官模型,如肺、肝脏、肾脏、心脏和神经网络。同时,微流控平台还可以整合多个组织隔间,模拟多个器官,制造多器官芯片来捕获人体的生理复杂性并研究不同器官之间的相互作用。例如,研究人员利用 3D 打印和微流控芯片技术,构建了包含膝关节软骨/软骨下骨、滑膜和膑下脂肪垫的多组织联合的器官芯片。通过微流控技术的共享培养基,研究多组织之间的相互作用与疾病建模[19]。为了有效地给类器官的内部成分提供营养和氧气,Rennert 等[20]在微流控生物芯片中建立了可灌注的 3D 人体肝脏模型(图 14 - 3)。将生成的 3D 培养系统放入微流体装置,可以:① 增强氧气和营养物质的运输;② 稳定分泌白蛋白超过 28 天。肝脏类器官通过微流控芯片的连续流体流来接收营养和氧气,这与肝窦结构非常相似。将基于发光的传感器连接到微流控芯片上,从而测量耗氧量,并证实具有灌注系统的微流控流增加了肝转运蛋白的表达和肝细胞微绒毛的形成。通过构建类似于肝正弦结构的 3D 微组织,研究人员提出了一种人类芯片肝脏系统[21]。

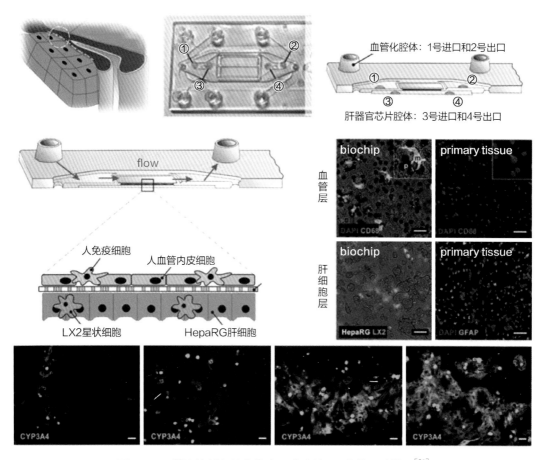

图 14‑3　微流控制备平台构建可灌注的 3D 人体肝脏模型[20]

14.2　类器官的工程化制备技术

工程化类器官系统的一个主要目的是提高下游应用的效率。需要寻找更先进的技术制备类器官,并提高类器官系统的模块化,以适应高通量甚至多组织类器官的兼容性。特别是与体外 3D 培养类器官相比,工程化类器官的制备不仅会提高类器官培育的可控性,更会显著增加其复杂性,如可模拟体液环境、给予力学线索等。因此,发展更先进的制备技术,可以在类器官的复杂微环境与可控性之间实现理想的平衡。

14.2.1　3D 生物打印类器官制备技术

传统的体外培养类器官的方法会导致干细胞组装成微米至毫米大小的空心球,但事实上许多体内器官都是管状的,并且体积也更大。为了开发更形似人体的类器官,越来越多的研究团队从传统类器官研究转向了 3D 生物打印类器官研究。3D 生物打印技术可以利用逐层沉积的方法,使用包含活细胞的生物墨水进行打印,以创建各种组织样结构用于医学和组织工程领域。生物打印从二维喷墨打印演变而来,使用一种具有活细胞的生物材料,该生物材料以逐层添加的方法精确定位,以创建模拟天然组织和器官的结构和功能的 3D 生物结构。3D 生物打印涉及打印材料、细胞类型、生长因子的选择,以及活细胞敏感性和组织构建相关的技术挑战。解决这些问题需要整合来自工程学、生物材料科学、细胞生物学、物理学和医学领域的技术[22]。例如,基于水凝胶的生物墨水含有支持细胞存活和功能的营养物质,将其包裹细胞置于 3D 打印机中,从而产生类似于天然组织的 3D 组织样块[23]。澳大利亚的研究人员利用 3D 生物打印技术,高通量打印微型肾脏类器官,有望推动生物打印肾脏用于人体器官移植的相关研究[24]。以色列特拉维夫大学研究人员利用人类的脂肪组织,通过 3D 打印技术制作出了一颗具有细胞、血管、心室和心房的完整心脏(图 14 - 4)。

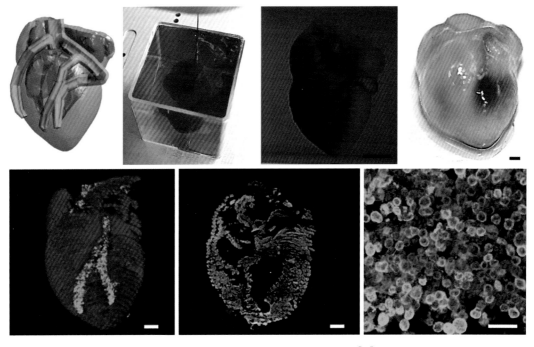

图 14 - 4　3D 生物打印会"跳动"的心脏[25]

尽管 3D 生物打印取得了很大的进展,但仍面临着各种挑战,包括高分辨率打印微纳米结构、可控的细胞密度,以及实现生物墨水维持长期细胞增殖分化的功能。为了解决这些难题,投影式光固化打印技术、冷冻支架打印技术等各种先进的 3D 打印技术陆续登上 3D 生物打印类器官的舞台。其中,瑞士洛桑联邦理工学院 Matthias 团队是 3D 生物打印类器官领域的翘楚,发表了很多令人惊艳的 3D 生物打印类器官"黑科技"成果。Matthias 团队利用光固化打印技术,构建规则几何图形,引导肠道干细胞打破对称破缺,形成具有绒毛及隐窝结构的肠道类器官[26]。Matthias 团队还研发出一种新型类器官打印技术 BATE,在诱导自组装的培养基中对自组装构建的干细胞球进行精准空间排列,进而通过类器官自组装过程得到宏观组织[27]。

同时,大尺寸结构打印也是 3D 生物打印面临的困境之一。挤出法、光刻法等打印手段是基于层层堆积来构建三维结构的,打印大尺寸结构所需时间较长,从而影响细胞的活性。荷兰乌特勒支大学的研究团队受计算机断层扫描技术的启发,引入了一种体积生物打印(VBP)技术,可以实现在极短时间内完成厘米级的、具有精细结构的、负载细胞生物墨水的打印,可适用于临床。这种技术可以避免打印时间过长对细胞的损伤,也拥有较高的精度,已被用于打印骨模型及半月板的植入模型。VBP 生物打印技术可以广泛应用于组织再生、体外组织和疾病模型研究以及软机器人技术(图14-5)。

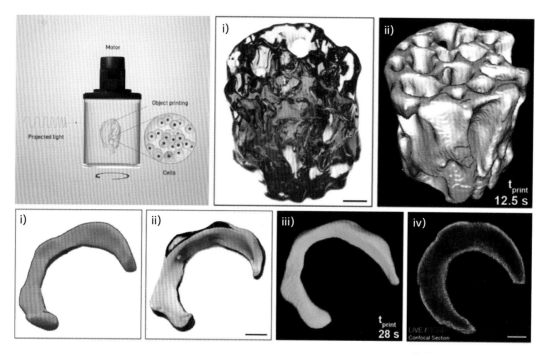

图 14-5　体积生物打印技术打印骨模型及半月板植入模型[28]

除了各种技术问题,3D 生物打印还面临着一个特殊的问题,即无法打印为组织输送营养的血管及某些器官内部的管道系统,如肺部的气道、肝脏的胆管等。研究人员发表于 *Science* 上的一篇关于光固化 3D 打印会呼吸的肺的文章,成为解决 3D 打印血管化问题的里程碑式研究。该研究采用立体光刻 3D 打印技术,利用食品染料添加剂作为生物相容性强的投影立体光刻的光吸收剂,制造了肺部错综复杂的血管网络以及用于运输空气、淋巴液等物质的管道。这种 3D 打印的肺具有完整的血管结构,能够朝周围的血管输送氧气,完成"呼吸"过程[29]。

14.2.2　类器官细胞支架自组装技术

除了生物打印之外,自下而上的方法已被证明可以提供细胞间相互作用的微尺度空间控制。通过首先单独组装载有微型细胞的构建体,然后诱导受控的多构建体组织,可以组装空间受控的细胞聚集体。自下而上的方法为构建受控干细胞生态位或构建多组织类器官系统提供了一种可能性。研究人员通过组织工程技术来建立 3D 心脏类器官,这一方法通常会涉及组装细胞和支架,就好像利用砖头和砂浆来建造房屋一样。但在自然界中,器官并不是这样建立的。在胚胎中,器官会通过一种称之为自组装的方式来自发进展,而且在发育过程中,细胞的基本构建会相互作用,随着器官结构的出现和生长,会打破对称破缺而改变形状[30]。为研究在培养皿中通过自组装来模拟器官的发育过程,Mendjan 及其团队通过激活参与胚胎心脏发育的所有 6 种已知的信号通路,以一种特定的顺序来诱导干细胞进行自组装[31]。随着细胞的分化,这些干细胞开始形成独立的层状结构,类似于心脏壁的结构。发育 1 周后,这些类器官自组装形成拥有封闭空腔的 3D 结构,这是一种类似于人类心脏的自我生长轨迹。此外,研究人员还发现,心脏类器官壁样组织能够有节律地收缩,将液体挤压到空腔内部。

14.2.3　合成生物学与机器学习算法技术

最近发表在国际期刊 *Cell Systems* 上的一项研究中,匹兹堡大学等机构的科学家将合成生物学与机器学习算法相结合,利用血液和胆汁处理系统创建了人肝脏类器官。当将这种类器官移植到肝功能衰竭的小鼠体内时,可以有效地延长小鼠的寿命[32]。基于此项成果,未来研究人员或许有望在牺牲精度或控制的情况下诱发并加速实验室培养的器官的成熟。人类的妊娠几乎长达 10 个月,出生后机体的新生器官需要较长时间甚至数月才能够成熟,而通过类器官技术,辅以合成生物学及算法技术,可大大缩短现实中功能更丰富的类器官的培育时间。通过类器官技术,研究人员可以在 17 天内获得具有 4 种细胞类型和血管的人体肝脏组织,而且只需要三个月的时间就可以成熟到孕晚期的状态。为了避免出现不需要的细胞类型,例如在肝组织中间生长的肠道细胞或脑细胞,研究人员会利用机器学习算法技术对人类肝脏成熟所需的基因进行逆向编程。

14.3　本章小结

由于类器官形成过程涉及多步骤的操作,过程相对繁琐,尤其是动物来源的培养基质,成分复杂、理化性质不确定,往往会导致类器官在形态、组成和功能等方面不可重复,不同类器官个体间存在显著差异,极大地影响类器官的质量和可控生产,进一步制约类器官的广泛应用[33]。因此,为了解决类器官研究的瓶颈问题,对类器官生产进行工程化制备势在必行。本章介绍了类器官的工程化制备平台如细胞自聚集平台、穿透性小室与微流控,先进的类器官制备技术如 3D 生物打印与支架自组装技术等,以期为广大类器官研发工作者提供类器官工程化线索及思路(图 14-6)。利用先进平台与技术,对类器官制备进行工程化研究,从而提高类器官制备过程中的形态及功能的重复性,将极大地推动类器官由基础研究向临床应用的转化,有助于类器官产业的蓬勃发展[34]。

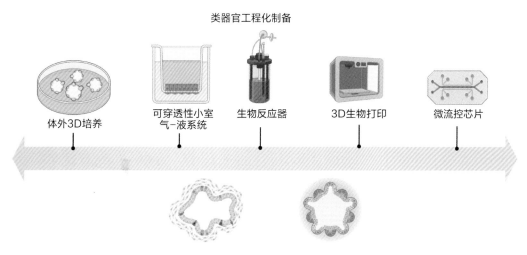

图 14-6 类器官工程化制备关键技术平台

将类器官扩大到生产规模面临着可扩展性及标准化问题,这包括提供大量信号,例如作为 pH、氧张力、葡萄糖水平和温度等生理条件的信号,以及细胞水平信号,例如来自细胞-细胞和细胞- ECM 相互作用的信号。大量信号可以通过培养基的交换提供,并通过传感器和过程控制回路进行控制,而微环境信号可以通过支架设计和实验室规模培养中使用的相同蛋白质图案技术来控制。对于需要连续流动和基材相互作用的此类 3D 系统,支架孔隙率和渗透性将是需要考虑的重要属性。最后,在类器官过渡到临床并大规模生产之前,必须首先了解其对系统参数的动态响应,从而真正实现工程化制备类器官。

(任肖湘)

参考文献

[1] Takeichi M. Self-organization of animal tissues: Cadherin-mediated processes. Dev Cell, 2011, 21 (1): 24-26.

[2] Green A. D., Vasu S., McClenaghan N. H., et al. Implanting 1.1B4 human β-cell pseudoislets improves glycaemic control in diabetic severe combined immune deficient mice. World J Diabetes, 2016, 7(19): 523-533.

[3] Tateishi K., He J., Taranova O., et al. Generation of insulin-secreting islet-like clusters from human skin fibroblasts. J Biol Chem, 2008, 283(46): 31601-31607.

[4] Sharon N., Chawla R., MuellerJ., et al. A peninsular structure coordinates asynchronous differentiation with morphogenesis to generate pancreatic islets. Cell, 2019, 176(4): 790-804. e713.

［5］ Yabe S. G. , Fukuda S. , Nishida J. , et al. Induction of functional islet-like cells from human iPS cells by suspension culture. Regen Ther, 2019, 10：69 - 76.

［6］ Candiello J. , Grandhi T. S. P. , Goh S. K. , et al. 3D heterogeneous islet organoid generation from human embryonic stem cells using a novel engineered hydrogel platform. Biomaterials, 2018, 177：27 - 39.

［7］ Choi Y. Y. , Chung B. G. , Lee D. H. , et al. Controlled-size embryoid body formation in concave microwell arrays. Biomaterials, 2010, 31(15)：4296 - 4303.

［8］ Hilderink J. , Spijker S. , Carlotti F. , et al. Controlled aggregation of primary human pancreatic islet cells leads to glucose-responsive pseudoislets comparable to native islets. J Cell Mol Med, 2015, 19(8)：1836 - 1846.

［9］ Mendelsohn A. D. , Bernards D. A. , Lowe R. D. , et al. Patterning of mono-and multilayered pancreatic β - cell clusters. Langmuir, 2010, 26(12)：9943 - 9949.

［10］ Lee G. , Jun Y. , Jang H. , et al. Enhanced oxygen permeability in membrane-bottomed concave microwells for the formation of pancreatic islet spheroids. Acta Biomater, 2018, 65：185 - 196.

［11］ Whitcutt M. J. , Adler K. B. , Wu R. A biphasic chamber system for maintaining polarity of differentiation of cultured respiratory tract epithelial cells. In Vitro Cell Dev Biol, 1988, 24(5)：420 - 428.

［12］ Ren X. , van der Mei H. C. , Ren Y. , et al. Keratinocytes protect soft-tissue integration of dental implant materials against bacterial challenges in a 3D-tissue infection model. Acta Biomater, 2019, 96：237 - 246.

［13］ Ren X. , Gao R. , van der Mei H. C. , et al. Eradicating infecting bacteria while maintaining tissue integration on photothermal nanoparticle-coated titanium surfaces. ACS Appl Mater Inter, 2020, 12(31)：34610 - 34619.

［14］ Giandomenico S. L. , Mierau S. B. , Gibbons G. M. , et al. Cerebral organoids at the air-liquid interface generate diverse nerve tracts with functional output. Nat Neurosci, 2019, 22 (4)：669 - 679.

［15］ Rossi G. , Manfrin A. , Lutolf M. P. Progress and potential in organoid research. Nat Rev Genet, 2018, 19(11)：671 - 687.

［16］ McCauley K. B. , Hawkins F. , Serra M. , et al. Efficient derivation of functional human airway epithelium from pluripotent stem cells via temporal regulation of wnt signaling. Cell Stem Cell, 2017, 20(6)：844 - 857. e846.

［17］ Dye B. R. , Youngblood R. L. , Oakes R. S. , et al. Human lung organoids develop into adult airway-like structures directed by physico-chemical biomaterial properties. Biomaterials, 2020, 234：119757.

［18］ Serex L. , Sharma K. , Rizov V. , et al. Renaud. Microfluidic-assisted bioprinting of tissues and organoids at high cell concentrations. Biofabrication, 2021, 13(2)：025006.

［19］ Li Z. , Lin Z. , Liu S. , et al. Human mesenchymal stem cell-derived miniature joint system for disease modeling and drug testing. Adv Sci, 2022, 9(21)：2105909.

［20］ Rennert K. , Steinborn S. , Groger M. , et al. A microfluidically perfused three dimensional human liver model. Biomaterials, 2015, 71：119 - 131.

［21］ Prodanov L. , Jindal R. , Bale S. S. , et al. Long-term maintenance of a microfluidic 3D human liver sinusoid. Biotechnol Bioeng, 2016, 113(1)：241 - 246.

［22］ Murphy S. V. , Atala A. 3D bioprinting of tissues and organs. Nat Biotechnol, 2014, 32(8)：773 -

785.

[23] Cui X., Li J., Hartanto Y., et al. Advances in extrusion 3D bioprinting: A focus on multicomponent hydrogel-based bioinks. Adv Healthc Mater, 2020, 9(15): e1901648.

[24] Lawlor K. T., Vanslambrouck J. M., Higgins J. W., et al. Cellular extrusion bioprinting improves kidney organoid reproducibility and conformation. Nat Mater, 2021, 20(2): 260 - 271.

[25] Noor N., Shapira A., Edri R., et al. 3D printing of personalized thick and perfusable cardiac patches and hearts. Adv Sci, 2019, 6(11): 1900344.

[26] Gjorevski N., Nikolaev M., Brown T. E., et al. Tissue geometry drives deterministic organoid patterning. Science, 2022, 375(6576): eaaw9021.

[27] Nikolaev M., Mitrofanova O., Broguiere N., et al. Homeostatic mini-intestines through scaffold-guided organoid morphogenesis. Nature, 2020, 585(7826): 574 - 578.

[28] Bernal P. N., Delrot P., Loterie D., et al. Volumetric bioprinting of complex living-tissue constructs within seconds. Adv. Mater, 2019, 31(42): 1904209.

[29] Grigoryan B., Paulsen S. J., Corbett D. C., et al. Multivascular networks and functional intravascular topologies within biocompatible hydrogels. Science, 2019, 364(6439): 458 - 464.

[30] Marchini A., Gelain F.. Synthetic scaffolds for 3D cell cultures and organoids: applications in regenerative medicine. Crit Rev Biotechnol, 2022, 42(3): 468 - 486.

[31] Hofbauer P., Jahnel S. M., Papai N., et al. Cardioids reveal self-organizing principles of human cardiogenesis. Cell, 2021, 184(12): 3299 - 3317. e3222.

[32] Velazquez J. J., LeGraw R., Moghadam F., et al. Gene regulatory network analysis and engineering directs development and vascularization of multilineage human liver organoids. Cell Syst, 2021, 12(1): 41 - 55. e11.

[33] Hofer M., Lutolf M. P.. Engineering organoids. Nat Rev Mater, 2021, 6(5): 402 - 420.

[34] D'Costa K., Kosic M., Lam A., et al. Biomaterials and culture systems for development of organoid and organ-on-a-chip models. Ann Biomed Eng, 2020, 48(7): 2002 - 2027.

第 15 章

类器官中的生物材料、生长因子与衍生物

15.1 类器官中的生物材料

　　类器官的体外培养需要适当的细胞外支架来支持细胞黏附并作为膜蛋白的配体来触发调节细胞过程的信号，包括存活、迁移、增殖、活性维持和分化成特定谱系。支架是工程化的聚合生物材料，其支持类似于体内微环境的细胞组织，促进细胞重组为功能性组织，在此期间细胞分泌细胞外基质和酶，允许细胞通过周围材料扩散和迁移[1]。同时，各类生长因子与衍生物也在类器官培养过程中丰富其生理学特征与功能。因此，本章将介绍天然和合成水凝胶、生长因子及衍生物对不同类器官系统的适用性，并讨论其所面临的机遇与挑战（图 15 - 1）。

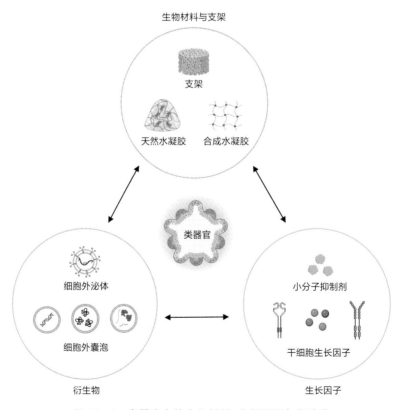

图 15 - 1　类器官中的生物材料、生长因子与衍生物

目前常用的类器官支架材料主要包括天然水凝胶和合成水凝胶。水凝胶具有生物相容性高、理化性质可调、可模拟体内组织微环境等特点，为在体外构建性能稳定的类器官模型提供了新的契机。源自动物组织的天然水凝胶已被广泛用作模拟实际组织的许多特征的理想基质。然而，天然水凝胶通常由许多未表征的生物分子组成，这增加了其生物活性的可变性和病原体污染的风险，并阻碍其用于治疗目的的潜在用途[2]。为了克服这些问题，近年来人们致力于开发更简单的合成水凝胶底物，以支持类器官培养。新兴的合成水凝胶可以控制指导分化和整体类器官形成，成为再生医学、患者特异性疾病建模和毒理学筛查的强大工具。

15.1.1　天然水凝胶

1. 细胞培养衍生的细胞外基质(ECM)

目前研究最深入的天然细胞外基质之一是培养衍生细胞外基质(CD-ECM)[3]。尽管 CD-ECM 在重现体内天然 ECM 环境方面存在局限性，但 CD-ECM 与来自天然组织的 ECM 相比具有许多优势。例如，组织来源的 ECM 存在疾病传播和免疫排斥的风险。此外，组织来源的 ECM 的组成和特性主要由来源组织决定，因此不能针对特定目的进行调整。相比之下，CD-ECM 可以通过选择适合特定应用的 ECM 合成细胞及温和的纯化/分离程序来克服这些限制[4]。CD-ECM 也被证明可以维持各种干细胞的天然表型，包括胚胎干细胞、神经干细胞、间充质干细胞和造血干细胞[5-7]。因此，CD-ECM 可以成为体外培养和维持肠道类器官的良好候选基质，并支持移植手术中类器官的成功植入。

2. 基质胶和基底膜提取物

目前流行的类器官培养方法很大程度上依赖于天然水凝胶，这些天然水凝胶来源于动物组织，含有大量天然组织成分，概括了适合类器官生成和生长的生理环境。类器官培养中使用最广泛的天然水凝胶是基质胶(Matrigel)和基底膜提取物(BME)，它们支持干细胞的黏附、存活、增殖和分化，如诱导肠道干细胞形成具有大量隐窝样芽的球形结构。随着肠道类器官培养方法的发展，Matrigel 也被用于建立许多其他组织的类器官，包括结肠、胃、胰腺、肝脏、肾脏[8-10]。此外，Matrigel 经常用于类器官的体内移植，可以提高移植细胞存活率[11]。因此，Matrigel 被认为是一种金标准仿生水凝胶，并被广泛应用于类器官技术的相关研究，包括干细胞生物学、癌症生物学、病原体-宿主相互作用、药物筛选、毒性测试和组织工程研究[12,13]。

3. Ⅰ型胶原蛋白水凝胶

基于Ⅰ型胶原蛋白的水凝胶已被证明支持肠道类器官的存活和生长，但与 Matrigel 不同，在Ⅰ型胶原水凝胶中生长的类器官表现出简单的囊状结构，而缺乏典型的类器官形态发生结构的隐窝状出芽[14-17]。胶原蛋白水凝胶的优点是比 Matrigel 具有更简单的组成，并且其物理性质可以很容易地操纵。利用胶原蛋白水凝胶的这些特性，Sachs 等[15]嵌入收缩的浮动胶原凝胶环中的类器官，可以通过物理融合，形成类似体内组织结构的连续宏观管结构。因此,具有可调节物理特性的Ⅰ型胶原蛋白水凝胶可能有助于体外重现宏观组织形态发生。另有研究报道了一种Ⅰ型胶原蛋白和Matrigel的混合基质,可以保留两种水凝胶的特征。Ⅰ型胶原网络为水凝胶提供刚度和黏附性,而含有干细胞生长和存活所需的多种因子的基质胶提供了适合类器官培养的天然微环境[18]。Claudia等[19]报道了胶原蛋白支架中嵌入的多细胞乳腺癌球状体,以研究肥胖介导的脂肪基质细胞变化如何影响癌细胞的迁移和侵袭。据报道,胶原蛋白水凝胶与基质胶、细胞外基质都可以支持从患者乳腺提取的乳腺上皮细胞的体外增殖,并在两周内扩张为具有复杂导管和小叶形态的成熟乳腺组织[20](图15-2)。此外,天然聚合物水凝胶,如纤维蛋白/层粘连蛋白、海藻酸钠、壳聚糖等也可用于生成肝脏类器官,可为类器官的形成和扩张提供合适的生化和物理支持。

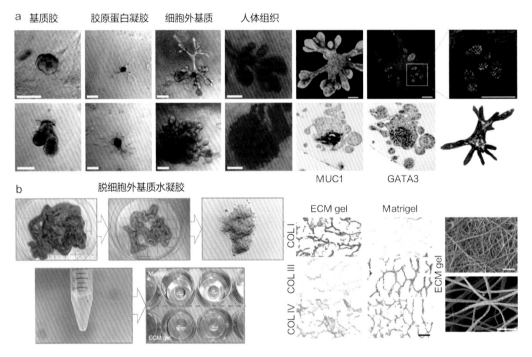

图 15-2　类器官中天然水凝胶基质材料

(a) 基质胶、胶原蛋白、细胞外基质促进形成乳腺组织[20];(b) 脱细胞外基质水凝胶的提取过程及电镜形貌[21]。

4. 脱细胞外基质水凝胶

另一种可用于类器官培养的天然水凝胶是来自脱细胞组织的ECM水凝胶,脱细胞ECM水凝胶已被证明可以支持来自多个内胚层衍生器官(如胃、肝、胰腺和小肠)的类器官培养[21]。例如,猪小肠通过数个周期的去细胞化处理,然后进行冷冻干燥和研磨。生成的ECM粉末通过γ辐射灭菌,并被酸性蛋白酶溶液消化。在生理温度下中和孵育后,消化的ECM溶液形成水凝胶,其ECM蛋白的组成与天然组织(胶原蛋白、弹性蛋白、糖胺聚糖)相似,并保留了胶原纤维结构[22]。

15.1.2 合成水凝胶

类器官由多能干细胞或成体干细胞生成,干细胞的自我更新和分化受生长因子和细胞外基质(ECM)的影响,它们在类器官形成过程中提供支持细胞黏附和生长所需的支架。来自正常或病变组织的干细胞及/或器官祖细胞可与基质胶混合,形成肾、甲状腺、肝、脑、肺、肠、前列腺和胰腺等微器官。类器官有助于推进器官发生、疾病建模以及患者特异性治疗研究的发展。在当前的类器官培养方法中,从动物组织中提取的天然水凝胶的使用仍然很普遍,因为大部分天然水凝胶可直接购买且易于处理,并与天然组织的ECM非常相似。然而,这些天然水凝胶存在批次间成分和结构的变异性以及可能被污染的风险,限制了其临床应用潜力[23,24]。因此,合成水凝胶成为在类器官研究中天然水凝胶的良好替代品。到目前为止,聚乙二醇(PEG)基水凝胶已被广泛用于类器官培养中,是一种具有高稳定性和生物相容性的亲水性聚合物[25,26]。由于 PEG 聚合物对人体没有毒性或明显的组织刺激性[27],因此已被用于药物、化妆品、手术或结肠镜检查前使用的泻药以及细胞培养基质[28]。

天然水凝胶和化学合成水凝胶之间的一个重要区别在于凝胶化过程,天然水凝胶主要是物理水凝胶,其中聚合物链通过可逆的物理缔合进行连接,而合成水凝胶通常通过形成新的共价键进行连接。PEG 基水凝胶也可以通过化学反应性修饰 PEG 大分子的共价交联来合成。然而,对于 3D 类器官培养,细胞需要在凝胶化之前嵌入 PEG 溶液中,然后PEG 在活细胞存在的情况下聚合形成水凝胶。由于合成水凝胶的交联反应,如自由基和紫外线交联,通常对细胞有害,因此开发了替代的聚合方法[29]。酶促交联是其中一种聚合方法。例如,转谷氨酰胺酶可催化谷氨酰胺残基的 γ-羧酰胺基团和赖氨酸残基的 ε-氨基之间形成异肽键,可被用于合成 PEG 水凝胶[26]。另一种方法是基于某些官能团之间的特定化学反应的交联。如使用硫醇和马来酰亚胺基团之间的特定迈克尔加成反应,该反应在生理 pH 下具有快速的反应动力学。在其末端用马来酰亚胺基团进行官能化的多臂 PEG,可以聚合形成具有在半胱氨酸残基中含有巯基的交联肽的水凝胶[30]。基于其细胞相容性、非免疫原性和可调节的凝胶时间,PEG 水凝胶已被证明可在体内移植过程中用作注射载体,以及在类器官培养中用作支架材料。这些无细胞毒性交联方法的开发为使用 PEG 基的水凝胶的医学应用铺平了道路。

除了 PEG 基的合成水凝胶,其他合成水凝胶也越来越多地用于类器官培养。如有研究报道了一种基于聚异氰肽(PIC)和层粘连蛋白的水凝胶,可用于人肝脏类器官培养[31]。PIC 是一种合成生物聚合物,具有热可逆的凝胶化过程,无需酶促或化学交联。这些类器官可以响应来自临床耐药菌株的细菌抗原,调节年轻和年老原代 B 细胞的分化和表观遗传。使用表征良好的水凝胶可以避免传统基质的批次间差异,同时还可以生成更适合疾病建模和临床应用的高度可重复的类器官。研究报道,通过用 RGDSPG 序列(PEG‑RGD)对 PEG 进行修饰[32],建立了一种化学成分确定的聚乙二醇(PEG)水凝胶,用于类器官培养。这项研究成功地在 PEG‑RGD 水凝胶中生成了肝脏类器官,并通过增加水凝胶的硬度来模拟肝纤维化疾病。

15.1.3 生物材料在类器官发展中的机遇与挑战

目前,多种类器官已被成功构建,不仅包括正常器官组织类器官,还有相应肿瘤组织类器官。类器官现在面临的关键技术瓶颈是无法实现体积和功能的同步生长,这就首先需要开发先进的水凝胶基质材料从而解决其中的主要问题,特别是血管化、免疫化及系统化的问题[33](图 15-3)。因此,需要开发先进的功能性生物材料[34],改善类器官潜力,设计合理的多细胞系统。另外,通过生物材料与前沿技术结合,可以进一步完善类器官研究。如结合 CRISPR-Cas9 基因组编辑和类器官培养,研究人员能够评估某些肿瘤中出现的患者特异性突变的 DNA 修复能力,并进行基因筛选。结合水凝胶与 3D 打印技术,将诸如胶原蛋白和 Matrigel 基质等水凝胶用作生物墨水,在 3D 生物打印中实现活细胞在类器官的精确定位和嵌入。

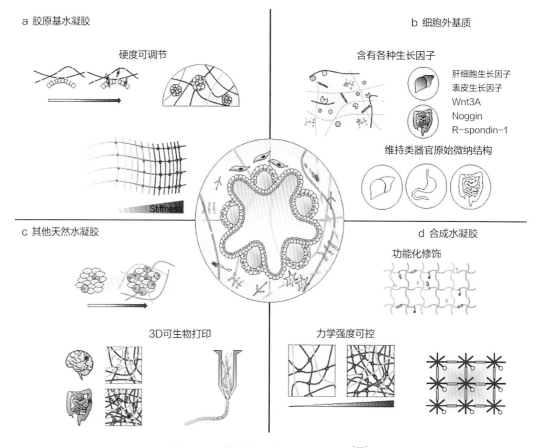

图 15-3　类器官中水凝胶基质材料[33]

类器官系统利用干细胞的自我更新和分化能力以及内在的自组织能力形成有组织的结构,而干细胞的行为是由微环境控制的。类器官在结构和功能上创造了一个动态的环境,在空间和时间上协调并指导干细胞的自我更新/分化和细胞自组装。为了加强对类器官的控制并进一步调节系统以供下游应用,需要系统的工程方法以在类器官形成过程中操纵每个结构层。通过结合生物材料、微/纳米技术和干细胞驱动的组织组装等领域的新方法,将有可能设计出类似于体内结构和功能的微环境,从而产生几种动态和自组装的类器官组织。

15.2　类器官中的生长因子

为了成功建立类器官,必须仔细考虑不同的可用方案,除了所需的生物材料基质外,还需要考虑添加细胞培养、增殖及分化所必需的生长因子,从而保证类器官中的干细胞长期生存的能力。这些生长因子模拟生理组织自我更新或损伤修复过程中的干细胞巢环境,可以通过优化培养物生长条件来实现,如提供基底膜基质(即 Matrigel)并添加一系列激动剂(如 Wnt 和酪氨酸激酶受体)和抑制剂(如骨形态发生蛋白/转化生长因子-β)。这些生长因子会因所用类器官干细胞的性质而有所差异,研究人员仍在不断改进生长因子的添加配方,以进一步提高类器官体外存活率。

15.2.1　用于类器官培养的生长因子

在类器官中加入必要的生长因子,有助于干细胞在体外更好地增殖分化,从而形成类器官。例如,2009 年 Hans Clevers 实验室将来自小鼠肠道的肠道成体干细胞接种于基质胶中,并在培养基中添加 R-spondin、Noggin、表皮生长因子等干细胞必要生长因子,才培养出了世界首个具有隐窝样结构的小肠类器官。目前主要在类器官培养中使用的生长因子包括:可支持干细胞增殖分化的生长因子如 Wnt-3A、R-spondin-1、Noggin 等及小分子抑制剂等。

1. Wnt 信号通路相关促干细胞增殖的细胞因子

Wnt-3A 是 Wnt/β-catenin 信号通路的激活因子,可以促进干细胞增殖分化,也在肿瘤发生中发挥重要作用。目前,Wnt-3A 已被报道用于脑类器官及肝脏类器官培养基[35-37]。除了 Wnt-3A 外,R-spondin-1 是 Lgr5 的配体,而 Lgr5 阳性的干细胞已被证实具有扩增成为类器官的潜能。同时,R-spondin-1 作为 Wnt 信号通路的激动剂,可以通过增强 Wnt 信号在多方面发挥作用。因此,在乳腺类器官、小肠类器官、肝脏类器官等多个类器官的培养过程中均发挥重要作用,是类器官培养中最常见的生长因子之一。骨形态发生蛋白 4(BMP4)是 TGF-β 超家族的一员,在细胞增殖分化中发挥重要作用,可以抑制 Wnt 信号,从而控制干细胞的自我更新。BMP4 被广泛用于肠道类器官的研究,调节肠道内分泌细胞的激素水平[38]。Noggin 也是 TGF-β 超家族的一员,可以与 BMP4、BMP7 结合,是骨形态发生蛋白抑制剂的分泌蛋白,与骨形态发生蛋白起到相反的作用。Noggin 与骨形态发生蛋白结合可以协调 Wnt 信号激活干细胞,促进其增殖。因此，Noggin已经被广泛应用于各种类器官的长期培养，如肝脏类器官、小肠器官及输卵管类器官。

2. 促细胞生长因子

表皮生长因子(epidermal growth factor，EGF)主要促进细胞的增殖，已被报道在输卵管类器官及小肠类器官中发挥促进类器官生长发育的重要作用[39,40]。成纤维细胞生长因子(FGF)可抑制骨形态发生蛋白，从而促进类器官生长。目前，FGF2、FGF7和FGF10是最常用于类器官研究的家族成员，对类器官中多种干细胞的增殖分化具有重要的调控作用[41]。血管内皮生长因子不仅在类器官的血管生成及内皮细胞生长中发挥重要作用，还可以促进肾脏类器官的干细胞增殖[42]，增强心脏类器官的心脏功能[43]，促进脑类器官的神经分化等[44]，因此被广泛用于促进类器官扩增与微环境调控。肝细胞生长因子不仅可以促进肝脏类器官的形成[45]，还可以维持胃类器官和小肠类器官的生长[46]。

3. 小分子抑制剂

除了上述生长因子，还有各种小分子抑制剂被添加至类器官培养基中，如CHIR99021、Y-27632、A83-01和SB431542，它们通过特异性地阻断或激活各种信号通路，对干细胞的自我更新和增殖起到重要作用。目前已被添加于多个类器官培养基中，可以防止细胞凋亡并促进类器官形成[47]。

15.2.2 类器官培养中生长因子筛选优化策略

随着近年来类器官技术的飞速发展，研究人员已经从前列腺、结肠、胃、肝脏、胰腺等上皮组织中提取了维持类器官所必需的培养基配方。类器官培养基的关键成分是一组生长因子，包括R-spondins和BMP信号拮抗剂，如Noggin。目前，配制具有可重复效力的类器官培养基和大规模培养基的生产等实际问题阻碍了类器官技术的进一步应用，特别是生长因子的成本和纯化问题。有研究人员从细菌表达中生产用于类器官培养基的高纯度重组Gremlin 1和R-spondin 1[48]，主要方法包括：生长因子生产纯化、质量控制和类器官培养基配方(图15-4)。为了测试细菌衍生的生长因子对支持类器官生长的普遍适用性，研究人员使用此培养基培养了多种组织类型的类器官，包括小鼠以及人类结肠上皮细胞和结肠癌临床活检组织的类器官。这些类器官在冻融循环后的生长率和恢复率很低，从而阻碍了其有效扩张。而含有细菌表达的R-spondin 1和Gremlin 1的培养基可以显著促进其生长。在获取高纯度的生长因子的基础上，还需要综合考虑多种生长因子的协同作用。如通过对干细胞培养基中的成分进行调整，优化出含有表皮生长因子、角化细胞生长因子、成纤维细胞生长因子10、骨形态发生蛋白7和Y-27632等关键因子的培养基，能定向诱导多能干细胞分化为芽状泪腺类器官[49]。

15.2.3 生长因子在类器官发展中的机遇与挑战

目前，类器官培育的一大难点就是培养基成分需要添加各种支持干细胞体外长时间增殖分化的生长因子。特别是生长因子成分众多，而不同来源的干细胞所需生长因子不

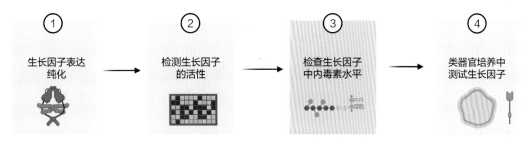

图 15‑4　类器官培养中生长因子的筛选策略

尽相同,在设计类器官培养基时需要在现有研究的基础上不断筛选优化,研发最适合各种类器官发育的添加生长因子的培养基配方。但这一步骤往往较为繁琐,也较容易被忽视。关于生长因子对干细胞增殖分化的研究可以作为生长因子对类器官影响的依据,但考虑到类器官的三维结构与更为复杂的微环境特性,仍需对其效果进行测试。同时,类器官的研究也可以对各种生长因子的作用进行双重验证,这也进一步推动了生长因子研究的发展。可以说,生长因子的研究与类器官研究是相互印证、相辅相成的。开发精确配制、具有成本效益的特定活性培养基将促进类器官技术新应用的发展。随着类器官技术的蓬勃发展,生长因子的生产与优化必将进一步引起广大研究人员的重视。

15.3　类器官中的衍生物

15.3.1　类器官衍生物与外泌体

细胞外囊泡是细胞分泌的一种微小膜泡,最初发现时被认为是负责运输细胞代谢废物的载体[50]。在后来的研究中发现细胞外囊泡内含有细胞特异性的蛋白、脂质与核酸等生物大分子,从而探寻到其重要的生理功能,即细胞间通讯的关键媒介,负责将 DNA、RNA 以及其他生物活性物质运入或运出细胞[51,52],对细胞活性产生影响。其中,直径为 30—150 nm 的细胞外囊泡被称为外泌体,通过质膜的双重内陷形成[53]。细胞质膜经过内吞作用后形成早期内体,此时母体细胞向早期内体进行内容物质的填充,因此外泌体一般具备与母体细胞相似的特性。早期内体成熟形成晚期内体,经过向内出芽形成多泡体(MVP),MVP 内含有管腔内泡(ILVs)[52-54]。MVP 与细胞质膜融合后进行第二次质膜内陷将 ILVs 释放到细胞外,此时被释放的 ILVs 便称为外泌体(图 15‑5)。在癌症患者体内,外泌体可以向肿瘤细胞传递信号,通过建立对应的生态位来协助肿瘤的发展[53]。此外,乳腺癌细胞分泌的外泌体能够促进脑转移的发生,导致血脑屏障被破坏。由于外泌体所具有的微小的纳米尺寸、良好的生物相容性、无细胞结构、能够轻松克服如血脑屏障一类的自然生理屏障等特性,使其具备开阔的作为药物递送载体的应用前景[55]。

与传统的二维细胞培育模型不同,进行类器官培育的三维培育系统有着得天独厚的

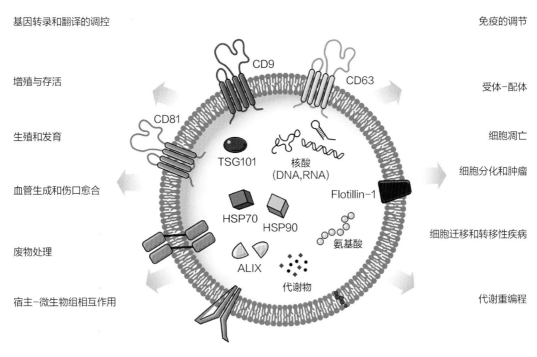

基因转录和翻译的调控

增殖与存活

生殖和发育

血管生成和伤口愈合

废物处理

宿主-微生物组相互作用

免疫的调节

受体-配体

细胞凋亡

细胞分化和肿瘤

细胞迁移和转移性疾病

代谢重编程

CD9

CD63

CD81

TSG101

核酸
(DNA,RNA)

Flotillin-1

HSP70

HSP90

氨基酸

ALIX

代谢物

图 15-5　外泌体的结构及其功能

优势：三维培育系统中的细胞有着与供体细胞相似的组织结构。细胞与细胞之间并非在同一平面间进行接触，而是可以从各个角度进行接触，这样一来三维系统拥有更加类似人体的生理条件，从而使得外泌体能够更好地发挥其生理功能。通过分离两个体外系统的间充质干细胞微囊，分别进行 2D 培养和 3D 培养，发现 3D 系统中的外泌体与视网膜光感受器神经元共同培养时，信号因子（外泌体）的分泌量比使用 2D 培养的外泌体含量要高[56]。因此三维系统与二维系统相比，三维系统释放的外泌体浓度明显提高[57]。这一特点很可能是类器官技术用于相关疾病中最为有利的一点。对小鼠分别注射从二维培养和类器官三维培养中分离出的间充质干细胞外泌体衍生物，观察注射后小鼠创伤性脑损伤后的恢复情况。实验结果证明，与注射来自二维培养的衍生物的小鼠相比较，注射来自类器官外泌体衍生物的小鼠在血管生成、神经恢复等方面具有明显的改善[58]。在三维培育中形成的类器官外泌体衍生物较传统的二维培养中分离得到的外泌体有着更好的生理效果。此外，通过提取药理实验后的类器官外泌体衍生物进行分析，可以帮助判断药物的作用效果，能够更好地用于医学治疗，提供准确的治疗效果。

15.3.2　类器官衍生物的应用

人体大部分的干细胞是比较容易获得的，利用患者干细胞培育提取的类器官衍生物可以避免后续治疗过程中排异反应的产生，提高安全性。使用类器官进行药理实验，可以通过提取类器官外泌体衍生物，对外泌体中内容物进行定性分析，从而判断用药后类器官的生理状态，以提供合适的诊疗手段。

神经细胞死亡是导致视网膜退行性疾病发病的主要原因，患者在不同程度上出现失明现象[59]。Müller 神经胶质细胞是一类具备干细胞特征的神经细胞，对于视网膜的稳态发挥着重要作用[60-62]。由 Nakano 等使用 hESCs 在 V 底孔板中形成聚集体，利用细胞外基质、WNT 信号拮抗剂和刺猬激动剂培养以诱导早期神经分化。随后使用 N2 补充剂和视黄酸培养聚集物以促进光感受器的发展[63]。视网膜类器官经过自我组织层压形成视网膜[64]。在发育的视网膜中观察到具有一些有丝分裂活性的 Müller 神经胶质细胞，在体外发育的后期阶段的视网膜类器官中也观察到这一点。Eastlake 实验团队将从 hPSC 培育的视网膜类器官中衍生出的 Müller 神经胶质细胞，经玻璃体内注射作用于 RGC 大鼠中，发现这些大鼠模型的视觉功能有明显的恢复[65]。在随后的分析中，发现由视网膜类器官衍生的 Müller 神经胶质细胞可能通过释放含有控制神经元细胞功能的外泌体来进行神经保护。Müller 神经胶质细胞释放的外泌体可以很容易地被原代视网膜细胞培养物中的神经和非神经细胞内化，使外泌体成为视网膜中神经元-神经胶质细胞通讯的介质。

局限性硬皮病(LoS)是一种罕见的结缔组织病，其病理特征表现为：血管病变、免疫系统异常、纤维化[66]。中国医学科学院北京协和医院团队在研究中利用 hiPSCs 培育上皮和间充质(EM)类器官模型用以治疗 LoS。利用 hiPSCs 培育形成上皮/间充质和神经双重细胞类型(TFAP2A＋ECAD＋、PDGFα＋和 SOX10＋P75＋)的 EM 类器官，经过单细胞转录组测试，显示该类器官含有上皮、神经内皮、神经元等 8 种亚细胞类型，涉及血管生成、ECM 重塑、神经修复等多种生长因子和功能成分。利用 EM 类器官对 LoS 小鼠进行治疗，小鼠纤维化得到有效改善、皮肤组织厚度几乎恢复到正常水平、血管发生明显的再生、萎缩的汗腺再生、表皮干细胞的增殖能力得到增强。所有的治疗结果均揭示，EM 类器官在移植后，其衍生的各种细胞因子、整合素等促进了 LoS 皮肤血管的再生以及各种内皮细胞的发育。后续的研究中发现 EM 类器官的治疗是通过利用外泌体进行旁分泌而发挥作用[67]。

目前，炎症性肠病(IBD)治疗主要是非靶向治疗(氨基水杨酸、免疫调节剂)和靶向治疗(抗 TNF、抗 IL－12/IL－23)。但是这些方法有很大局限性，30％的患者对初始治疗没有反应，50％的患者随着治疗时间的推移其治疗反应逐渐消失。并且，由于受到当前技术水平的限制，IBD 的确切发病机制在很大程度上是模糊不清的。类器官技术的出现，为探索肠免疫系统的运行机制与 IBD 的免疫发病机制打开了一扇新的大门，将为研究 IBD 的发病机制与治疗手段提供一份助力。来自东京医科齿科大学的医疗团队通过葡聚糖硫酸钠(DSS)造模 IBD 小鼠，分离健康小鼠的肠道隐窝，提取干细胞进行类器官培育，将培育得到的类器官进行提取、打散后注入 IBD 小鼠病患处，实现类器官的移植治疗。实验结果显示，注射入小鼠肠道的类器官可以完全附着在病患处，并且类器官衍生出的供体细胞可以取代肠道处的损伤上皮以起到治疗的效果。随后，该医疗团体宣布实施了类器官移植人体治疗肠道炎的临床研究。采集患者健康的肠道黏膜干细胞，培育构建类器官并移植到患者的病患处，其上覆盖可在人体内降解的薄膜用以固定。整个过程中并没有使用其余任何具备医疗作用的药物，只依靠患者自身的干细胞来源的类器官及其衍生物来修复病患处[68]。据悉，术后患者的恢复状况良好。由此可见，在体外三维培育的肠道类器官充分地保留了来自干细胞的细胞特性和功能，其衍生的细胞可以与上皮细胞进行充分整合，从而对病患处损伤细胞进行替换，这为我们使用类器官进行医学治疗提供了充分的实验证明。

15.3.3 类器官衍生物用于疾病治疗的优势与挑战

上文介绍了外泌体与类器官衍生物之间的关系，并指出了来自类器官系统的外泌体衍生物所具备的二维系统中外泌体所不具备的特点与效应。介绍了目前国内外已有的应用类器官衍生物进行疾病治疗的病例，充分论证了利用类器官及其衍生物进行医学治疗的可行性。

类器官衍生物用于治疗疾病的优势在于其安全性高、来源广、稳定性高，以及可定制。① 安全性高：类器官衍生物避免了活细胞移植带来的并发症和免疫原性等问题，以及避免了生物材料带来的毒性等不确定因素；② 来源广：目前类器官衍生物可以由任何组织经过适当的培养，然后通过超速离心而获得，并可以寻找潜在的治疗机制；③ 稳定性高：类器官衍生物与外泌体一样，能充分发挥其包含的蛋白和 RNA 的作用，而且可在体外 $-20℃$ 保存超过 6 个月；④ 可定制：类器官衍生物与外泌体一样，可以通过多种内外工程化手段进行改造，获得治疗性、靶向性类器官衍生物。

然而，虽然类器官衍生物在疾病治疗中具有这些优势，但仍然面临着一些挑战，包括产量低、机制模糊、脱靶可能、缺乏标准化等（图 15 - 6）。① 产量低：虽然三维培养的类器官衍生物的含量要优于二维培养的细胞来源的外泌体，但是总体上产量低仍然是妨碍类器官衍生物进一步发展的重要因素之一，未来，扩大细胞培养以生产足够的类器官衍生物来满足临床需求仍是一项重大挑战；② 机制模糊：类器官衍生物增强组织修复的机制仍需进一步探索，类器官衍生物中 RNA 是有效成分，但确切功能机制仍不清楚；③ 脱靶

类器官衍生物的优势与挑战	
优势	挑战
① 安全性高	① 产量较低
② 来源广泛	② 机制模糊
③ 稳定性高	③ 脱靶可能
④ 可定制	④ 缺乏标准化

图 15 - 6　类器官衍生物的优势与挑战

可能：外源物质与内源物质是否会相互作用，可能需要多种家族性 RNA 来验证；④ 缺乏标准化：类器官衍生物的分离到临床适用缺乏标准化方案。

　　虽然类器官衍生物还存在诸多需要改进之处，但是由于类器官衍生物具有独特的双层脂质纳米结构、含有多种丰富内含物、低免疫原性、可靶向改造等优势，是生物医药领域未来最热的研究方向之一。近年来，多个细胞外囊泡相关的新杂志的创办和多个制药巨头 10 亿美金级别的细胞外囊泡相关的新项目影响了生物医药的产业版图，表明类器官衍生物未来充满着希望。

15.4　本章小结

　　类器官培养的成熟依赖于干细胞在分化过程中形成高度组织结构的倾向。虽然每个类器官类型均有其独特性，但类器官成熟具有共同的发育阶段，包括 ECM，它极大地影响了类器官的发育。具有可重现特性的工程基质可提高培养效率并促进类器官培养的一致性。支架生物材料的特性，包括细胞结合的表现配体、基质力学、结构几何、可降解性、细胞生物相容性等，是设计类器官基质的关键参数。同时，细胞生长因子及各类衍生物，也是类器官研究中的重要环节。在设计类器官基质材料时，需要动态地控制类器官微环境和周围基质以控制类器官的结构和功能。

　　事实上，天然水凝胶，如 Matrigel 和基于纤维蛋白的凝胶，会随着时间的推移被类器官细胞降解，为类器官的进一步生长提供空间。因此，可生物降解的水凝胶在再生医学的细胞移植治疗中也具有潜在优势。相比之下，化学合成的水凝胶通常通过强且稳定的共价键交联，不能被细胞降解，会导致类器官生长和存活的空间限制。同时，血管化、免疫共培养以及系统化的实现可以进一步提高类器官临床预测的准确性，但考虑到周期、成本等关键应用因素，目前的类器官生物材料、生长因子及衍生物尚且无法兼顾所有条件。有朝一日，如果这些特征都能在成本、周期可控的情况下实现，类器官研究将为药物筛选与再生医学提供更加准确的答案。

（任肖湘）

参考文献

[1] Madl C. M., Heilshorn S. C., Blau H. M. Bioengineering strategies to accelerate stem cell therapeutics. Nature，2018，557(7705)：335 - 342.

[2] Kratochvil M. J., Seymour A. J., Li T. L., et al. Engineered materials for organoid systems. Nat Rev Mater，2019，4(9)：606 - 622.

[3] Assuncao M., Dehghan-Baniani D., Yiu C. H. K., et al. Cell-derived extracellular matrix for tissue engineering and regenerative medicine. Front Bioeng Biotechnol，2020，8(602009.

[4] Sharma D., Ferguson M., Zhao F. A step-by-step protocol for generating human fibroblast cell-derived completely biological extracellular matrix scaffolds. In：Caballero D, Kundu SC, Reis RL,

editors. Methods Cell Biol, 2020, 156; 3 – 13.

[5] Prewitz M. C., Seib F. P., von Bonin M., et al. Tightly anchored tissue-mimetic matrices as instructive stem cell microenvironments. Nat. Methods, 2013, 10(8); 788 – 794.

[6] Yang L., Jiang Z., Zhou L., et al. Hydrophilic cell-derived extracellular matrix as a niche to promote adhesion and differentiation of neural progenitor cells. RSC Adv, 2017, 7(72); 45587 – 45594.

[7] Chen X. D., Dusevich V., Feng J. Q., et al. Extracellular matrix made by bone marrow cells facilitates expansion of marrow-derived mesenchymal progenitor cells and prevents their differentiation into osteoblasts. J Bone Miner Res, 2007, 22(12); 1943 – 1956.

[8] Eiraku M., Watanabe K., Matsuo-Takasaki M., et al. Self-organized formation of polarized cortical tissues from ESCs and its active manipulation by extrinsic signals. Cell Stem Cell, 2008, 3 (5); 519 – 532.

[9] Huch M., Dorrell C., Boj S. F., et al. In vitro expansion of single Lgr5+ liver stem cells induced by wnt-driven regeneration. Nature, 2013, 494(7436); 247 – 250.

[10] Takasato M., Er P. X., Becroft M., et al. Directing human embryonic stem cell differentiation towards a renal lineage generates a self-organizing kidney. Nat Cell Biol, 2014, 16(1); 118 – 126.

[11] Sugimoto S., Ohta Y., Fujii M., et al. Reconstruction of the human colon epithelium in vivo. Cell Stem Cell, 2018, 22(2); 171 – 176 e175.

[12] Dutta D., Clevers H. Organoid culture systems to study host-pathogen interactions. Curr Opin Immunol, 2017, 48; 15 – 22.

[13] Xu H., Ye T., Chan D. When cosmopolitan corporations meet local environments; The impact on managerial structure in international luxury hotels. Int J hosp Manag, 2018, 74; 30 – 39.

[14] Jabaji Z., Brinkley G. J., Khalil H. A., et al. Type I collagen as an extracellular matrix for the in vitro growth of human small intestinal epithelium. PLoS One, 2014, 9(9); e107814.

[15] Sachs N., Tsukamoto Y., Kujala P., et al. Intestinal epithelial organoids fuse to form self-organizing tubes in floating collagen gels. Development, 2017, 144(6); 1107 – 1112.

[16] Jabaji Z., Sears C. M., Brinkley G. J., et al. Use of collagen gel as an alternative extracellular matrix for the in vitro and in vivo growth of murine small intestinal epithelium. Tissue Eng Part C Methods, 2013, 19(12); 961 – 969.

[17] Jee J. H., Lee D. H, Ko J., et al. Development of collagen-based 3D matrix for gastrointestinal tract-derived organoid culture. Stem Cells Int, 2019, 84; 72712.

[18] Nikolaev M., Mitrofanova O., Broguiere N., et al. Homeostatic mini-intestines through scaffold-guided organoid morphogenesis. Nature, 2020, 585(7826); 574 – 578.

[19] Ling L., Mulligan J. A., Ouyang Y., et al. Obesity-Associated Adipose Stromal Cells Promote Breast Cancer Invasion through Direct Cell Contact and ECM Remodeling. Adv. Funct. Mater. 2020, 30; 1910650.

[20] Sokol E. S., Miller D. H., Breggia A., et al. Growth of human breast tissues from patient cells in 3D hydrogel scaffolds. Breast Cancer Res. 2016, 18(1); 19.

[21] Giobbe G. G., Crowley C., Luni C., et al. Extracellular matrix hydrogel derived from decellularized tissues enables endodermal organoid culture. Nat Commun, 2019, 10(1); 5658.

[22] Totonelli G., Maghsoudlou P., Garriboli M., et al. A rat decellularized small bowel scaffold that preserves villus-crypt architecture for intestinal regeneration. Biomaterials, 2012, 33(12); 3401 – 3410.

［23］Kleinman H. K., Martin G. R.. Matrigel: basement membrane matrix with biological activity. Semin Cancer Biol, 2005, 15(5): 378 – 386.

［24］Vukicevic S., Kleinman H. K., Luyten F. P., et al. Identification of multiple active growth factors in basement membrane matrigel suggests caution in interpretation of cellular activity related to extracellular matrix components. Exp Cell Res, 1992, 202(1): 1 – 8.

［25］Cruz-Acuña R., Quirós M., Farkas A. E., et al. Synthetic hydrogels for human intestinal organoid generation and colonic wound repair. Nat Cell Biol, 2017, 19(11): 1326 – 1335.

［26］Gjorevski N., Sachs N., Manfrin A., et al. Designer matrices for intestinal stem cell and organoid culture. Nature, 2016, 539(7630): 560 – 564.

［27］Zhu J. Bioactive modification of poly (ethylene glycol) hydrogels for tissue engineering. Biomaterials, 2010, 31(17): 4639 – 4656.

［28］Hutanu D., Frishberg M. D., Guo L., et al. Recent applications of polyethylene glycols (PEGs) and PEG derivatives. Modern Chemistry & Applications, 2014, 2: 1 – 6.

［29］Echalier C., Valot L., Martinez J., et al. Chemical cross-linking methods for cell encapsulation in hydrogels. Mater Today Commun, 2019, 20: 100536.

［30］Phelps E. A., Enemchukwu N. O., Fiore V. F., et al. Maleimide cross-linked bioactive PEG hydrogel exhibits improved reaction kinetics and cross-linking for cell encapsulation and in situ delivery. Adv Mater, 2012, 24(1): 64 – 70.

［31］Ye S., Boeter, J. W. B. Mihajlovic M., et al. A chemically defined hydrogel for human liver organoid culture. Adv Funct Mater, 2020, 30(48): 2000893.

［32］Candiello J., Grandhi T. S. P., Goh S. K., et al. 3D heterogeneous islet organoid generation from human embryonic stem cells using a novel engineered hydrogel platform. Biomaterials, 2018, 177: 27 – 39.

［33］Lee H. J., Mun S., Pham D. M., et al. Extracellular matrix-based hydrogels to tailoring tumor organoids. ACS Biomater Sci Eng, 2021, 7(9): 4128 – 4135.

［34］Hirota A., AlMusawi S., Nateri A. S., et al. Biomaterials for intestinal organoid technology and personalized disease modeling. Acta Biomater, 2021, 132: 272 – 287.

［35］Clinton J., McWilliams-Koeppen P. Initiation, expansion, and cryopreservation of human primary tissue-derived normal and diseased organoids in embedded three-dimensional culture. Curr Protoc Cell Biol, 2019, 82(1): e66.

［36］Grenier K., Kao J., Diamandis P. Three-dimensional modeling of human neurodegeneration: brain organoids coming of age. Mol Psychiatry, 2020, 25(2): 254 – 274.

［37］Mun S. J., Ryu J. S., Lee M. O., et al. Generation of expandable human pluripotent stem cell-derived hepatocyte-like liver organoids. J Hepatol, 2019, 71(5): 970 – 985.

［38］Beumer J., Artegiani B., Post Y., et al. Enteroendocrine cells switch hormone expression along the crypt-to-villus BMP signalling gradient. Nat Cell Biol, 2018, 20(8): 909 – 916.

［39］Xie Y., Park E. S., Xiang D., et al. Long-term organoid culture reveals enrichment of organoid-forming epithelial cells in the fimbrial portion of mouse fallopian tube. Stem Cell Res, 2018, 32: 51 – 60.

［40］Zhang R. R., Koido M., Tadokoro T., et al. Human iPSC-Derived posterior gut progenitors are expandable and capable of forming gut and liver organoids. Stem Cell Reports, 2018, 10(3): 780 – 793.

［41］Dravis C., Spike B. T., Harrell J. C., et al. Sox10 regulates stem/progenitor and mesenchymal cell states in mammary epithelial cells. Cell Rep, 2015, 12(12): 2035 - 2048.

[42] Patel M., Velagapudi C., Burns H., et al. Mouse metanephric mesenchymal cell-derived angioblasts undergo vasculogenesis in three-dimensional culture. Am J Pathol, 2018, 188(3): 768 - 784.

[43] Iyer R. K., Odedra D., Chiu L. L., et al. Vascular endothelial growth factor secretion by nonmyocytes modulates connexin - 43 levels in cardiac organoids. Tissue Eng Part A, 2012, 18 (17 - 18): 1771 - 1783.

[44] Song L., Yuan X., Jones Z., et al. Assembly of human stem cell-derived cortical spheroids and vascular spheroids to model 3-D brain-like tissues. Sci Rep, 2019, 9(1): 5977.

[45] Lin Y., Fang Z. P., Liu H. J., et al. HGF/R-spondin1 rescues liver dysfunction through the induction of Lgr5(+) liver stem cells. Nat Commun, 2017, 8(1): 1175.

[46] Jangphattananont N., Sato H., Imamura R., et al. Matsumoto. Distinct localization of mature HGF from its precursor form in developing and repairing the stomach. Int J Mol Sci, 2019, 20 (12): 2955

[47] Aoki H., Yamashita M., Hashita T., et al. Efficient differentiation and purification of human induced pluripotent stem cell-derived endothelial progenitor cells and expansion with the use of inhibitors of ROCK, TGF-β, and GSK3β. Heliyon, 2020, 6(3): e03493.

[48] Urbischek M., Rannikmae H., Foets T., et al. Organoid culture media formulated with growth factors of defined cellular activity. Sci Rep, 2019, 9(1): 6193.

[49] Hayashi R., Okubo T., Kudo Y., et al. Generation of 3D lacrimal gland organoids from human pluripotent stem cells. Nature, 2022, 605(7908): 126 - 131.

[50] Zha Q., Yao Y., Ren Z., et al. Extracellular vesicles: an overview of biogenesis, function, and role in breast cancer. Tumour Biol, 2017, 39(2): 1010428317691182.

[51] Maas S. L. N., Breakefield X. O., Weaver A. M. Extracellular Vesicles: unique Intercellular Delivery Vehicles. Trends Cell Biol, 2017, 27(3): 172 - 188.

[52] Hartjes T. A., Mytnyk S., Jenster G. W., et al. Extracellular vesicle quantification and characterization: common methods and emerging approaches. Bioengineering (Basel), 2019, 6(1): 7.

[53] Xu R., Rai A., Chen M., et al. Extracellular vesicles in cancer — implications for future improvements in cancer care. Nat Rev Clin Oncol, 2018, 15(10): 617 - 638.

[54] Abels E. R., Breakefield X. O. Introduction to extracellular vesicles: biogenesis, RNA cargo selection, content, release, and uptake. Cell Mol Neurobiol, 2016, 36(3): 301 - 312.

[55] Tominaga N., Kosaka N., Ono M., et al. Brain metastatic cancer cells release microRNA - 181c-containing extracellular vesicles capable of destructing blood-brain barrier. Nat Commun, 2015, 6: 6716.

[56] Xie L., Mao M., Zhou L., et al. Signal factors secreted by 2D and spheroid mesenchymal stem cells and by cocultures of mesenchymal stem cells derived microvesicles and retinal photoreceptor neurons. Stem Cells Int, 2017, 2017: 2730472.

[57] Yang Y., Knight R., Stephens P., et al. Three-dimensional culture of oral progenitor cells: Effects on small extracellular vesicles production and proliferative function. J Oral Pathol Med, 2020, 49(4): 342 - 349.

[58] Zhang Y., Chopp M., Zhang Z. G., et al. Systemic administration of cell-free exosomes generated by human bone marrow derived mesenchymal stem cells cultured under 2D and 3D conditions

improves functional recovery in rats after traumatic brain injury. Neurochem Int，2017，111：69 - 81.

[59] Flaxman S. R. ，Bourne R. R. A. ，Resnikoff S. ，et al. Global causes of blindness and distance vision impairment 1990 - 2020：a systematic review and meta-analysis. Lancet Glob Health，2017，5(12)：e1221-e1234.

[60] Reichenbach A. ，Wurm A. ，Pannicke T. ，et al. Müller cells as players in retinal degeneration and edema. Graefes Arch Clin Exp Ophthalmol，2007，245(5)：627 - 636.

[61] Newman E. A. ，Zahs K. R. Modulation of neuronal activity by glial cells in the retina. J Neurosci，1998，18(11)：4022 - 4028.

[62] Reichenbach A. ，Bringmann A. New functions of Müller cells. Glia，2013，61(5)：651 - 678.

[63] Nakano T. ，Ando S. ，Takata N. ，et al. Self-formation of optic cups and storable stratified neural retina from human ESCs. Cell Stem Cell，2012，10(6)：771 - 785.

[64] Eastlake K. ，Wang W. ，Jayaram H. ，et al. Phenotypic and functional characterization of müller glia isolated from induced pluripotent stem cell-derived retinal organoids：improvement of retinal ganglion cell function upon transplantation. Stem Cells Transl Med，2019，8(8)：775 - 784.

[65] Eastlake K. ，Lamb W. D. B. ，Luis J. et al. Prospects for the application of müller glia and their derivatives in retinal regenerative therapies. Prog Retin Eye Res，2021，85：100970.

[66] Gabrielli A. ，Avvedimento E. V. ，Krieg T. Scleroderma. N Engl J Med，2009，360(19)：1989 - 2003.

[67] Ma J. ，Li W. ，Cao R. ，et al. Application of an iPSC-derived organoid model for localized scleroderma therapy. Adv Sci，2022，9(16)：e2106075.

[68] Watanabe S. ，Kobayashi S. ，Ogasawara N. ，et al. Transplantation of intestinal organoids into a mouse model of colitis. Nat Protoc，2022，17(3)：649 - 671.

第 16 章

类器官标准化与评价

16.1　类器官评价的维度与目的

迄今为止,类器官技术已被广泛应用于多个领域,包括疾病建模、药物开发和药物筛选等。在 3D 培养条件下,已成功培养出多种类器官如肺、胃、肠、肝、肾等。类器官技术的巨大潜力也日益被开发利用,不仅可用于药物的毒性检测、药效评价、新药筛选,用于建立疾病模型研究遗传病、传染病和肿瘤,还可用于精准医疗、研究组织器官发育以及组织器官的移植和修复。

最近,研究人员主要关注类器官构建以模拟疾病发展和人体的真实组织或器官,给该领域研究带来了爆炸式增长[1,2]。同时,从不同维度评价类器官的相关技术手段也值得进一步探讨,以达到相应的临床标准。为了充分发挥类器官技术的潜力,最直接的方式是用更加先进且成熟的手段表征和验证类器官的仿生性。虽然在类器官模型的特定局部区域中已经产生了类似于真实器官的结构模式,但宏观尺度的排列结构仍然与真实器官相较甚远。事实上,尽管同一批次制造的类器官高度相似,但在独立地评估特定区域形成时发现,一种"批量效应"产生了强烈的作用,即生成批次之间的巨大差异,最终导致类器官质量不稳定[3]。这表明迫切需要对类器官模型进行多方面的评估,建立类器官的评价标准,并明确类器官标准化评价的技术方法,以确保类器官细胞组成的质量标准以及生理功能方面的一致性。

类器官是一个多细胞、多层次的复杂体系,其中可能包含相应的生物活性材料,为了全面评估类器官模型,构建一个从微观尺度到宏观尺度的全面标准化评价体系将有助于类器官培养的进一步发展。基于以往的研究,多组学分析在揭示类器官的基因组、转录组和蛋白质组生物分子机制方面发挥着关键作用。此外,与体内相应的人体组织相比,单细胞组学分析和空间转录组分析对类器官的综合性图谱进行了前所未有的高维定量评估[4],这为阐明生物机制提供了强有力的新方法。病理学和形态学分析在宏观尺度上展现了体系结构的全貌,用以评估与体内器官和体外疾病/药物模型的相似性。最后,功能特性分析将完成最后一个难题,即所构建的类器官是否可以完整模拟出其所对应的真实器官的复杂功能,这将密切影响类器官用于筛选药物及探索关键生理机制的研究[5]。因此,在未来,类器官的标准化评价应更加关注量化体内原发组织的生物变异,并进一步解决环境扰动对体外类器官模型的影响。本章总结并讨论了从不同角度开展类器官技术标准化评价的最新进展,并通过分析不同类器官评价的实例,阐述类器官标准化评价技术是评估类器官作为体内基础研究到体外模型转化的桥梁,也是促使体外发现转化为临床应用的关键环节之一。

16.2　类器官评价的技术与方法

目前的类器官方案虽然在各个研究领域展现了独特的优势,但其评价体系存在相关的技术和概念限制。例如,类器官可能无法忠实地代表原代组织中细胞类型的多样性,并且其在解释环境暴露和生物体衰老这两个因素对人体器官的影响的能力有限。下一代测序方法的发展极大地促进了类器官的精确评估,最大限度地减少了污染物对转录组和表观基因组测序灵敏度的影响。单细胞测序和空间分析在解决这些问题方面起着关键作用。类器官发育的全面分子图谱可以前所未有的分辨率揭示细胞状态和转录调节程序,并与体内相应组织进行比较,为评估类器官提供了强大的新方法。同时结合传统的病理学评价、形态学评价,以及功能模拟评价的技术与方法,将能够全面地评价类器官的仿生功能。下文将在不同的层面具体介绍一些类器官评价的技术与方法(图 16 - 1)。

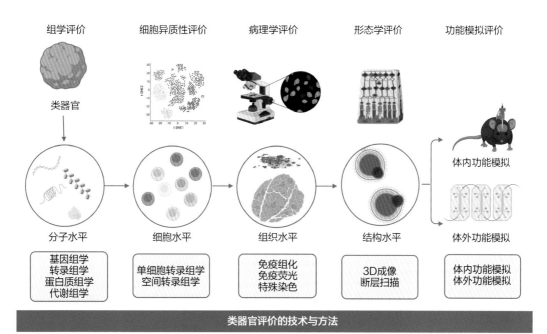

图 16 - 1　类器官评价的技术与方法

16.2.1 组学评价

1. 基因组学

基因组学是一门对生物体内所有基因进行集体表征、定量研究及不同基因组比较研究的交叉生物学学科。常见的分析方法包括：生物信息学、遗传分析、基因表达测量等。基因组学能够在分子水平上直观评价类器官的复杂调控机制。Huang 等[6]使用全基因组测序和转录组学测序(RNA-seq)建立了一个活体生物库。此活体生物库较好地评价了胰腺导管内乳头状黏液性肿瘤(intraductal papillary mucinous neoplasms，IPMNs)类器官中体细胞改变的特征，验证了类器官模型在研究正常胰管遗传学和生物学方面的效用。同样，除了通过全基因组测序评估的亚克隆异质性的分子变化外，基因组测序还有助于观察类器官形态学上的差异。同一批的患者来源癌症类器官(patient-derived cancer organoid，PDCO)将具有密集的分泌细胞表型，而另一些 PDCO 却是内在中空的[7,8]。由此可见，精确的基因网络能够评价类器官模型的内在调控机制和实际表型。通过与人体内真实器官的基因调控网络相对比，运用更好的技术手段，优化类器官模型，从而有助于使用类器官模型揭示疾病的发病机制。

表观基因组则以基因组水平为基础，进一步揭示类器官中的表观遗传修饰情况。该技术记录某个生物体的 DNA 和组蛋白的一系列变化，其中部分变化可以被传递给子代。一项研究表明在结肠类器官中，具有节律性差异的 DNA 甲基化模式持续保持，并且通过表观遗传时钟测量出这些器官模型发育程度也保持不变。该研究评价了结肠类器官用于在体外研究干细胞老化的可行性[9]。

2. 转录组学

转录组学在 RNA 水平上研究细胞中基因转录的情况及转录调控规律，是研究细胞表型和功能的一个重要手段。其中，传统的转录组学测序已经成为揭示生物学机制的一项必不可少的评估方法。类器官是由复杂的多细胞体系所构建，因此，对类器官的转录组学评价有助于揭示这个复杂系统的各类生物学功能。例如，一项研究使用 RNA 测序和流式细胞术等方法评估了所构建的脑类器官中小胶质细胞的生物学特征。该脑类器官富含具有典型分子表型、形态和功能相似的小胶质细胞，其在整个转录组水平上与成人小胶质细胞相似[10]。值得注意的是，这种含有小胶质细胞的脑类器官模型为研究人类生理环境中大脑发育过程中的小胶质细胞-神经元相互作用提供了一种宝贵的体外工具[11]。

3. 代谢组学

代谢组学可以对某一生物或细胞在一特定生理时期内所有低分子量代谢产物同时进行定性和定量分析，这对类器官代谢物/培养物的评价显得尤为重要。原代类器官培养物之间的变异性可能会导致实验系统中的噪音增加，因为这些含有多种细胞类型的类器官培养物往往使代谢物的分析结果变得难以解释。然而，通过代谢组学技术可以较好地控制培养物的差异性。例如，在肠道生物学中，充分评估类器官培养物需要对各种变异来源进行细致的量化,尤其是在肠道代谢活动中。Mohammadi 等[12]研究发现,通过对中心碳代谢物和激素产生模式的靶向分析进行评估,人类肠道成体干细胞(ASC)类器官培养物中供体间的变异性保持在可控水平,从而提供了稳健且可解释的实验设计方案,用以后续研究肠道代谢过程。

4. 蛋白质组学

蛋白质组学以蛋白质组为研究对象,研究细胞、组织或生物体蛋白质组成及其变化,通过在大规模水平上研究蛋白质的表达水平,以及蛋白与蛋白相互作用等,在蛋白质水平上获得关于疾病发生和细胞代谢等过程的整体而全面的认识。通过对健康人和患者肿瘤类器官进行更灵敏、更快速的蛋白质组学评价,可以证实生成的类器官具有患者个性化蛋白质谱。基于蛋白质组学特征的功能分析表明,诱导人多能干细胞衍生的上皮和间充质(EM)类器官含有各种表皮细胞增殖和分化蛋白,这些蛋白在皮肤组织中表达并参与许多信号通路,进而参与表皮组织的发育过程。不仅如此,EM 类器官中的各种细胞外基质蛋白可以促进一些细胞因子和调节因子进行组织修复[13]。总的来说,对个体化患者来源类器官蛋白质组谱的更深入了解有助于对患者进行诊断,进一步扩展探究发病机制的研究,提供更精准的疾病分类并扩展优化个性化治疗的技术工具箱。

多组学评价技术可在不同的微观层面揭示各种类型类器官的生物机制,为宏观水平的评估奠定基础,也为揭示未知的疾病发育机制提供新的思路(图 16 - 2)。

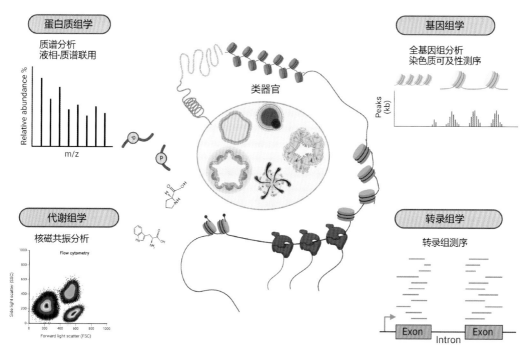

图 16 - 2　类器官的组学评价

16.2.2　细胞异质性评价

由于遗传和表观遗传因素的差异，来自同一生物的不同组织的细胞群体仍然表现出表型异质性，这可能使得模拟体内器官变得更加复杂、困难，因此如何准确地检测类器官的细胞微环境与真实的器官微环境的相似性，是类器官评价的关键问题。传统的评价体系是通过流式细胞术或者一些特异细胞染色进行评价，但是这些技术成本高、通量底、技术难，很难去全面使用。近几年单细胞技术和空间转录组技术的出现，能够从空间及时间不同维度上去评估组织的细胞异质性，为从实验室研究环境中全面破译类器官的细胞异质性提供了全新的思路(图 16 - 3)[14]。

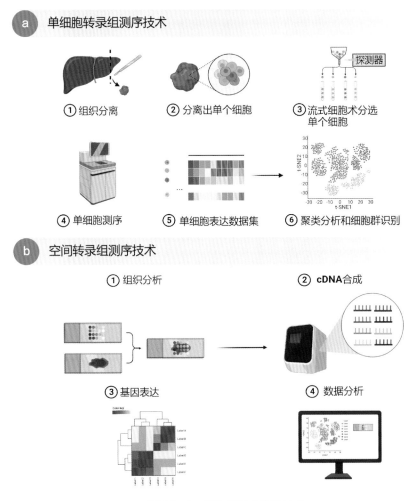

图 16 - 3　细胞异质性评价方法

1. 单细胞转录组测序

单细胞测序可以通过获取单个细胞的遗传信息，对类器官内的细胞组成和细胞状态进行定量、高维度的评估。单细胞转录组测序技术已经被广泛用于类器官评价体系。使用单细胞技术可以观察到基线代谢的异质性,即同一培养物中单个类器官内细胞间生长速率的差异与生长异质性无关。评估方法的自动化将是稳健测量的关键,来源于患者的类器官可提供大量的患者特定数据,这些数据可以标准化为基线培养特征,并测试临床相关的药物剂量和时间表,有可能确定成功的治疗方法[8]。例如,肿瘤类器官的异质性在临床上具有重要意义,能够对肿瘤类器官进行全面和系统评价的最优实验方法是对类器官单细胞异质性进行广泛且多模式的表征,特别是与开发新治疗策略相关的类器官[15]。对类器官来源的视网膜母细胞瘤在分子、细胞、遗传和表观遗传层面进行稳健的诊断非常重要。单细胞测序分析表明,在细胞特性和增殖方面,类器官来源的肿瘤与患者来源的异种移植物没有区别。这意味着视网膜母细胞瘤类器官系统可能是确定其是否代表个体克隆基因表达随时间动态变化的重要工具。该肿瘤类器官模型也可用于后续测试新疗法[16]。综上,单细胞测序技术将继续发挥重要作用,以在微观角度解释类器官的内在分子机制,确保类器官的多细胞水平的仿真性和稳定性。

2. 空间转录组

空间转录组测序是一种在组织原位检测基因表达的技术,同时可以避免组织中细胞位置信息的丢失。空间转录组学技术可以揭示生物过程如何发生在同一组织的不同区域,剖析源自转录组和蛋白质的空间组织图谱。类器官模型的完整描述需要评价其空间构成信息,以确定细胞的局部环境及其在生理学中的作用。通过评估类器官的原位组织和 3D 结构,并进行多重测量可以显著增加类器官的质量,例如,空间转录组技术可以识别缺失的细胞类型或异常的基因调控[4,17]。Garcia - Alonso 等[18]生成了正常人类子宫和 3D 子宫内膜类器官培养物的单细胞和空间位置图谱,并剖析了决定管腔和腺体微环境中上皮细胞谱系的信号通路,阐明了在每种疾病中占主导地位的细胞类型。最近,一项研究分析了诱导多能干细胞(iPSCs)生成的大脑类器官中的空间转录组,以直观显示谱系关系,揭示了在胚状体内大脑类器官区域化过程中谱系是如何建立的[19]。结合使用蛋白质组学、转录组学、表观基因组学和空间组学,可以为类器官提供一种新的评价方法。总之,不同的单细胞技术可以结合起来,以前所未有的高分辨率揭示细胞状态变化过程。单细胞转录组学测序揭示了类器官异质性、细胞类型和细胞状态;单细胞染色质可及性测序识别并维持和建立这些细胞类型的调控序列;空间转录组测序方法则可以剖析空间组织图谱,与参考图谱进行比较,来开发新的优化类器官的方法。使用微流体等微技术来设计类器官将为高通量功能基因组学创造机会,以详尽地评估细胞内在特性。对类器官的更全面了解将增强其作为研究器官形态、功能模型的相关性[20]。

16.2.3　病理学评价

病理学常用于研究疾病的发生机制、发展规律以及疾病过程中机体的形态结构等,其相关技术手段在评估与鉴定组织结构中具有不可替代的重要作用,是连接临床医学的“桥梁”。病理学评价技术主要从组织水平评价某种类器官的体内相容性,判断该类器官是否符合正常生理组织的形态结构。病理学评价技术主要包括免疫组化、免疫荧光、特殊染色等。

1. 免疫组化

免疫组化是解剖学外科病理学中广泛用于细胞分类和诊断的辅助检测方法,利用针对特定组织和细胞中某些抗原的抗体来促进对细胞类型和起源器官的测定。一项研究通过收集成人和儿童外科标本,建立了胶质母细胞瘤(glioblastoma)类器官标本,并利用免疫组化染色直观显示细胞增殖的体积和空间差异,揭示了成人和儿童胶质母细胞瘤对临床治疗的耐药性[21]。为研究膀胱癌建立了小鼠和人尿路上皮癌类器官,对所得类器官在组织学和功能学上进行了评价[22]。上皮癌类器官系统包含基于免疫组化和基因表达分析所验证的基底和腔内膀胱癌亚型。该研究表明,小鼠膀胱类器官为建模和研究致癌突变提供了一个有效的工具。免疫组化技术从组织水平上评价了类器官的组织学特征,为深度模拟体内组织、器官提供了传统且稳定的评价手段。

2. 免疫荧光

免疫荧光是一种免疫化学技术,可以在各种细胞制剂的不同类型组织中检测和定位各种抗原。这种能力是通过用荧光基团标记的特异性抗体的组合来实现,可以直观显示任何给定组织或细胞类型中的大多成分。建立原发性胰腺癌类器官后,采用免疫荧光法和免疫组化法来表征肿瘤微环境中患者来源的胰腺癌类器官和多细胞类器官共培养模型,在这些模型中观察到肌成纤维细胞样癌相关成纤维细胞的激活和肿瘤依赖性淋巴细胞浸润[23]。免疫荧光技术通过准确的定位,评估类器官细胞数量和分布情况,对判断体内植入类型的类器官的融合性具有重要价值。

3. 特殊染色

病理学常用的染色方法有苏木精-伊红染色法、Masson 三色染色、阿利新蓝染色等。苏木精-伊红染色法,简称 HE 染色法,是石蜡切片技术中常用染色法之一。如图 16 - 4b 所示,研究团队发现"骨痂"类器官注射到裸鼠皮下四周之后,有明显的骨化和血管化出现,表明骨痂类器官已经成熟并吸引血管侵袭,进一步说明骨痂类器官中的细胞处于软骨内成骨的晚期,在体内具有促进骨再生的潜力。

Masson 三色染色是最为常用的结缔组织染色法,主要用于胶原纤维和肌纤维的鉴别染色。如图 16 - 4c 所示,Masson 三色染色显示骨愈伤组织类器官组微球(MS)周围有骨样区域;如图 16 - 4d 所示,Ⅱ型胶原(COL2)和骨钙素(OCN)的免疫荧光染色显示,负载骨髓间充质干细胞的 MS 组软骨细胞活性显著,是软骨内成骨的早期状态,而成骨细胞活性在骨痂组织类器官组更显著。由此可见,通过特殊染色和免疫组化、免疫荧光相结合,可以评估类器官的发育程度,以及相关基因表达定位情况[24]。

16.2.4 形态学评价

形态学评价主要是通过多种技术观察生物体的组织构造,研究外在形态方面的特征。为评价类器官在形态上是否符合正常细胞或组织结构,乃至器官结构,往往需要形态学上的观察和验证。形态学技术包括成像技术、断层扫描技术等一系列与信息处理相结合的检测方法。

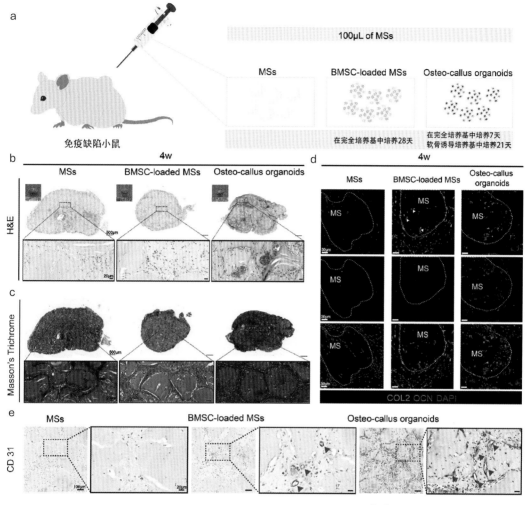

图 16 - 4 骨愈伤组织类器官组装成骨状组织[24]

（a）不同 MS 的皮下植入的示意图；（b - c）组织学评估（b：H&E 染色；c：Masson 三色染色）；（d）免疫荧光染色：COL2 和 OCN 植入的 MS 和器官的图像；（e）植入 MS 和骨愈伤组织类器官的 CD31 免疫化学染色。MSs：微球；BMSC - MSs：负载骨髓间充质干细胞的微球；Osteo-callus organoids：骨痂类器官。

1. 3D 成像

形态学成像技术包括一系列处理图像形状特征的方法。在类器官的研究过程中，由于高分辨率显微镜的穿透深度有限和深度依赖性光衰减，类器官很难成像，这可能会限制对信号转导途径的理解和细胞-细胞外基质相互作用的评价。为了克服这些困难，研究人员开发了光转移烯丙基硫醚交换膨胀显微镜（phototransfer by allyl sulfide exchange-expansion microscopy，PhASE - ExM），从而实现类器官及其细胞外基质的光学清除和超分辨率成像[25]。研究发现荧光显微镜有助于评价类器官的细胞组成，并能证明类器官与其原始组织的表型相似性。此项研究对携带荧光报告基因的整个类器官进行高分辨率3D 成像提供了一个详细的方案[26]。

2. 断层扫描

电子计算机断层扫描（computed tomography，CT）是利用精确准直的 X 线束、γ 射线、超声波等，与高灵敏度的探测器围绕生物体的某一部位作一个接一个的断面扫描的一种技术。3D 组织工程体外模型，特别是多细胞球体和类器官，已成为探索疾病进展和指导新治疗策略开发的重要工具。在 Cassandra L. Roberge 的实验中[27]，光学相干断层扫描（optical coherence tomography，OCT）被用作无标记工具，以评估通过液体覆盖技术生成的肿瘤球体的 3D 形态和细胞密度。Ming 等[28] 构建了人心脏类器官（human heart organoids，hHOs），如图 16-5 所示，通过定制的光谱域光学相干断层扫描系统来评价其生长状态并观察腔室结构的发展和跳动模式。这些发现证明了 OCT 是一种有前途的无创、定量、无标记、纵向和基于细胞的方法，可以在宏观尺度上评估 3D 细胞聚集体的发育和药物反应。

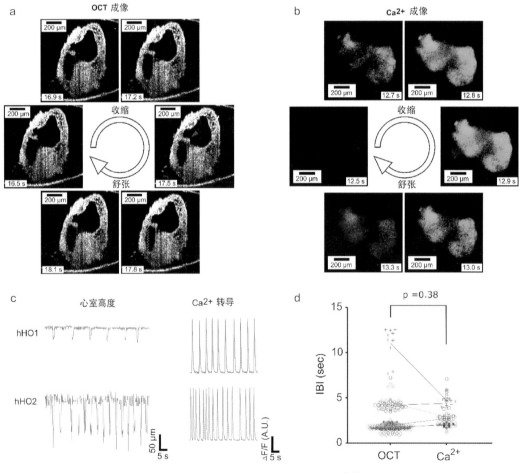

图 16-5　表征人心脏类器官的跳动[28]

（a）OCT 表征的 hHOs。圆形箭头指示每个帧组的时间序列；（b）hHOs 跳动的特征 GCaMP6f 的荧光成像；（c）血细胞跳动的痕迹；（d）从 OCT 和钙成像测量的节拍间隔（IBI）。每个标记表示一个时间间隔，每种颜色代表一个 hHO。OCT：光学相干断层扫描；hHOs：人心脏类器官。

16.2.5 功能模拟评价

构建成熟类器官的目的之一是完善一种仿生化的体外研究平台,代替传统动物模型。为了评价类器官的功能与组织、器官的生理功能是否达到可替代性的程度,根据实际的生理功能评价类器官显得尤为必要。但由于实际的生理功能依托于不同类型的类器官,且功能模拟评价方法非常的多,我们仅仅从体内体外两个维度进行了举例概括。

1. 体外功能模拟

类器官要达到一定的仿真程度,须经过体内外功能模拟的评价,才能在临床广泛使用之前确保其可靠性。例如,在进行骨修复的过程中,也需要在体外评价骨类器官相关力学性能和骨密度等基本生物学参数,以此来验证骨类器官的机械承重能力。其中机械性能测试和显微断层扫描技术是常用的评价方法。对大脑类器官来说,其电生理学功能是模拟人类大脑的重要评估环节之一。电生理技术通过多种形式的能量(电、声等)刺激生物体,测量、记录和分析生物体发生的电现象(生物电)及生物体的电特性。人体皮质发育是一个错综复杂的过程,将产生许多相互作用的细胞类型和与其他大脑区域之间的远程连接。人类干细胞衍生的皮质类器官现在被广泛用于模拟生理和病理条件下的人类皮质发育,弥补了既往研究无法进入人类大脑皮质了解皮质发育的缺陷。通过回顾人皮质类器官的现有数据以及最新进展,发现利用皮质类器官能深入了解单个神经元的发育水平并且改善神经元网络功能[29]。另外,膜片钳技术能探究细胞电生理的反应和离子通道的变化情况,在体外评价脑类器官、心脏类器官等相关生理特性具有显著优势。电生理学评价技术有助于深入了解人类神经生理学,并通过模拟疾病来测试新的治疗方法。

2. 体内功能模拟

类器官可以体内模拟细胞微环境对药物的反应,或许可以代替某些传统动物模型或者药物筛选模型。目前的胶质瘤临床前模型缺乏脑内微环境的功能模拟,已经建立的大多数肿瘤细胞系不能代表胶质瘤生物学评价治疗效果。Zhang 等[30]从患者来源的神经胶质瘤脑类器官和异种移植物中开发了一个并行模型的综合系统,用于评估神经胶质瘤生物学和对化疗药物反应的预测,这可能为神经胶质瘤的个性化治疗提供新的策略。例如,越来越多的临床前证据表明,二甲双胍对各种恶性肿瘤具有抗癌特性。然而,来自癌细胞系和异种移植物的大多数证据可能高估了二甲双胍的益处,因为这些模型是不够的,并且需要超生理水平的二甲双胍。患者来源异种移植物(PDX)由于对亲本肿瘤具有高保真度,是癌症研究中的优势平台[31]。此外,PDX 衍生的类器官可用来研究二甲双胍在结直肠癌中的疗效,为二甲双胍作为结直肠癌的抗癌药物提供了直接证据。

类器官可以模拟体内正常生理组织的发育过程,达到修复的目的。例如,皮肤类器官相比传统的外用辅料来说更亲合组织,是一种潜在的内在治疗手段。又如,骨痂类器官能在一个月内快速高效地修复大面积骨缺损,相比传统生物医用金属更具优势,且组织相容性更好[24]。能模拟体内功能的患者特异性类器官可以扩展生物样本库,探索符合传统研究伦理的新技术,在个性化医疗中发挥价值[32](图16-6)。

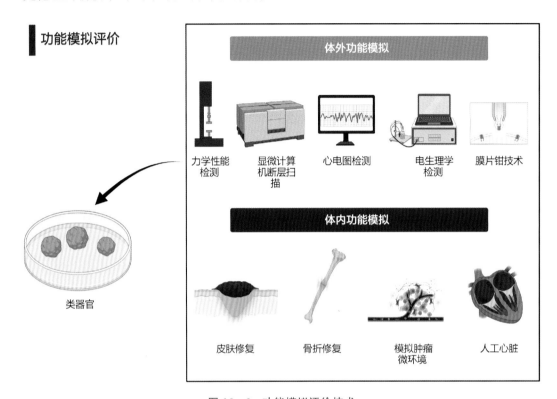

图16-6 功能模拟评价技术

16.3 类器官多维度评价案例

16.3.1 肿瘤类器官

患者来源类器官(PDO)是用取自患者体内的原发性肿瘤,在实验室中培养出的一种微型3D肿瘤细胞模型,可以在体外构建肿瘤微环境(TME)。PDO高度模拟了肿瘤组织来源的特征,保留了个体间的肿瘤异质性,可用于功能性的测试。

为了研究视网膜母细胞瘤,Jackie L. Norrie 等[33]构建了视网膜类器官,将视网膜类器官解离并注射到免疫功能低下小鼠的眼睛玻璃体中以支持视网膜母细胞瘤的生长。通过单细胞RNA测序(scRNAseq)分析表明,在细胞特性和增殖方面,类器官来源的肿瘤与原位患者来源异种移植物(orthotopic patient-derived xenografts,O-PDX)和患者肿瘤没有区别。这意味着视网膜类器官系统或许是可以体现个体克隆基因表达随时间动态变化的重要工具。该肿瘤类器官模型也可用于测试新疗法。

最近,类器官技术已被用于产生大量的乳腺癌类器官库。Dan Shu 等[34]为了预测乳腺癌患者对新辅助化疗的反应,从接受过新辅助化疗的局部晚期乳腺癌患者的活检样本中构建了一个活的类器官生物库。根据 HE 染色组织和类器官切片的盲法组织病理学分析,发现乳腺癌类器官的表型通常与原始乳腺癌一致。实验数据证实,患者对化疗的反应与类器官对药物的反应密切相关。Jennifer M. Rosenbluth 等[35]通过大规模细胞术(飞行时间细胞术)对匹配的类器官培养物和天然组织进行单细胞分析,广泛评估了类器官培养技术是否能够通过长期繁殖保留复杂的干/祖细胞和分化的细胞类型。已经证明,类器官中的多个乳腺上皮谱系忠实地保留了培养中原始组织的乳腺特异性蛋白表达模式,在单一培养物中识别了 38 种金属标记抗体,但在 2D 培养下,不同的谱系(尤其是腔细胞)丢失了表型。研究表明,正常的人乳腺类器官可以高效产生,并在长期培养中维持上皮细胞的主要亚群。乳腺类器官培养物将会是进一步研究正常乳腺多功能谱系的有利工具,也有助于阐明人乳腺中的正常分化状态以及癌前表型。

16.3.2　脑类器官

脑类器官是通过人类干细胞培养而成的微型大脑,其组成细胞与人脑神经元相似,可概括人类神经发育的各个方面,可用于研究神经疾病和进化。

Sabate - Soler 等[36]描述了一种从人类 iPSC 中提取小胶质细胞并将其整合到 iPSC 衍生的中脑类器官中的方法。使用单核 RNA 测序,实验提供了中脑类器官中小胶质细胞的详细表征,以及它们的存在对类器官其他细胞的影响,研究表明脑类器官中的小胶质细胞可以影响突触重塑并增强神经元兴奋性,并且展示了一个更合适的系统来进一步研究大脑发育,以及神经退行性疾病和神经炎症。

Trevino 等[37]为探究前脑发育的特征构建了人类三维前脑类器官中可探查的染色质图谱。通过将染色质的可及性分析与转录组学相结合,确定调节人类皮质生成的推定增强子基因连锁和转录因子,进而绘制了疾病的遗传风险图,并探索了进化保护。该类器官可用于进一步研究控制神经元与神经胶质细胞产生的详细机制,以及中间神经元的规格和皮质细胞成熟。

16.3.3　视网膜类器官

视网膜类器官(RO)是通过人胚胎干细胞和诱导多能干细胞分化出来的,在培养皿中产生的类器官,具有适当的视网膜神经标志物,能够形成视网膜的层次结构,甚至具有光反应。

Xie 等[38]根据表观遗传学和转录组学特征对人视网膜和人源 iPSC 衍生的视网膜类器官进行了染色质可及性分析。结果表明,视网膜类器官概括了人视网膜的时间过程,包括视网膜形态发生、视网膜神经发生和光感受器分化,但具有不同的染色质特征。此外,调节视网膜发育的转录因子被保留,同时人视网膜和视网膜类器官之间的发育转录网络高度相关。

Xue 等[39]使用不同的定量和定性技术来充分表征静态培养皿培养和生物反应器培养方法产生的干细胞衍生的视网膜类器官。通过分析相差显微镜、单细胞 RNA 测序、定量聚合酶链反应、免疫组织和电子显微镜的结果,发现生物反应器培养的 RO 的细胞类型和形态与静态培养的细胞类型和形态相当,并且表现出相似的视网膜基因表达水平。此外,还使用荧光寿命成像评估了两组中 RO 的代谢活性,发现生物反应器培养的 RO 的外表面区域具有与成像过程中静态培养的 RO 相当的游离/结合 NADH 比值和整体较低的长寿命物种比。总而言之,该实验验证了一种具有显著降低剪切应力的自动化微流体装置,以产生与传统静态培养中保持的质量相当的 RO。

16.3.4　肠道类器官

肠道类器官是将分离的肠道隐窝或干细胞植入含有多种生长因子的基质胶中,在基质 3D 支撑下生成具有肠道上皮样结构的微型空心球体。该模型包含关键的肠细胞类型,再现了肠上皮的生理结构。

Mead 等[40]提出了一个普遍适用的框架,该框架利用大量平行的单细胞转录组测序将体内发现的细胞类型和状态与体外模型(如类器官)的细胞类型和状态进行比较。此外,还利用已识别的差异来提高模型保真度。该实验以潘氏细胞(Paneth cell,PC)作为示例,揭示了体内 PC 与当前体外类器官模型之间谱系定义基因的基本基因表达差异。进行转录组学、流式细胞术、形态学和蛋白质组学表征,证明 PC 生理学中的功能性(抗菌活性、生态位支持)改善。该实验通过使用肠道类器官这一模型提供了一个简单的工作流程,用于识别体外模型的局限性并增强其生理保真度。使用肠道类器官中的成体干细胞衍生 PC 作为模型系统,成功地对特定细胞类型的类器官表现进行基准测试,并利用这种比较来生成功能改进的体外 PC 群体。通过该实验的结果推断,合理改进的类器官模型将有助于对各自细胞类型中特定疾病相关基因进行机制探索。

16.3.5　肾脏类器官

肾脏类器官是通过诱导人胚胎干细胞或诱导多能干细胞分化形成的类器官,是自体组织的三维结构,包含类似于体内对应物功能的肾细胞。由此产生的肾脏结构为疾病建模、药物筛选以及未来可能的治疗应用提供了巨大的潜力。

Shankar 等[41]使用人诱导多能干细胞来源的肾脏类器官来研究肾素和肾素-血管紧张素系统在肾脏中的作用。通过单细胞测序、免疫组化和功能分析发现,类器官能显示肾脏特异性细胞群,且产生的肾素对甲状旁腺激素的调节敏感。肾脏类器官可用于模拟疾病,如慢性肾脏疾病和肾脏纤维化,以研究疾病对肾素-血管紧张素系统失调的影响,并可在该模型中评估新的靶向药物。肾脏类器官模型中内分泌系统的发现为研究肾脏发育和疾病、临床治疗和再生提供了无数的机会。

16.3.6　心脏类器官

心脏类器官由诱导多能干细胞形成,具有心房和心室样结构,也能够搏动。该模型可自发形成空腔,自主跳动,无需支架支持。同时,这种心脏类器官在受伤后可以自主动员心脏成纤维细胞迁移修复损伤。开发真正的心脏类器官可以在培养皿中研究的心脏发育、功能和发病机制,深入了解先天性心脏病的性质。

Lewis-Israeli 等[42]报道了一种通过自组装,使用人多能干细胞产生的发育相关的人心脏类器官。通过运用免疫荧光、断层扫描、成像等方法的评价分析,发现心脏类器官在转录组、结构和细胞水平上可与年龄匹配的人类胎儿心脏组织相媲美。此外,类器官可以发育复杂的内部腔室,具有组织良好的多系心肌细胞类型,再现心脏形成和房室间隔;发育复杂的血管系统,并表现出强健的功能活性。正如妊娠期糖尿病诱导的先天性心脏缺陷的体外模型所证明的那样,该类器官平台可以重现与先天性心脏缺陷相关的复杂代谢紊乱。

16.3.7　肝脏类器官

肝脏类器官是具有肝脏功能,可用于肝脏发育和再生、解毒和代谢研究的三维模型,是解决成体干细胞生物学相关问题的新平台。

Guan 等[43]研究了先天性肝纤维化的发病机制,这是一种人肝脏类器官被改造表达常染色体隐性多囊肾病(ARPKD)最常见的致病突变。病理学研究显示,这些肝脏类器官仅在 21 天内就发展出 ARPKD 肝脏病理的主要特征(胆管异常和纤维化)。ARPKD 突变增加了肝脏类器官中胶原蛋白的丰度和厚胶原纤维的生成。转录组学和其他分析表明,ARPKD 突变激活 TGF - β 通路,导致胆管细胞增加,它积极参与刺激肌成纤维细胞形成胶原纤维。产生胶原的肌成纤维细胞也有扩增,PDGFRB 蛋白表达显著增加,STAT3 信号通路激活。此外,ARPKD 类器官肌成纤维细胞的转录组类似于常见的肝纤维化形式。当用 PDGFRB 抑制剂处理 ARPKD 类器官时,观察到的抗纤维化作用证实了PDGFRB 通路的参与。除了提供对先天性(和可能的获得性)肝纤维化的发病机制的洞察,ARPKD 类器官也可以用于测试潜在的抗纤维化治疗的抗纤维化疗效。

16.3.8　骨类器官

骨类器官基于生物活性材料所构建,负载干细胞(如骨干细胞、胚胎干细胞等)或祖细胞(如成骨细胞和/或破骨细胞等)定向分化成具有仿生特征的微型骨组织。

Iordachescu 等[44]提出了一个微米级骨类器官,有利于在细胞组织界面研究骨过程。通过生理学研究,与静态对照组相比,模拟微重力组检测到破骨细胞骨吸收部位的形态不同。一旦包裹在人纤维蛋白中,暴露在模拟微重力下 5 天,就可以观察到大量的骨从初始结构中丢失,从而进一步模拟骨丢失过程。构建体可以作为多细胞、器官单位发挥作用。大的骨细胞突起和管状结构从初始结构发展成毫米级的基质。检测到来自初始骨结构的微米级碎片沿着这些小管移动,并被带到远离原生结构的位置,在那里新的基质开始形成。该类器官可以研究精细的生理过程,揭示病理性骨丢失和骨重塑的不平衡。

Pievani 等[45]构建了骨髓类器官来研究表达造血干细胞(HSC)生态位特征的脐带血成纤维细胞(cord blood-borne fibroblasts,CB-BF)群体是否包含改造生态位的前体。定期观察 CB 小骨,根据组织学分析和小骨内分离的造血细胞数量,CB 小骨显示红骨髓优于黄骨髓。实验数据表明,由 CB-BF 构建的类器官能够重现骨髓微环境形成的条件,并建立完整的造血细胞龛,在功能上支持造血组织。

16.4　本章小结

模拟体内组织的类器官模型已显示出用于研究不同疾病的绝佳潜力。尽管 3D 类器官培养技术取得了很大的进展,但仍缺乏标准化技术以使其在转化研究中广泛应用[5]。本文中提到的多维度的评价技术体系不仅发现了高维多细胞结构中的分子生物机制,还可以组成一系列的高通量方法来共同评估类器官对人体组织器官的细胞组成和功能特性的仿生性。

过去十年中,构建类器官领域发生了技术性的转变,并且评估类器官的生理保真度并证明其效用的合理性的相关技术手段值得继续突破。研究人员投入了大量精力,优化培养形式和改进培养条件(如在高通量药物筛选中应用的器官芯片[46]),以此来提高类器官构建的稳定性。传统的低维技术为证明类器官的基因组学、蛋白质组学和表观基因组学等提供了有效的方法,而单细胞技术的进步有望进一步评估细胞状态和空间信息[14]。病理分析和形态分析描绘了类器官的宏观尺寸,为类器官的生理功能模拟奠定了基础。然而,考虑到不同组织的异质性,类器官能否在功能特性上完全替代传统的动物模型还未可知。因此,未来应该从不同维度改进类器官分子生物学机制和生理功能特性保真度方面的评价技术。

综上所述,随着多通路复用与多模态技术的应用,类器官正变成一种高度仿生的体内外模型,同时对于其功能及机制的标准化评价体系也在逐步完善。目前,高维技术将持续用于评价类器官作为组织模型的准确性,并广泛集成智能算法和微流体控制技术[17]。也许在不久的将来,类器官共培养物也将用于模拟组织中的细胞间通讯以产生新的生物学见解。

(徐　可)

参考文献

[1] Chen S., Chen X., Geng Z. et al. The horizon of bone organoid: a perspective on construction and application. Bioact Mater,2022,18:15-25.

[2] Clevers H. Modeling development and disease with organoids. Cell,2016,165(7):1586-1597.

［3］Giandomenico S. L., Sutcliffe M., Lancaster M. A. Generation and long-term culture of advanced cerebral organoids for studying later stages of neural development. Nat Protoc, 2021, 16(2): 579 - 602.

［4］Bock C. et al. The organoid cell atlas. Nat Biotechnol, 2021, 39(1): 13 - 17.

［5］Rauth S., Karmakar S., Batra S. K. et al. Recent advances in organoid development and applications in disease modeling. Biochim Biophys Acta Rev Cancer, 2021, 1875 (2): 188527.

［6］Huang B. et al. Molecular characterization of organoids derived from pancreatic intraductal papillary mucinous neoplasms. J Pathol, 2020, 252(3): 252 - 262.

［7］Puca L. et al. Patient derived organoids to model rare prostate cancer phenotypes. Nat Commun, 2018, 9(1): 2404.

［8］Skala M. C., Deming D. A., Kratz J. D. Technologies to assess drug response and heterogeneity in patient-derived cancer organoids. Annu Rev Biomed Eng, 2022, 24: 157 - 177.

［9］Lewis S. K. et al. DNA methylation analysis validates organoids as a viable model for studying human intestinal aging. Cell Mol Gastroenterol Hepatol, 2020, 9(3): 527 - 541.

［10］Ormel P. R. et al. Microglia innately develop within cerebral organoids. Nat Commun, 2018, 9 (1): 4167.

［11］Dutta D., Heo I. Clevers, H. Disease modeling in stem cell-derived 3D organoid systems. Trends Mol Med, 2017, 23(5): 393 - 410.

［12］Mohammadi S. et al. Assessing donor-to-donor variability in human intestinal organoid cultures. Stem Cell Reports, 2021, 16(9): 2364 - 2378.

［13］Ma J., Li W., Cao R., et al. Application of an iPSC-derived organoid model for localized scleroderma therapy. Adv Sci (Weinh), 2022, 9(16): e2106075.

［14］Qin X., Tape C. J. Deciphering organoids: high-dimensional analysis of biomimetic cultures. Trends Biotechnol, 2021, 39(8): 774 - 787.

［15］Driehuis E., Kretzschmar K., Clevers H. Establishment of patient-derived cancer organoids for drug-screening applications. Nat Protoc, 2020, 15(10): 3380 - 3409.

［16］Norrie J. L., et al. Retinoblastoma from human stem cell-derived retinal organoids. Nat Commun, 2021, 12(1): 4535.

［17］Brancati G., Treutlein B., Camp J. G. Resolving neurodevelopmental and vision disorders using organoid single-cell multi-omics. Neuron, 2020, 107(6): 1000 - 1013.

［18］Garcia-Alonso L., Handfield L. F., Roberts K., et al. Mapping the temporal and spatial dynamics of the human endometrium in vivo and in vitro. Nat Genet, 2021,53(12): 1698 - 1711.

［19］He Z., Maynard A., Jain A., et al. Lineage recording in human cerebral organoids. Nat Methods, 2022, 19: 90 - 99.

［20］Lee C. T., Bendriem R. M., Wu W. W., et al. 3D brain organoids derived from pluripotent stem cells: promising experimental models for brain development and neurodegenerative disorders. J Biomed Sci, 2017, 24(1): 59.

［21］Sundar S. J., Shakya S., Barnett A., et al. Three-dimensional organoid culture unveils resistance to clinical therapies in adult and pediatric glioblastoma. Transl Oncol, 2022, 15 (1), 101251.

［22］Mullenders J., de Jongh E., Brousali A., et al. Mouse and human urothelial cancer organoids: a tool for bladder cancer research. Proc Natl Acad Sci U S A 116, (10), 4567 - 4574, (2019).

［23］Tsai S., McOlash L., Palen K., et al. Development of primary human pancreatic cancer organoids, matched stromal and immune cells and 3D tumor microenvironment models. BMC

Cancer，2018，18 (1)：335.

[24] Xie C.，Liang R.，Ye J.，et al. High-efficient engineering of osteo-callus organoids for rapid bone regeneration within one month. Biomaterials，2022，288：121741.

[25] Blatchley M. R.，Günay K. A.，Yavitt F. M.，et al. In situ super-resolution imaging of organoids and extracellular matrix interactions via phototransfer by allyl sulfide exchange-expansion microscopy (PhASE-ExM). Adv Mater，2022，34 (16)：e2109252.

[26] Dekkers J. F.，Alieva M.，Wellens L. M.，et al. High-resolution 3D imaging of fixed and cleared organoids. Nat Protoc，2019，14(6)：1756-1771.

[27] Roberge C. L.，Kingsley D. M.，Faulkner D. E.，et al. Non-destructive tumor aggregate morphology and viability quantification at cellular resolution，during development and in response to drug. Acta Biomater，2020，117：322-334.

[28] Ming Y.，Hao S.，Wang F.，et al. Longitudinal morphological and functional characterization of human heart organoids using optical coherence tomography. Biosens Bioelectron，2022，207：114136.

[29] Zourray C.，Kurian M. A.，Barral S.，et al. Electrophysiological properties of human cortical organoids：current state of the art and future directions. Front Mol Neurosci，2022，15：839366.

[30] Zhang L.，Liu F.，Weygant N.，et al. A novel integrated system using patient-derived glioma cerebral organoids and xenografts for disease modeling and drug screening. Cancer Lett，2021，500：87-97.

[31] Mohamed Suhaimi N. A.，Phyo W. M.，Yap H. Y.，et al. Metformin inhibits cellular proliferation and bioenergetics in colorectal cancer patient-derived xenografts. Mol Cancer Ther，2017，16 (9)，2035-2044.

[32] Garreta E.，Kamm R. D.，Chuva de Sousa Lopes SM，et al. Rethinking organoid technology through bioengineering. Nat Mater，2021，20(2)：145-155.

[33] Norrie J. L.，et al. Retinoblastoma from human stem cell-derived retinal organoids. Nat Commun，2021，12(1)：4535.

[34] Shu D.，Shen M.，Li K.，et al. Organoids from patient biopsy samples can predict the response of BC patients to neoadjuvant chemotherapy. Ann Med，2022，54(1)：2581-2597.

[35] Rosenbluth J. M.，Schackmann R. C. J.，Gray G. K.，et al. Organoid cultures from normal and cancer-prone human breast tissues preserve complex epithelial lineages. Nat Commun，2020，11 (1)：1711.

[36] Sabate-Soler S.，Nickels S. L.，Saraiva C.，et al. Microglia integration into human midbrain organoids leads to increased neuronal maturation and functionality. Glia，2022，70(7)：1267-1288.

[37] Trevino A. E.，Sinnott-Armstrong N.，Andersen J.，et al. Chromatin accessibility dynamics in a model of human forebrain development. Science，2020，367(6476)：eaay1645.

[38] Xie H.，Zhang W.，Zhang M.，et al. Chromatin accessibility analysis reveals regulatory dynamics of developing human retina and hiPSC-derived retinal organoids. Sci Adv，2020，6(6)：5247.

[39] Xue Y.，Seiler M. J.，Tang W. C.，et al. Retinal organoids on-a-chip：a micro-millifluidic bioreactor for long-term organoid maintenance. Lab Chip，2021，21(17)：3361-3377.

[40] Mead B. E.，Ordovas-Montanes J.，Braun A. P.，et al. Harnessing single-cell genomics to improve the physiological fidelity of organoid-derived cell types. BMC Biol，2018，16(1)：62.

[41] Shankar A. S.，Du Z.，Mora H. T.，et al. Human kidney organoids produce functional renin.

Kidney Int，2021，99(1)：134－147.

［42］Lewis-Israeli Y. R.，Wasserman A. H.，Gabalski M. A.，et al. Self-assembling human heart organoids for the modeling of cardiac development and congenital heart disease. Nat Commun，2021,12(1)：5142.

［43］Guan Y.，Enejder A.，Wang M.，et al. A human multi-lineage hepatic organoid model for liver fibrosis. Nat Commun，2021，12(1)：6138.

［44］Iordachescu A.，Hughes E. A. B.，Joseph S.，et al. Trabecular bone organoids：a micron-scale 'humanised' prototype designed to study the effects of microgravity and degeneration. NPJ Microgravity，2021，7(1)：17.

［45］Pievani A.，Sacchetti B.，Corsi A.，et al. Human umbilical cord blood-borne fibroblasts contain marrow niche precursors that form a bone/marrow organoid in vivo. Development，2017，144(6)：1035－1044.

［46］Park S. E.，Georgescu A.，Huh D. Organoids-on-a-chip. Science，2019，364(6444)：960－965.

第 17 章

类器官的转化应用

17.1 类器官的转化应用场景

由于类器官在结构和功能上高度模拟真实器官,这使其在解析人体复杂组织器官功能和探索临床前疾病治疗中极具发展前景。目前,已通过与免疫细胞共培养来构建类器官,实现肿瘤微环境(TME)的模拟[1],器官的尺寸也已从 10^6 个细胞扩增到 10^8 个细胞[2]。与此同时,发展了借助类器官实施的高通量药物筛选[3]。类器官在实验室的研究不断取得令人兴奋的成果,而各种器官的体外构建类器官的方法也逐步得到完善,有些已进入临床转化阶段。2022 年 7 月,日本东京医科齿科大学研究团队全球首次将类器官用于临床治疗溃疡性大肠炎。虽然其安全性评价尚无确切结论,且临床转化应用仍处于起步阶段,后续仍有大量的工作需要开展,但该技术的临床应用已经向世界展现出其治疗顽疾的巨大潜力。目前,类器官已经在发育生物学、生物样本库、药物筛选、精准医疗、再生医学、疾病建模等领域得到了广泛的应用,如图 17-1 所示。接下来,本章将从类器官在上述 6 个领域中的转化应用进行详细介绍。

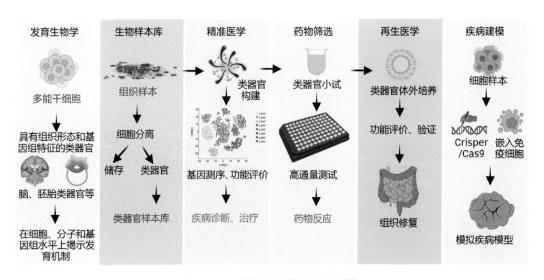

图 17-1 类器官的转化应用场景

17.1.1　发育生物学

成熟的类器官可显示出功能器官组织的亚结构,且可用于成人组织稳态和胚胎器官的发育研究。例如,根据类器官对成人组织稳态的研究,可以深入了解肠隐窝的结构和干细胞生态位的本质,从而验证肠上皮层的更新[4]。最近的一项研究表明,可将类器官与动物体内模型结合来探索肠道内分泌调节因子的分化定位。肠道内分泌谱系层次的稳态调节是一个未知的过程,Clevers 等[5]利用一种新的神经 Neurog3 基因(肠内分泌开始时短暂表达的主调控基因),在单细胞水平上实时揭示了肠内分泌分化过程中的转录变化。这种 Neurog3Chrono 双荧光报告基因,可协助测定肠内分泌分化开始的时间,并能够沿着绝对时间轴精确定位到单细胞转录组。该研究方法对肠内分泌层次及其亚谱系进行了明确的描述,揭示了亚谱系之间的差异动力学,并揭示了肠嗜铬细胞和 L 细胞对时间的依赖性及其可塑性。此外,转录变化的时间分辨图谱还能够预测多个调控因子,其中 9 个可通过小鼠的条件敲除或在经 CRISPR 修饰构建的肠道类器官中进行验证,另外还发现 6 个新的调控因子(Sox4、Rfx6、Tox3、Myt1、Runx1t1 和 Zcchc12)可产生特异性的肠内分泌。这种时间分辨的单细胞转录图为阐明肠道内分泌分化提供了充足的证据。

类器官的构建与培养也极大地促进了胚胎发育学的研究。人诱导多能干细胞(hiPSCs)可以产生具有胚胎形态和基因组特征的类器官,从而获得与生理胚胎发育相平行的组织结构[6,7]。hiPSCs 已成为可在细胞、分子和基因组水平上揭示人类大脑发育机制的一种工具。如图 17-2 所示,在吻侧神经化因子存在的情况下,悬浮生长的 hiPSCs 可以产生与体内结构相似的包含极化径向胶质细胞、中间祖细胞和层特异性皮质神经元的三维结构。hiPSCs 衍生的多层结构表达出了胚胎端脑而非其他 CNS 区域的典型基因。此外,可通过控制胚胎端脑的细胞生长、高表达表型转录因子,得到表型与受孕 8—10 周后的人类早期大脑皮质壁具有极高相关性的类器官。因此,hiPSCs 能够表达一个转录程序来指导人类胚胎端脑(大脑皮层区)的发育[7]。该模型的构建为研究人类大脑的发育及人类大脑皮层紊乱提供了可能并打下了坚实的基础。

17.1.2　生物样本库

类器官可以进行相对大规模的生产,并可创建生物样本库[8]。每年全球约有 15.2 万女性死于卵巢癌,其中最常见的亚型是起源于输卵管的高级别浆液性卵巢癌(HGSOC),该亚型扩散迅速,因此致死率极高。目前针对该疾病的治疗主要是手术切除和化疗,但是愈后效果差。HGSOC 的特征是普遍存在 TP3 突变和遗传物质变异,针对这一特性,曼彻斯特大学的 Taylor 教授团队[9]开发了一种从患者活检组织中分离基质细胞和肿瘤细胞并存储细胞的方法,如图 17-3 所示。这个体外培养的模型可以为验证卵巢癌细胞染色体的不稳定性快速地提供理论支持。同时,通过提取来自不同患者的病变细胞,可构建个性化的 HGSOC 类器官,这些不同细胞来源的类器官就组成一个"活生物样本库",为后续的基础或临床研究提供充足的实验基础。

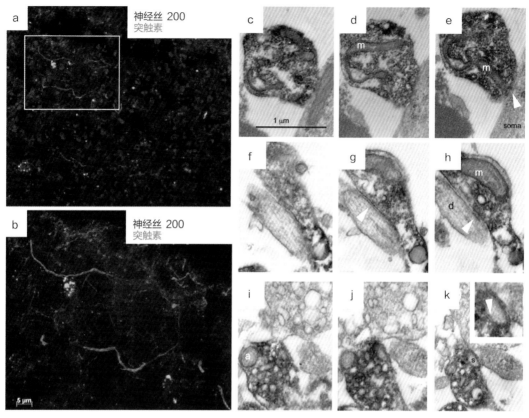

图 17‑2 体外培养 50 天和 70 天时,hiPSCs 衍生的多层结构中存在突触的证据

(a 和 b) 突触素/神经丝 200 在第 70 天的双免疫染色显示大量突触素标记的神经突起。(c—k) 免疫电子显微镜显示出细胞的轴突末端(c—e)、树突(f—h)和其书脊状结构(i—k)的突触素免疫沉淀。白色箭头,突触增厚。(标尺:a 中是 10 μm,b 中是 5 μm,c—k 中是 1 μm)[7]。

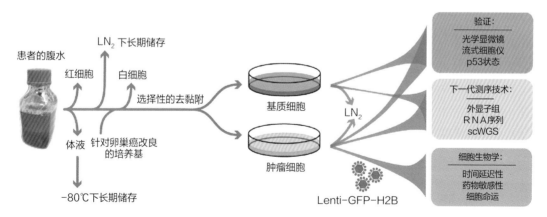

图 17‑3 从患者腹水中分离基质细胞和肿瘤细胞并存储的工作流程

乳腺癌(BC)亚型的异质性可以通过类器官培养来获得,这也有助于个性化的药物筛选,以快速验证患者的真实反应。BC 包括多个不同的亚型、不同的遗传特性、临床表现和病理结构。Clevers 等[8]构建了一个长期培养人类乳腺上皮类器官的方法,采用该方案,得到了 100 多个原发性和转移性 BC 类器官细胞系,该成果能够广泛概括 BC 的多样性。BC 类器官的形态通常与原发肿瘤的组织病理学、激素受体状态和 HER2 状态相匹配。在肿瘤类器官中,DNA 复制数的变化和序列的变化是一致的,即使在延长传代后仍有大部分保留。此外,该方法成功构建了不同亚型及具有不同基因表达的 BC 类器官,并使得乳腺癌的体外药物筛选成为可能。该研究得到了一系列可用于癌症研究和药物开发的表征良好的生物 BC 类器官,创建了 BC 类器官生物样本库,同时提出并实现了以个性化方式评估体外药物反应的新策略。

随着对癌症患者的个体间差异的认识不断增长,精准医学逐步发展起来,这个新兴领域的研究需要一个临床前的研究平台。近年来,罗斯托克大学的 Linnebacher 教授团队[10]建立了一个结直肠癌和胰腺癌的生物样本库,包括原发肿瘤组织、正常组织、血清、分离的外周血淋巴细胞(PBL)、患者来源异种移植物(PDX)以及原发性和继发性肿瘤细胞系。但是由于原发肿瘤组织有限,原发性癌细胞系的建立率仍然相对较低,而 PDX 不仅允许生物样本库的保存和扩展,还可以实现继发性癌细胞系的生成。因此,PDX 模型已成为临床前药物试验的理想模型。

17.1.3 精准医学

根据 FDA 药品审评和研究中心(CDER)的解释,精准医学有一个相当广泛的概念,但从本质上说,精准医学指的是使用基因或其他生物标志物信息来做出关于患者治疗的决定。其中可能包括决定谁应该接受特定类型的治疗或特定治疗的特定剂量,或者谁应该接受更仔细的监测,因为每个个体会遇到特定的安全性问题。精准医学一般由两个部分组成,一是药物、生物制剂或其他治疗干预措施,二是诊断测试。

1. 药物、生物制剂或其他治疗干预措施

当将类器官用于精准医学时,可以捕捉到患者之间的差异,其实验结果可协助临床确定治疗方案。采用类器官进行个性化药物试验的第一个例子是福斯柯林肿胀试验,可以测试治疗囊性纤维化的药物对不同患者的疗效[11]。开发的囊性纤维化跨膜电导调节剂(CFTR)可调节药物,纠正了囊性纤维化受试者中突变的 CFTR 通道的表面表达和/或功能。由于 CFTR 突变的广泛异质性,以及其他影响个体药物疗效的未知因素,识别可能受益于这些药物的受试者仍是一个具有挑战性的难题。因此,Clevers 等[11]研发了一种相对简单和快速的检测方法来测量单个 CFTR 的功能和体外对 CFTR 调节剂的反应。3D 上皮类器官是在标准类器官培养基中生长的,一旦建立,类器官可以被生物库收录以供未来分析。在该实验中,将 30—80 个类器官接种于含有基质胶的 96 孔板中,然后将药物与其共培养。一天后,类器官染色为钙黄绿素绿色,在 37℃ 下,采用共聚焦活细胞显微镜监测福斯柯林诱导的肿胀变化。福斯柯林诱导的肿胀完全依赖于 CFTR,并且足够敏感和精确,该方法可以区分具有不同甚至相同 CFTR 突变的个体的药物反应。体外肿胀反应与患者的临床反应息息相关,该检测方法为识别不同患者个体间的药物反应提供了一种经济有效的选择,这也将有益于未来的 CFTR 调节剂的发展。

2. 诊断测试

类器官的个性化检测平台已经用于开发肾脏[12]和子宫内膜类器官[13]，Clevers等[12]采用成体干细胞构建了具有三维上皮结构且涵盖其来源器官基本功能的类器官。这些类器官可从人和小鼠的肾脏组织中建立起来，并可以扩增至少20代（6个月），同时保留正常数量的染色体。此外，还可以从人类的尿液中建立培养物。通过基因表达、免疫荧光和肾小管功能分析证明，人类肾小管样体代表近端和远端肾元节段。实验结果还表明可采用肾类器官以个性化的方式模拟感染性、恶性和遗传性肾病等疾病。

子宫内膜疾病是妇科诊疗中的常见疾病，目前的研究模型未能概括这些疾病的性质和异质性，从而阻碍了基础和临床研究的进展。Vankelecom等[13]根据广泛的子宫内膜病理学发展出了构建长程可扩展的类器官的方法，子宫内膜异位症的类器官表现出疾病相关特征和癌症相关突变。子宫内膜癌来源的类器官可准确地表达出对应的癌症亚型，复制肿瘤的突变场景，并显示患者特异性的药物反应。从包括子宫内膜增生和林奇综合征在内的癌前病变组织中也建立了类器官，并维持了病变组织遗传基因突变的信息。子宫内膜疾病的类器官在体内移植时保留了原来的病变，通过开发多种类器官模型，可以模拟多种子宫内膜疾病，并将提供强有力的研究模型，可作为药物筛选和发现的有力工具。

具有患者特异性的类器官也已被用于研究脂泻病（CD），基于来自健康对照组和CD患者的类器官之间的表型差异和遗传变异，隐窝干细胞可在体外诱导自组织产生胃肠道类器官，该类器官为研究胃肠道疾病创造了新的可能性。Zopf等[14]观察到在来自健康对照组和CD患者组的类器官表型的明显差异，并发现两组的基因表达有相当大的差异，如图17-4所示，上皮-间充质转化细胞的基因表达差异最大。此外，还证实表观遗传修饰会导致类器官基因表达不同，从而解释了CD中隐窝/绒毛轴发育紊乱的机制。这些类器官已成为探索CD发病机制的合适工具。

17.1.4 药物筛选

类器官生物样本库为测试药物的安全性和有效性提供了机会，其中的毒理学研究可用于评估药物的安全性[15,16]。人类的肾脏中含有多达200万负责血液过滤的肾单位。肾脏再生需要20多种不同细胞的参与，以达到排泄体液、调节pH、维持电解质和体液平衡的功能。Little等[15]报道可通过hiPSCs的定向分化，实现同时诱导集合管和肾单位的祖细胞。虽然两种细胞都是起源于中胚层，但集合管和肾单位有着不同的时空起源。因此，之后研究人员确定优先诱导集合管和肾间充质祖细胞的发育机制，构建了由肾间质和内皮细胞包围的肾单位组成的肾脏类器官。类器官的形成与被肾间质和内皮细胞包围的集合管网络相关，单个肾单位由远端小管和近端小管组成，同时形成具有血管化的足突结构。当将肾脏类器官的转录谱与人类胎儿组织进行比较时，结果表明该转录谱与妊娠早期的人类肾脏具有较高的一致性。此外，近端小管内吞右旋糖酐，对肾毒素顺铂产生差异凋亡。这种肾脏类器官体现出了人体器官的强大功能，为未来研发肾毒性药物筛选、疾病

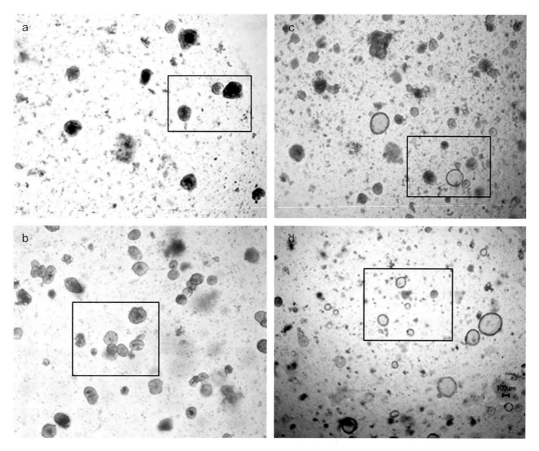

图 17‑4　从健康对照组和 CD 患者组肠道活检中获得的细胞构建出的类器官

(a 和 b) CD 患者组的类器官显示出紧凑而致密的表型,然而(c 和 d)健康对照组的类器官显示出类似气球状的结构。

建模和肾组织修复的类器官模型打下了坚实的基础。

对于药物疗效测试,现已报道了几种高通量测试的方法,可以在一周内得到药物反应的结果[3,17]。肿瘤类器官可维持其来源样本中细胞-细胞间的相互作用、来源的异质性、肿瘤组织微环境和药物反应。因此,开发可用于药物筛选和精准医疗的肿瘤类器官日益受到关注。虽然类器官在原则上易于进行高通量筛选,但技术上的限制和目前所需的操作方法阻碍其进展。如图 17‑5 所示,Soragni 等[3] 介绍了一种小型化的方法,通过在小室的边缘播种细胞(小环)构建了一种简化的几何形状,以与自动化兼容的形式进行高通量筛查,采用从两个卵巢癌、一个腹膜浆液性癌和一个卵巢浆液性癌中分离的细胞,构建出了四种患者来源的肿瘤类器官。使用该自动筛选平台,可测量暴露于 240 种激酶抑制剂后的肿瘤类器官的生存能力、数量和大小,因此该平台可以确定不同患者个性化的反应。研究结果可在手术后一周内获得,时间上可与其治疗方案保持同步。

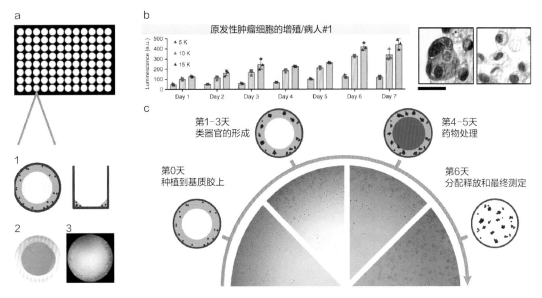

图 17-5　三维肿瘤细胞生物学的小环法

(a) 设置迷你环的原理图。细胞被放置形成一个坚实的薄环状，如图 1、2 所示。用细胞成像仪获得的图片显示，肿瘤类器官生长在小室的周围，没有侵犯小环中心。(b) 通过 ATP 的释放来测量原发性肿瘤细胞的增殖情况。该临床样本细胞扩增的同时还保持了原发性卵巢癌的异质性和组织学结构，具有浆液性成分(左侧 HE 染色)和清晰的细胞组成(右侧 HE 染色)。标尺，20 μm。(c) 采用小环法进行药物治疗实验的示意图。这些图片是使用细胞成像仪在不同时间点拍摄的[3]。

17.1.5　再生医学

除了体外应用外，类器官还被广泛应用于移植研究，以评估其再生潜力。首先，如果移植到疾病小鼠模型中可以提高生存率，则类器官功能可以得到证实。其次，成功的移植可以为类器官用于组织工程移植的再生医学应用开辟新的途径。

在概念验证研究中，类器官已被用于肝脏[18]和肠道[19]的组织移植。成人肠上皮细胞的再生和稳态是由具有增殖功能的干细胞驱动的，其在机体发育过程中的功能特性在很大程度上是未知的。Jensen 等[19]发现人类和小鼠胎儿肠中含有具有增殖能力的、未成熟的祖细胞，它们可以在体外扩展为胎儿肠球。在人诱导多能干细胞向肠道分化的过程中，可以建立一个高度相似的祖细胞群体。已建立的小鼠胎儿肠道祖细胞培养物表达的 Lgr5 水平低于成熟祖细胞，并在存在 Wnt 拮抗剂 Dkk1 的情况下繁殖，新的培养物可以通过暴露于 Wnt3a 诱导形成成熟的肠道类器官。构建的类器官移植至结肠损伤模型中后，可通过形成上皮隐窝样结构来促进结肠上皮细胞的再生。该研究为哺乳动物肠道的发展机制提供了新见解，并为患者个性化的消化道再生提供了理论基础。

哺乳动物的肝脏具有显著的再生能力，Clevers 等[20]曾提出了两种损伤反应的模式：① 当所有肝细胞都受到慢性疾病的侵袭时，来自胆道分支的"卵形细胞"会作出反应；② 当肝组织遭受急性肝损伤时，如部分肝切除术(PHx)，成熟的肝细胞会作出大量增殖的反应。目前，肝细胞增殖反应尚未在培养中重现，Clevers 团队构建了小鼠和人原代三维类器官,该类器官可以从单个肝细胞中建立并生长数月,同时保留关键的形态学、功能和基因表达特征。类器官的转录谱类似于 PHx 后增殖的肝细胞,人肝细胞类器官在移植到小鼠体内后广泛增殖,从而再现了肝细胞的增殖损伤反应。

此外,研究人员也努力从多达 10^8 个细胞的 hiPSCs 中开发了肝芽大规模生产的方法,以及肝脏类器官[20]的长期培养方法。类器官技术是再生治疗中的一个革命性的里程碑,但目前尚未应用于人类,原因主要是其可重复性和可扩展性方面的挑战。Taniguchi 等[2]从人诱导多能干细胞(iPSCs)中培养出了一个可扩展的类器官生产平台,从而解决了上述难题。他们通过大规模的反向筛选实验,以高度可重复的方式,成功构建了可产生肝芽的三个祖细胞群体:肝内胚层、内皮和间充质。此外,他们通过开发一个用于大规模生产均匀和小型肝芽($>10^8$)的全孔阵列培养平台,实现了从动物类器官到人类器官扩展的可能性。由 hiPSCs 生成的兼具血管化和肝功能化的类器官组织,移植后可通过阶段匹配的祖细胞间的相互作用显著改善机体的肝功能,挽救急性肝功能衰竭的患者。总的来说,他们的研究为多细胞类器官供应提供了一个高规格的制造平台,特别是通过多种工业化合作实现对肝病的治疗,极大地促进了类器官在临床和药物研发领域的应用。

目前,日本东京医科齿科大学研究团队从患者健康肠道中提取出了黏膜干细胞,并将其诱导培养成肠道类器官。2022 年 7 月 7 日,该研究团队将体外培养的肠道类器官移植至患者溃疡性大肠处,其安全性结果将在一年后得到验证,这种再生移植技术为世界首创的再生医学尝试。如若进展顺利,溃疡性大肠炎有望被彻底治愈,还为"克罗恩病"的治疗提供了可能。虽然类器官治疗技术已经展示了治疗顽疾的潜力,但是类器官技术的临床转化应用仍处于起步阶段,后续仍有广阔的发展空间。

17.1.6　疾病建模

类器官的治疗应用一直是研究热点,其中有以下几个原因:在疾病建模中,由人类细胞生成的类器官可以克服动物模型[21]的一些局限性,除了伦理考虑之外,一些动物模型不能完全概括人类的状况,如肺组织[22],而类器官可以通过体外构建来模拟人体肺组织的概况;疾病建模的另一个优势是,类器官为胚胎发育和成人组织的病理建模提供了一个平台。构建特定病理状况的类器官可以使用基因编辑技术构建相应的细胞,或从患者身上提取。结合 CRISPR/Cas9 敲除技术[23]已成功构建了病理条件下的肾脏类器官。人诱导多能干细胞来源的肾细胞(hiPSC - KCs)在疾病建模和再生修复方面具有潜在的应用前景,然而 hiPSC - KCs 是否能重建组织特异性表型目前尚不清楚。如图 17 - 6 所示,Bonventre 等[23]发现 hiPSC - KCs 可自组织形成肾脏类器官,该类器官在功能上囊括了其组织特异性的上皮组织生理特征,另外基因组编辑后还构建出了不同疾病表型的类器官。在三维培养中,外胚层阶段的 hiPSCs 在羊膜状的空洞周围形成了球状体。GSK - 3β 抑制将球状体分化为节段的、肾元样的肾脏类器官,其中包含具有近端小管、足细胞和内皮特征的细胞群。肾小管积累了右旋糖酐,且其在肾毒性化学损伤后表达了肾损伤分子。CRISPR/Cas9 敲除会导致足细胞样细胞的连接组织缺陷,敲除多囊肾病基因 PKD1 或

PKD2可诱导肾小管形成囊肿。所有这些功能表型都不同于外胚层球状体,这表明所构建的类器官都是组织特异性的。该研究成果为人类上皮性疾病建模和再生医学应用建立了一个可重复的、通用的三维框架。

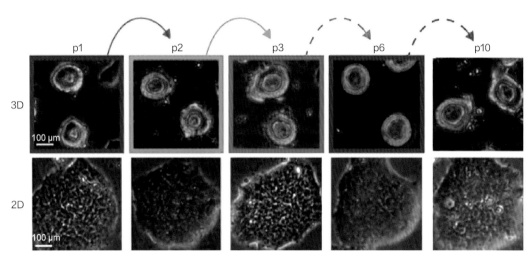

图 17 - 6　hiPSCs 在 3D 和 2D 分离、传代中的明场图像

上行显示在 3D 培养中,具有代表性的 hiPSCs 分离和传代的明场图像(匹配的彩色箭头)。下行显示在 2D 培养中,细胞传代、分离成球状体[23]。

由 hiPSCs 产生的皮质类器官,也已被开发用于模拟米勒-迪克综合征[24],另外 Drost 等[25]也于 2018 年提出建立癌症类器官的生物库。类器官培养在癌症研究中的一个重要的发展是类器官与免疫细胞的共培养[26,27],这些方法是模拟接近生理条件的研究及实现临床转化的重要步骤。体外癌症培养,包括三维类器官,通常只包含肿瘤上皮细胞,需要人工重建来再现肿瘤微环境(TME)。原发肿瘤上皮与内源性、同基因肿瘤浸润淋巴细胞(TILs)作为一个黏连性单位的共培养一直是个亟待解决的难题。Kuo 等[26]开发了一种气液界面(ALI)方法,从 100 个人类活检或小鼠肿瘤中获得了嵌入免疫细胞(T、B、NK、巨噬细胞)的肿瘤样本,培养单元中的单细胞的基因表达和免疫结果表明,患者来源类器官(PDO) TILs 准确地保存了原始的肿瘤 T 细胞受体(TCR)谱。最重要的是,人类和小鼠的 PDO 成功地通过抗 PD-1 和/或抗 PD-L1 构建了免疫检查点阻断(ICB)的模型,同时肿瘤抗原特异性的 TILs 被激活并诱导了肿瘤细胞凋亡。以类器官为基础的原发肿瘤上皮与内源性免疫间质的整体增殖使得 TME 中的免疫肿瘤学研究成为可能,并促进个性化的免疫治疗检测。

17.2　本章小结

类器官是一种小型、简化的体外模型,其结构和功能与真实的器官相似。类器官模仿并极大还原了器官的三维结构和功能,使之成为研究复杂的生物功能的一个很有前途的研究工具。类器官的使用在发育生物学研究、生物样本库和药物筛选、精准医疗、疾病建模和再生医学等领域得到了爆发式的增长。同时,类器官的研究有助于深入了解如何解决发育生物学、细胞分化、维持组织特异性功能的机制、衰老和癌症等领域未解决的问题。

成熟的类器官可显示出功能器官的亚结构,并且已经被用于成人组织稳态和胚胎器官的发育研究。类器官的构建与培养也极大地促进了胚胎发育的研究。类器官对于新药研发也很有吸引力,因为它们可以相对大的规模生产,用于捕获疾病异质性,并且类器官可以长期存储,同时创建生物库。类器官生物样本库为测试药物的安全性和有效性提供了机会,其中的毒理学研究可用于评估安全性。当类器官用于个性化医疗时,可以精确捕捉到患者之间的差异,但其中的适应证应通过临床相关的时间尺度协调。在疾病建模中,由人类细胞生成的类器官可以克服动物模型的一些局限性,为胚胎发育和成人组织的病理建模提供了一个可靠的平台。

此外,类器官的研究也存在一定的挑战,就像其他任何来自患者组织的模型一样,类器官必须得到明确的验证。虽然类器官现在被广泛应用,但往往存在研究不充分、验证不足的问题。比如,目前尚不清楚基质胶对细胞行为有什么影响——它是支持细胞的自然分化,还是以一种不确定的方式重新编程细胞生长?类器官技术的临床转化需要交叉结合生物学和生物化学等学科领域的知识,另外还需结合机械和计算生物学领域的知识。但不可否认的是,类器官技术的发展必定是生命科学研究中的一个里程碑,其转化应用也将会造福于人类社会。

(姜莹莹)

参考文献

[1] van der Vaart J., Clevers H. Airway organoids as models of human disease. J Intern Med, 2021, 289(5): 604-613.

[2] Takebe T., Sekine K., Kimura M., et al. Taniguchi. Massive and reproducible production of liver buds entirely from human pluripotent stem cells. Cell Rep, 2017, 21(10): 2661-2670.

[3] Phan N., Hong J. J., Tofig B., et al. Elashoff, N. A. Moatamed, J. Huang, S. Memarzadeh, R. Damoiseaux, A. Soragni. A simple high-throughput approach identifies actionable drug sensitivities in patient-derived tumor organoids. Commun Biol, 2019, 2: 78.

[4] Sato T., Clevers H. Growing self-organizing mini-guts from a single intestinal stem cell: mechanism and applications. Science, 2013, 340(6137): 1190-1194.

[5] Gehart H., J. Es H. v., Hamer K. M., et al. Identification of enteroendocrine regulators by real-time single-cell differentiation mapping. 2019, 176: 1158-1173. e1116.

[6] Rossi G., Manfrin A., Lutolf M. P. Progress and potential in organoid research. Nat Rev Genet, 2018, 19(11): 671-687.

[7] Mariani J., Simonini M. V., Palejev D., et al. Modeling human cortical development in vitro using induced pluripotent stem cells. Proc Natl Acad Sci U S A, 2012, 109(31): 12770-12775.

［8］Sachs N.，J. de Ligt，Kopper O.，et al. A living biobank of breast cancer organoids captures disease heterogeneity. Cell，2018，172(1－2)：373－386. e310.

［9］Nelson L.，Tighe A.，Golder A.，et al. A living biobank of ovarian cancer ex vivo models reveals profound mitotic heterogeneity. Nat Commun，2020，11(1)：822.

［10］Florian Bürtin S. M.，Friedrich Prall，Christina S. Mullins，Mathias Krohn，Michael Linnebacher. Creation and maintenance of a living biobank — How we do it. J. Vis. Exp.，2021，170(e62065.

［11］Boj S. F.，Vonk A. M.，Statia M.，et al. Beekman，H. Clevers. Forskolin-induced Swelling in Intestinal Organoids：An In Vitro Assay for Assessing Drug Response in Cystic Fibrosis Patients. J Vis Exp，2017，120)：e55159.

［12］Schutgens F.，Rookmaaker M. B.，Margaritis T.，et al. Tubuloids derived from human adult kidney and urine for personalized disease modeling. Nat Biotechnol，2019，37(3)：303－313.

［13］Boretto M.，Maenhoudt N.，Luo X.，et al. Patient-derived organoids from endometrial disease capture clinical heterogeneity and are amenable to drug screening. Nat Cell Biol，2019，21(8)：1041－1051.

［14］Dieterich W.，Neurath M. F.，Zopf Y. Intestinal ex vivo organoid culture reveals altered programmed crypt stem cells in patients with celiac disease. Sci Rep，2020，10(1)：3535.

［15］Takasato M.，Er P. X.，Chiu H. S.，et al. Kidney organoids from human iPS cells contain multiple lineages and model human nephrogenesis. Nature，2015，526(7574)：564－568.

［16］Proctor W. R.，Foster A. J.，Vogt J.，et al. Utility of spherical human liver microtissues for prediction of clinical drug-induced liver injury. Arch Toxicol，2017，91(8)：2849－2863.

［17］Zhou T.，Tan L.，Cederquist G. Y.，et al. High-content screening in hPSC-neural progenitors identifies drug candidates that inhibit zika virus infection in fetal-like organoids and adult brain. Cell Stem Cell，2017，21(2)：274－283. e275.

［18］Huch M.，Dorrell C.，Boj S. F.，et al. In vitro expansion of single Lgr5＋ liver stem cells induced by Wnt-driven regeneration. Nature，2013，494(7436)：247－250.

［19］Fordham R. P.，Yui S.，Hannan N. R.，et al. Transplantation of expanded fetal intestinal progenitors contributes to colon regeneration after injury. Cell Stem Cell，2013，13(6)：734－744.

［20］Hu H.，Gehart H.，Artegiani B.，et al. Long-term expansion of functional mouse and human hepatocytes as 3D organoids. Cell，2018，175(6)：1591－1606. e1519.

［21］Lancaster M. A.，Knoblich J. A. Organogenesis in a dish：modeling development and disease using organoid technologies. Science，2014，345(6194)：1247125.

［22］Wilkinson D. C.，Alva-Ornelas J. A.，Sucre J. M.，et al. Development of a three-dimensional bioengineering technology to generate lung tissue for personalized disease modeling. Stem Cells Transl Med，2017，6(2)：622－633.

［23］Freedman B. S.，Brooks C. R.，Lam A. Q.，et al. Modelling kidney disease with CRISPR-mutant kidney organoids derived from human pluripotent epiblast spheroids. Nat Commun，2015，6(1)：8715.

［24］Iefremova V.，Manikakis G.，Krefft O.，et al. An organoid-based model of cortical development identifies non-cell-autonomous defects in Wnt signaling contributing to miller-dieker syndrome. Cell Rep，2017，19(1)：50－59.

［25］Drost J.，Clevers H. Organoids in cancer research. Nat Rev Cancer，2018，18(7)：407－418.

［26］Neal J. T.，Li X.，Zhu J.，et al. Organoid modeling of the tumor immune microenvironment.

Cell，2018，175(7)：1972－1988. e1916.

［27］Dijkstra K. K.，Cattaneo C. M.，Weeber F.，et al. Generation of tumor-reactive T cells by co-culture of peripheral blood lymphocytes and tumor organoids. Cell，2018，174（6）：1586－1598. e1512.

第 18 章

类器官发展前景与挑战

18.1 绪论

在过去十几年里,类器官技术的发展是干细胞研究领域取得的关键进展之一。类器官正迅速成为现代生命科学研究中最前沿的工具之一,这些微型组织和器官无论是从外观还是功能上都与真实器官相对应。作为近些年生命科学的热点领域,类器官的研究在2021年被列入我国"十四五"重点研发计划专项。由于能够更真实地模拟体内器官或组织的结构和生理功能,且在传代保持遗传信息层面具有长期稳定性,类器官能够突破传统疾病研究模型的瓶颈,具有广阔的应用前景。截至目前,全球已过百家实验室和机构对类器官进行研究,已在体外培养出多种类器官,将其用于药物筛选和疾病建模,并建立了类器官样本库,未来有望引起更大范围的研究热潮。类器官已被公认为生物医学研究的重要工具,成为一种新型的、优于传统的体外研究模型。但在其发展高歌猛进的同时,类器官也存在诸多问题和挑战,比如作为药物筛选的媒介,类器官很难像有机的生命个体那样去全面评估药物的疗效、安全性和毒性,因而易导致错误结论;再如,尽管其可以大幅缩短整个生物医学研究创新周期,但同时也模糊了研究与治疗、公共与个人、主体与客体等传统边界,引发诸多伦理风险问题等。

本章将结合类器官的研究进展,分析类器官未来前景和面临的主要挑战,探讨类器官研究亟待解决的问题,以期引导类器官研究更好地发展。

18.2 类器官的未来前景

类器官作为一项新兴的技术,在科学研究领域潜力巨大,可广泛用于药物测试和筛选、器官移植、再生修复、机制研究、精准医疗等。与传统 2D 细胞较单一的培养模式相比,3D 培养的类器官含有多种细胞,能够自发形成具有特定功能的"微器官",可以更真实地模拟体内器官或组织的发育进程及疾病发生过程,因而在基础研究、临床转化及诊疗方面更具前景。类器官培养为研究人体发育提供了不受伦理限制的平台,为药物筛选提供了新的平台,也是对现有 2D 培养方法和动物模型系统的高信息量的互补。下面将展望类器官未来主要的研究和应用场景。

18.2.1　复杂类器官的构建

目前,类器官的构建多是针对结构较单一或功能较为简单的组织器官开展,对于复杂的组织器官,如脑(细胞种类多,功能、结构复杂)、骨(细胞种类多、结构复杂、力学强度要求高)、心脏(结构复杂、组织节律性高、持久动力性强)等组织(图18-1),仍处于探索阶段。借助多学科交叉研究,对该类复杂类器官开展研究,是未来类器官领域主攻的方向。

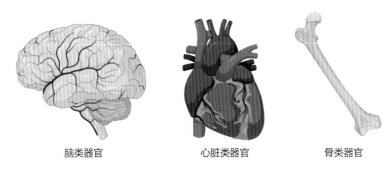

脑类器官　　　　　　心脏类器官　　　　　　骨类器官

图 18-1　复杂组织类器官构建是未来的发展方向

18.2.2　类器官干细胞疗法

类器官由于具有患者自身的干细胞,因此可以利用其源源不断地获取自体干细胞用于细胞治疗。通过类器官获取的干细胞,输入患者体内取代受损组织细胞,在再生医学领域将具有广阔的应用前景。此外,类器官中干细胞分泌的衍生物,比如外泌体、因子、蛋白等,具有特定的功能,也可以作为有价值的诊疗工具[1]。

18.2.3　类器官多模型整合

基于原位组织和动物模型的研究仍是生物医学研究的金标准。类器官是一种易于从多能干细胞系复制的人体外组织模型,但是,以大脑类器官为例,其与原位细胞类型之间仍存在着很多差异,从而可能混淆对内源性脑功能的认识,并可能提出关于神经病理学的误导性假设,最终可能误导治疗方法。这就需要对原位组织中的每一种细胞特性进行深入的了解和表征,包括通过结合转录组、表观基因组和蛋白质丰度等方法来表征细胞类型,包括空间组织、形态和物理连接性参数的细胞结构组织,以及包括代谢状态和电生理在内的细胞和组织功能指标。基于此,多模型的整合才是研究的最佳方案[2]。

18.2.4　器官重生

目前类器官的研究主要聚焦在药物筛选和疾病建模等,这主要是由于当前研发的类器官只具备真实器官的某些功能。随着类器官技术的不断成熟,器官重生将是类器官研究的最重要阵地。许多动物具有器官再生的功能,比如蝾螈的四肢、壁虎的尾巴、螃蟹的

蟹钳和蟹爪,失去后都可以重新生长,而对于人类,器官的缺失意味着残疾和死亡。利用
类器官技术,培养构建人类自身的组织器官,将赋予人类类似的器官重生功能(图18-2)。
并且利用人自身干细胞培养的类器官,还可以有效避免排斥反应等风险。另外,假如患者
自身有基因缺陷,还可以利用基因编辑技术改善缺陷基因,提供健康的组织器官。到那
时,失去手臂的人,安装手臂类器官,将恢复劳动能力;失去腿的人,安装腿类器官,将恢复
行动能力。

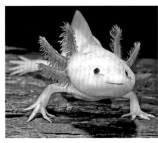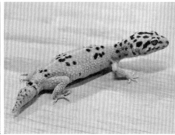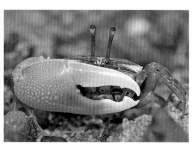

图 18-2 动物器官再生

18.2.5 器官孪生

双胞胎具有相同的基因,他们在发生肿瘤或者其他病变时,易感基因是一样的,因此,
患上同一种疾病的几率就要比常人高出很多。鉴于此,如果在人类婴儿期提取干细胞,构
建相应类器官,通过缩短器官生命周期,观察其病变,便会提前知晓相应器官在今后可能
病变的情况,从而对未来的事情进行预判,预防或延缓该器官疾病的发生。这里构建的类
器官,类似孪生的器官概念(图18-3)。

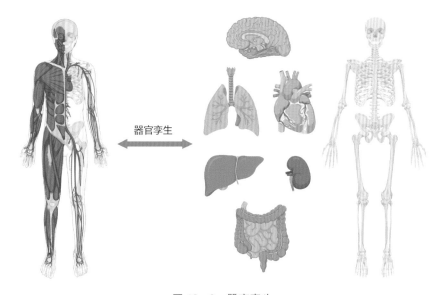

器官孪生

图 18-3 器官孪生

18.2.6　追踪溯源

每一个生命都是一个奇迹,这是因为每一个生命都是从一个细胞演变而来,而体内的演变过程繁冗复杂,至今仍是一团谜。借助类器官体外培养技术,可以更直观地观察细胞发育演变的过程,届时我们或许会拨开层层迷雾,循着奇迹发生的脉络,追踪溯源人类的起点和进程。

18.2.7　意识转移

当人老了,最怕什么呢? 行动不便,卧病在床? 电影《阿凡达》中,通过在体外构建一个 Na'vi 人,然后将主角的意识进驻其中,使得本是瘫痪的主角,有了新的生命。在未来,当有意外来临,如果借助类器官技术在体外构建另一个你,借助脑机融合等技术,将你的意识转移到另一个你,你将重获新生。这就意味着,类器官技术将使科幻电影《阿凡达》照进现实。

18.2.8　脑类器官 U 盘

你有没有曾在考试前想拥有哆啦 A 梦的记忆面包? 或者你有没有畅想过自己的大脑就像一台电脑,可以通过 U 盘将知识直接传送进自己的大脑? 脑类器官或将使你美梦成真。在未来,将成熟的脑类器官移植入人类脑内,借助脑机结合技术将编辑好的程序整合进大脑,利用微芯片技术甚至可以将海马体内近几年的记忆进行拷贝或移除(图 18 - 4)。那时,脑类器官这个"大脑 U 盘"不仅可以使失语症者重新开口说话、令脑卒中患者重新站起来、将阿尔兹海默病患者的记忆重新拾起,还可以让从未摸过钢琴的人弹出优美的篇

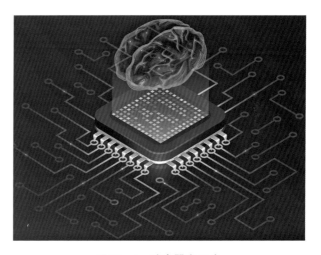

图 18 - 4　脑类器官 U 盘

章、让经历过创伤的人们忘记可怕的回忆,这一切都不再是天方夜谭。

18.2.9　特异功能类器官

目前,类器官的研究主要集中于人类原始器官的类器官构建。但其实自然界中有许多动物的器官拥有着远超于人类器官的功能。例如,熊拥有敏锐的嗅觉,其对气味的捕获能力是人类的 2 100 倍;变色龙具有 360°视力,能同时观看两个方向不同的独立物体;蝙蝠拥有强大的听觉系统,能够通过超声波进行定位和捕猎。倘若对动物具有此类超常功

能的器官进行研究,构建动物类器官,并移植于人体内,也许能增强人类相似器官的功能。除此之外,对于人类没有的动物器官,如鸟类的飞行器官翅膀、鱼的呼吸器官鱼鳃等,若对此类动物特异器官展开类器官研究,并移植于人类身上,也许就能拥有该动物特有的飞行或水下呼吸等能力。关于动物类器官跨物种移植的可能性,目前已有以黑猩猩、猴、狒狒、羊、猪等动物作为供体的肾、心、肝等移植手术的相关报道,但大多由于移植排斥反应而宣告失败。而动物类器官的研究也许可以从动物干细胞入手,在类器官的构建中利用基因改造等方法来减少此类排异反应的发生,以实现人类对于动物超常或特异能力的"复制粘贴"。

18.2.10 "活"眼金睛

古代神将"千里眼",其视力可达千里之外,洞察万物,这是人类对自身器官组织的美好向往。人体的一部分脱离人体飞出千里之外并执行功能,听起来是天方夜谭,在未来借助类器官技术构建眼睛类器官,或可将古代神话故事照进现实。眼睛的动态范围远高于摄像机,除此之外,它的像素值是现有摄像机的成千上万倍且具有超大广角。利用"活"体眼睛类器官可取代摄像机做高精尖的图像获取并进行符号信息自动整体识别整理、信息分析,与传统摄像机相比还可呈现出身临其境的感觉。

18.2.11 器官 4S 店

古有女娲补天,不久的将来,随着类器官技术的突破发展,人体各个器官将有望实现体外的完美复刻和精美改良。此时,人们对高品质生活的追求使得对自身关注点不仅仅局限在寿命延长及生命健康上,甚至这种高要求体现在对机体各个部位的外观美学的自由选择上。这一切都在器官 4S 店运营后成为可能,这是一个集器官设计、销售、定制、安装于一体的连锁商家。此时医院不再有往日的熙熙攘攘,人们生病后首先会去器官 4S 店替换一个更加健康有活力的器官(图 18 - 5)。器官 4S 店开设的医美服务可以根据消费者的喜好设计打造出属于个人的器官产品,因此将在年轻人群中倍受欢迎。

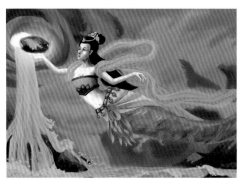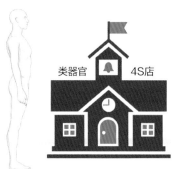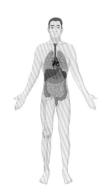

图 18 - 5　古有女娲补天,未来类器官 4S 店运营

18.3　类器官面临的挑战

类器官培养技术目前正处于技术爆发和科研成果井喷的阶段,行业发展具有很大的前景,但也面临较大的挑战。例如,如何建立持久稳定的体外模型,如何更真实地模拟还原人体微环境,如何实现量产和临床转化,如何应对伦理问题等。下面将概述类器官面临的诸多挑战。

18.3.1　缺乏功能性的系统

人体组织器官往往由不同类型的细胞、不同的胚层组成。目前研究的类器官较为单一,比如,大部分类器官并不具备血管化的结构,因此,随着类器官体积的增长,类器官受限于氧气的缺失以及代谢废物的增加,组织会坏死。缺乏功能性的血管系统、神经系统或免疫系统,这使得类器官功能远远比不上体内模型,未来在模拟特定的器官与组织时需要考虑这些[3]。

18.3.2　缺乏重复性和一致性

现阶段类器官的研究仍存在很多问题,重复性和一致性是重大的瓶颈,这在很大程度上是由于过程控制的欠缺与行业标准的空白。类器官培养过程中人为因素的过多参与、自动化程度低导致系统偶然性造成的误差较大。同时,类器官检测手段十分匮乏,活体观察主要集中在形态学观察,断点观察集中在基于荧光的各类指标的检测,能够活体实时对类器官的各项指标进行检测的光学、电化学等手段仍较为欠缺。当前,尽管研究人员已能构建海马、垂体、腺体、脾、肾脏等类器官,并且也在试图构建更多的类器官,但这些类器官在尺寸、形状、基因表达量等方面缺乏重复性和一致性,很难形成具有统计学意义的指标。这将限制类器官的高效研究与向临床研究的转化[4]。

18.3.3　缺乏工程控制

类器官培养过程中的工程控制也是亟待解决的问题。当前类器官培养大多使用 Matrigel 水凝胶作为培养基质,Matrigel 是 Engelbreth - Holm - Swarm(EHS)小鼠肉瘤细胞分泌的胶状蛋白混合物,因其含有外源成分,难以应用在人的很多治疗场景。另一方面,虽然类器官与微流控技术已有一些结合研究的例子,但使用微流控芯片对类器官生存的流体环境进行模拟仍不成熟,如何使用微流控等技术对类器官培养时的流体微环境进行控制是亟待解决的问题。同时,现有类器官的直径在 $100—500\ \mu m$,虽然具有一定程度的尺度效应,但还是难以模拟真实的组织、器官场景[5]。

18.3.4　成本较高

类器官作为新型的药筛模型,成本远高于细胞系。类器官成本比较高的原因主要是培养使用的基质胶 Matrigel,在行业内处于垄断地位,价格较高。除了成本较高的问题,同时批次间存在一定的变异性,且由于是动物来源,对于有机类药物的检测有局限性。考虑到小鼠来源的细胞外基质对于药物筛选实验结果存在一定的干扰,因此基质的工程技术开发用于合成外源差异较小的、非动物来源的基质胶以降低成本和优化性能将是类器官产业化需要解决的关键性问题之一。除了基质胶以外,培养也涉及多种细胞因子组合使用,通常也价格不菲。选择效果更好的细胞因子以及尝试减少细胞因子的数量也可以带来成本下降的空间。

18.3.5　评估不全面

以抗肿瘤药物检测为例,目前类器官仅能检测出药物对于肿瘤的抑制效果,对于其他器官组织是否引发副作用和安全性风险并不能做出全面的评估。针对这一问题,有团队构建了包括心脏、肺、肝脏组成的集成于闭合循环灌注体中的类器官系统,以达到全面揭示药物对不同器官的毒性和药效的目的。相比于单个类器官,类器官系统的构建能够对药物疗效和潜在毒性做出更完整全面的评估。

18.3.6　伦理问题

类器官有望成为动物实验的替代品,兼具疾病建模、再生医学、精准医疗和器官移植等功能。然而,类器官技术在器官捐赠者知情同意和隐私、产权管理、研究和临床等诸多方面仍会引发一系列伦理问题(图 18 - 6)。例如,相比其他类器官,具有特殊性质类型的类器官,如大脑和性腺类器官,是否需要特殊保护。在此,类器官带来的伦理挑战需要引起研究人员的重视。鉴于到目前为止,还没有关于类器官研究和临床应用的具体规定或指南,应该提议制定类器官技术的伦理使用指南。首先,检查现有道德审查流程、指南和监管框架是否适用于类器官。类器官与人胚胎干细胞相似,可以通过对现有干细胞研究的伦理指南进行检查,核实用于干细胞研究和临床的伦理指南是否适用于类器官,如有必要,可进行调整。基因治疗中涉及的伦理监督标准方法及相关法律也可能适用于类器官。同样,对于类器官在生物库中的长期储存,生物材料和 DNA 现有监督机制可以扩大范围,以确保类器官的伦理符合规范。其次,检查特定类型的类器官是否需要特殊监管,包括大脑器官和胚胎类器官,这可能需要更高的伦理标准。比如,不同国家的现行立法管理体系对体外受精和胚胎研究的司法管辖区可能不适合不是卵子受精产物的胚状体。在这种情况下,特定的监管框架将促进和支持类器官的研究和临床应用。第三,确保社会大众接受类器官的相关研究和使用。这是为了促进科学与社会公众就类器官伦理问题进行对话,包括知情同意和隐私。公众参与将有助于减少公众的困惑以及对使用类器官的误解,同时可以避免无法确认的类器官技术承诺。当然,这需要与媒体沟通,以避免对类器官的夸张宣传和过高的期望。最后,要提高相应的检测技术以跟进不断发展的类器官技术,这是非常重要的,因为随着类器官研究进入临床试验,只有检测技术及时更新,才能应对新出现的伦理问题。以上是类器官技术在伦理方面所面临的问题,解决以上问题,将有助于最大限度地使人类受益于类器官技术[6]。

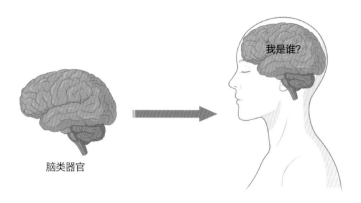

图 18-6 伦理问题是类器官技术面临的重要挑战

18.3.7 临床转化问题

类器官研究具有潜在的革命性,虽然仍处于初级阶段,但已有进入临床转化和商业应用的趋势。类器官在临床转化中主要用于精准医疗和器官移植。首先,对于精准医疗而言,药物测试只能利用患者自身干细胞构建的类器官开展药物评估,这虽然为特定患者提供了最优的治疗方案,但这种量身定制的医疗方案和临床试验耗资较大,受益人群却较窄,因此,成本效益分析较难通过。其次,在研究层面,精准医疗意味着其研究对象是单个患者或很小的特定群体,其研究获得的数据是否具有普适性,仍需进一步深入探讨。第三,从安全方面考虑,由于没有涉及动物植入实验等临床前研究,并且干细胞进入体内后目前尚不能控制其行为,因此,类器官移植缺乏充分的证据,面临较大的安全风险。以上这些都是类器官临床转化需要面对和解决的问题。

18.4 本章小结

类器官作为新兴的医疗技术,临床应用前景广阔,包括药物测试和筛选、器官移植、再生修复、机制研究、精准医疗等。目前,虽然已经构建了多种组织类器官,但其发展仍处于起步阶段,有其局限性。对于复杂类器官(如脑、心脏、骨组织等)的实质性构建,目前仍处于探索阶段。利用医工交叉等手段,将有助于拓宽类器官研究的广度和深度,实现类器官跨越式发展。相信随着生物工程技术的不断发展,类器官将慢慢向真实器官迈进。但同时需要把好关,特别是伦理问题,以避免"生化危机"的上演。总之,对于类器官技术,应期待、憧憬,更应谨慎。

（耿　振）

参考文献

[1] Kakni P.，Roman T.，Pamela H.，et al. Challenges to, and prospects for, reverse engineering the gastrointestinal tract using organoids. Trends Biotechnol，2022，40(8)：932-944.

[2] Taelman，J.，Diaz M.，Guiu J. Human intestinal organoids：promise and challenge. Front Cell Dev Biol，2022，10：854740.

[3] Mollaki，V. Ethical challenges in organoid use. Biotech，2021，10(3)：12.

[4] Qian，X. Y.，Song H. J.，Ming G. L. Brain organoids：advances, applications and challenges. Development，2019，146(8)：dev166074.

[5] Pang M. J.，Burclaff J. R.，Jin R. M.，et al. Gastric organoids：progress and remaining challenges. Cell Mol Gastroenterol Hepatol，2022，13(1)：19-33.

[6] Daley G. Q.，Hyun I.，Apperley J. F.，et al. Setting global standards for stem cell research and clinical translation：the 2016 ISSCR guidelines. Stem Cell Rep，2016，6(6)：787-79.

附录

缩略语

英文缩写	英文全称	中文全称
3D	Three-dimensional	三维
AAV	Adeno-associated Virus	腺相关病毒
ACE2	Angiotensin-converting Enzyme 2	血管紧张素转换酶2
AD	Alzheimer's Disease	阿尔茨海默病
ALI	Air-liquid Interface	气液界面
ALP	Alkaline Phosphatase	碱性磷酸酶
AO	Airway Organoids	气道类器官
APUD	Amine Precursor Uptake and Decarboxylation	胺前体摄取及脱羧
AR	Androgen Receptor	雄激素受体
ARPKD	Autosomal Recessive Polycystic Kidney Disease	常染色体隐性多囊肾病
ASC	Adult Stem Cell	成体干细胞
AT2	Alveolar Type 2	II型肺泡
Aβ	Amyloid β - protein	β-淀粉样蛋白
BATE	Bioprinting-Assisted Tissue Emergence	生物打印辅助的组织形成
BBB	Blood Brain Barrier	血脑屏障
BC	Breast Cancer	乳腺癌
BME	Basement Membrane Extract	基底膜提取物
BMP2	Bone Morphogenetic Protein - 2	骨形态发生蛋白2
BMP4	Bone Morphogenetic Protein - 4	骨形态发生蛋白4
BMP	Bone Morphogenetic Protein	骨形态发生蛋白
BMSC	Bone Marrow Mesenchymal Stem Cell	骨髓间充质干细胞
CA9	Carbonic Anhydrase 9	碳酸酐酶9
CAFs	Cancer-associated Fibroblasts	癌症相关成纤维细胞
CB - BF	Cord Blood-borne Fibroblasts	脐带血成纤维细胞
CBMC	Cord Blood Mononuclear Cell	脐带血单核细胞
cCCC	cervical Clear Cell Carcinoma	宫颈透明细胞癌
ccRCC	clear cell Renal Cell Cancer	透明细胞肾细胞癌

英 文 缩 写	英 文 全 称	中 文 全 称
CD	Celiac Disease	脂泻病
CD - ECM	Cell-derived ECM	细胞培养衍生细胞外基质
CF	Cystic Fibrosis	囊性纤维化
CFTR	Cystic Fibrosis Trans-membrane Conductance Regulator	囊性纤维化跨膜电导调节剂
CHIR99021	Glycogen Synthetase Kinase 3β Inhibitor	糖原合成酶激酶 3β 抑制剂
COL2	Collagen Type II	II 型胶原蛋白
COL4	Collagen Type IV	IV 型胶原蛋白
COPD	Chronic Obstructive Pulmonary Disease	慢性阻塞性肺病
COVID - 19	Coronavirus Disease 2019	冠状病毒病
CRC	Colorectal Cancer	结直肠癌
CRO	Contract Research Organization	合同研究组织
CRT	Conformal Radiotherapy	联合放化疗
CSC	Cancer Stem Cell	癌症干细胞
CT	Computed Tomography	电子计算机断层扫描
CTOS	Cancer-tissue Originated Spheroid	癌组织起源的球状体
DIN	Drug-induced Nephrotoxicity	药物性肾毒性
DSR	Drug Sensitivity and Resistance	药物敏感性和耐药性
EB	Embryoid Body	胚胎小体
eBTC	extrahepatic Biliary Tract Carcinoma	肝外胆道癌
EC	Esophageal Cancer	食管癌
ECM	Extracellular Matrix	细胞外基质
EGF	Epidermal Growth Factor	表皮生长因子
EGFR	Epidermal Growth Factor Receptor	表皮生长因子受体
EM	Epithelial and Mesenchymal	上皮和间充质
EMT	Epithelial-Mesenchymal Transition	上皮间充质转化
ESC	Embryonic Stem Cell	胚胎干细胞
FBS	Fetal Bovine Serum	胎牛血清
FDA	Food and Drug Administration	美国食品和药物管理局
FGF2	Fibroblast Growth Factor 2	成纤维细胞生长因子 2
FGF	Fibroblast Growth Factor	成纤维细胞生长因子
FLC	Follicle-like Cell	卵泡样细胞
GBM	Glioblastoma Multiforme	多形性胶质母细胞瘤
GC	Germinal Center	生发中心

英文缩写	英 文 全 称	中 文 全 称
GD	Graves Disease	Graves 病
GDNF	Glial cell Derived Neurotrophie Factor	胶质细胞源性神经营养因子
GelMA	Methacrylated Gelatin	甲基丙烯酸化明胶
HA	Hyaluronic Acid	透明质酸
HCA	Human Cell Atlas	人类细胞图谱
hCG - β	human Chorionic Gonadotropin β	人绒毛膜促性腺激素 β
hDPSC	human Dental Pulp Stem Cells	人牙髓干细胞
hESC	human Embryonic Stem Cell	人胚胎干细胞
HGF	Hepatocyte Growth Factor	肝细胞生长因子
HGSOC	High-grade Serous Ovarian Carcinoma	高级别浆液性卵巢癌
hHO	human Heart Organoid	人心脏类器官
HIFα	Hypoxia-inducible Factor alpha	低氧诱导因子 α
hiPSC	human induced Pluripotent Stem Cell	人诱导多能干细胞
hiPSC - KC	human induced Pluripotent Stem Cells-derived Kidney Cell	人诱导多能干细胞分化的肾细胞
HMP	Hydrogel Microparticles	水凝胶微粒
HNO	Human Nose Organoid	人鼻类器官
HOX	Human Homeobox	同源盒基因
hPDC	human Periosteum-derived Cell	人骨膜衍生细胞
hPSC	human Pluripotent Stem Cell	人多能干细胞
HPV	Human Papillomavirus	人乳头状瘤病毒
HSC	Hematopoietic Stem Cell	造血干细胞
hSCO	human Spinal Cord Organoid	人脊髓类器官
IBD	Inflammatory Bowel Disease	炎症性肠病
ICB	Immune Checkpoint Blockade	免疫检查点阻断
IC	Intercalated Cell	闰细胞
IGF - 1	Insulin-like Growth Factor 1	胰岛素样生长因子 1
IgG	Immunoglobulin G	免疫球蛋白 G
ILVs	Intraluminal Vesicles	管腔内泡
IM	Intermediate Mesoderm	中间中胚层
IPMN	Intraductal Papillary Mucinous Neoplasm	导管内乳头状粘液性肿瘤
iPSC	induced Pluripotent Stem Cells	诱导多能干细胞
KIM - 1	Kidney Injury Molecule - 1	肾损伤分子 1
LAIV	Live Attenuated Influenza Vaccine	减毒活流感疫苗

英 文 缩 写	英 文 全 称	中 文 全 称
LG	Lacrimal Gland	泪腺
Lgr5	G-protein-coupled receptor 5	G 蛋白偶联受体 5
M – CSF	Macrophage Colony-Stimulating Factor	巨噬细胞集落刺激因子
MEHP	Phthalic acid mono-2-ethylhexyl ester	邻苯二甲酸单(2–乙基己基)酯
MG	Myasthenia Gravis	重症肌无力
MIBC	Muscle-invasive Bladder Cancer	肌层浸润性膀胱癌
MM	Metanephric Mesenchyme	后肾间充质
MRTK	Malignant Rhabdoid Tumours of the Kidney	肾脏恶性横纹肌样肿瘤
MSC	Mesenchymal Stem Cell	间充质干细胞
MSEC	Mixed Sarcomatoid-Epithelial Carcinoma	混合肉瘤样上皮癌
MS	Microsphere	微球
MVB	Multi Vesicular Bodies	多泡体
NALC	N-acetyl-L-cysteine	N–乙酰–L–半胱氨酸
nGS	Next-Generation Sequencing	新一代测序技术
NMJ	Neuromuscular Junction	神经肌肉接头
NMO	Neuromuscular Organoid	神经肌肉类器官
NPC	Nasopharyngeal Carcinoma	鼻咽癌
NPC	Neural Progenitor Cell	神经祖细胞
NP	Nephron Progenitor	肾元祖细胞
NTD	Neural Tube Defects	神经管闭合缺陷
NTO	Neural Tube Organoid	神经管类器官
OA	Osteoarthritis	骨性关节炎
OB	Osteoblast	成骨细胞
OCN	Osteocalcin	骨钙素
OC	Osteoclast	破骨细胞
OCT	Optical Coherence Tomography	光学相干断层扫描
OSE	Ovarian Surface Epithelium	卵巢表面上皮
OS	Photoreceptor Outer Segment	光感受器外节
PBL	Peripheral Blood Lymphocyte	外周血淋巴细胞
PCL	Poly(ε-caprolactone)	聚己内酯
PCOS	Polycystic Ovarian Syndrome	多囊卵巢综合征
PC	Paneth Cell	潘氏细胞
PC	Principal Cell	主细胞
PC	Prostate Cancer	前列腺癌

英文缩写	英 文 全 称	中 文 全 称
PD‐1	Programmed Cell Death Protein 1	程序性细胞死亡蛋白 1
PDCO	Patient-derived Cancer Organoid	患者来源癌症类器官
pDEC	porcine Dental Epithelial Cells	猪牙上皮细胞
PDGF	Platelet-derived Growth Factor	血小板衍生生长因子
PD‐L1	Programmed Cell Death Ligand 1	程序性细胞死亡配体 1
PDO	Patient-derived Organoids	患者来源类器官
PDX	Patient-derived Xenograft	患者来源异种移植物
PEG	Polyethylene Glycol	聚乙二醇
PGE2	Prostaglandin E2	前列腺素 E2
PhASE‐ExM	Phototransfer by Allyl Sulfide Exchange-Expansion Microscopy	光转移烯丙基硫醚交换膨胀显微镜
PHx	Partial Hepatectomy	部分肝切除术
PIC	Polyisocyanide	聚异氰肽
PLGA	Poly(Lactic-co-Glycolic Acid)	聚乳酸-羟基乙酸共聚物
PLG	Poly(L-Glutamic acid)	聚谷氨酸
POI	Premature Ovarian Insufficiency	早期卵巢功能不全
PPARγ	Peroxisome Proliferator-activated Receptor‐γ	过氧化物酶体增殖物激活受体 γ
PSC	Pluripotent Stem Cell	多能干细胞
PS‐NPs	Polystyrene Nanoplastics	聚苯乙烯纳米塑料
PTC	Papillary Thyroid Carcinoma	甲状腺乳头状癌
RANKL	Receptor Activator for Nuclear Factor‐κB Ligand	核因子 κB 受体活化因子配体
RASC	Renal Adult Stem Cell	肾成体干细胞
RD	Retinal Dystrophy	视网膜营养不良
RNAi	RNA interference	RNA 干扰
RNA-seq	RNA sequencing	RNA 测序
ROCK	Rho-associated Protein Kinase	Rho 相关蛋白激酶
RO	Retinal Organoid	视网膜类器官
RPE	Retinal Pigment Epithelium	视网膜色素上皮
RSV	Respiratory Syncytial Virus	呼吸道合胞病毒
SAP	Sympathoadrenal Progenitor	交感肾上腺祖细胞
SARS‐CoV‐2	Severe Acute Respiratory Syndrome Coronavirus 2	严重急性呼吸综合征冠状病毒 2
scRNAseq	Single-cell RNA Sequencing	单细胞 RNA 测序
SC	Sarcomatoid Carcinoma	肉瘤样癌

英文缩写	英　文　全　称	中　文　全　称
SG	Salivary Gland	唾液腺
SOX17	SRY - Box Transcription Factor 17	SRY - Box 转录因子 17
SPOP	Speckle type BTB/POZ protein	斑点类型 BTB/POZ 蛋白质
TCR	T Cell Receptor	T 细胞受体
TFCO	Thyroid Follicular Organoid	甲状腺滤泡类器官
TFC	Thyroid Follicular Cell	甲状腺滤泡细胞
TFH	T follicular helper	T 滤泡辅助
TGF - β	Transforming Growth Factor - β	转化生长因子 β
TIL	Tumor Infiltrating Lymphocyte	肿瘤浸润淋巴细胞
TME	Tumor Microenvironment	肿瘤微环境
TMPRSS2	Transmembrane Protease，Serine 2	跨膜丝氨酸蛋白酶 2
TO	Tonsil Organoid	扁桃体类器官
TSC	Tendon Stem Cell	肌腱干细胞
UB	Ureteric Bud	输尿管芽
UPC	Ureteric Bud Progenitor Cell	输尿管芽祖细胞
VBP	Volumetric Bioprinting	体积生物打印
VEGFA	Vascular Endothelial Growth Factor A	血管内皮生长因子 A
VEGFR	Vascular Endothelial Growth Factor Receptor	血管内皮生长因子受体
VEGF	Vascular Endothelial Growth Factor	血管内皮生长因子